CB032867

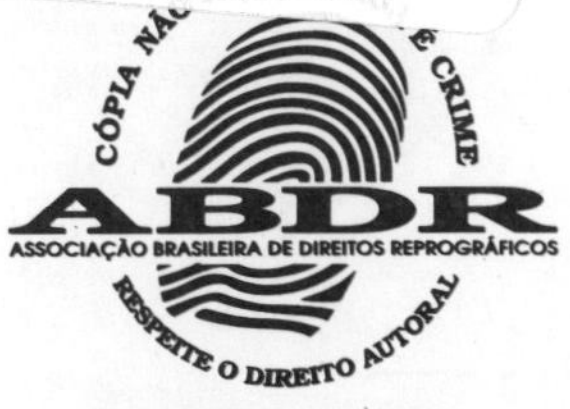
CÓPIA NÃ
É CRIME
ABDR
ASSOCIAÇÃO BRASILEIRA DE DIREITOS REPROGRÁFICOS
RESPEITE O DIREITO AUTORAL
EDITORA AFILIADA

Dados de Catalogação na Publicação (CIP) Internacional
(Câmara Brasileira do Livro, SP, Brasil)

Jahara Pradipto, Mario, 1957-
Tao Shiatsu : essência e arte / Mário Jahara Pradipto — São Paulo : Summus, 1991

Bibliografia.
ISBN 85-323-0059-6

1. Espírito e corpo 2. Relaxamento 3. Shiatsu I. Título.

CDD-615.822
91-0218 -615.851

Índices para catálogo sistemático:
1. Corpo e mente : Terapias 615.851
2. Relaxamento : Massagens terapêuticas 615.822
3. Shiatsu : Massagem : Terapêutica 615.822

TAO SHIATSU

essência e arte

MARIO JAHARA-PRADIPTO

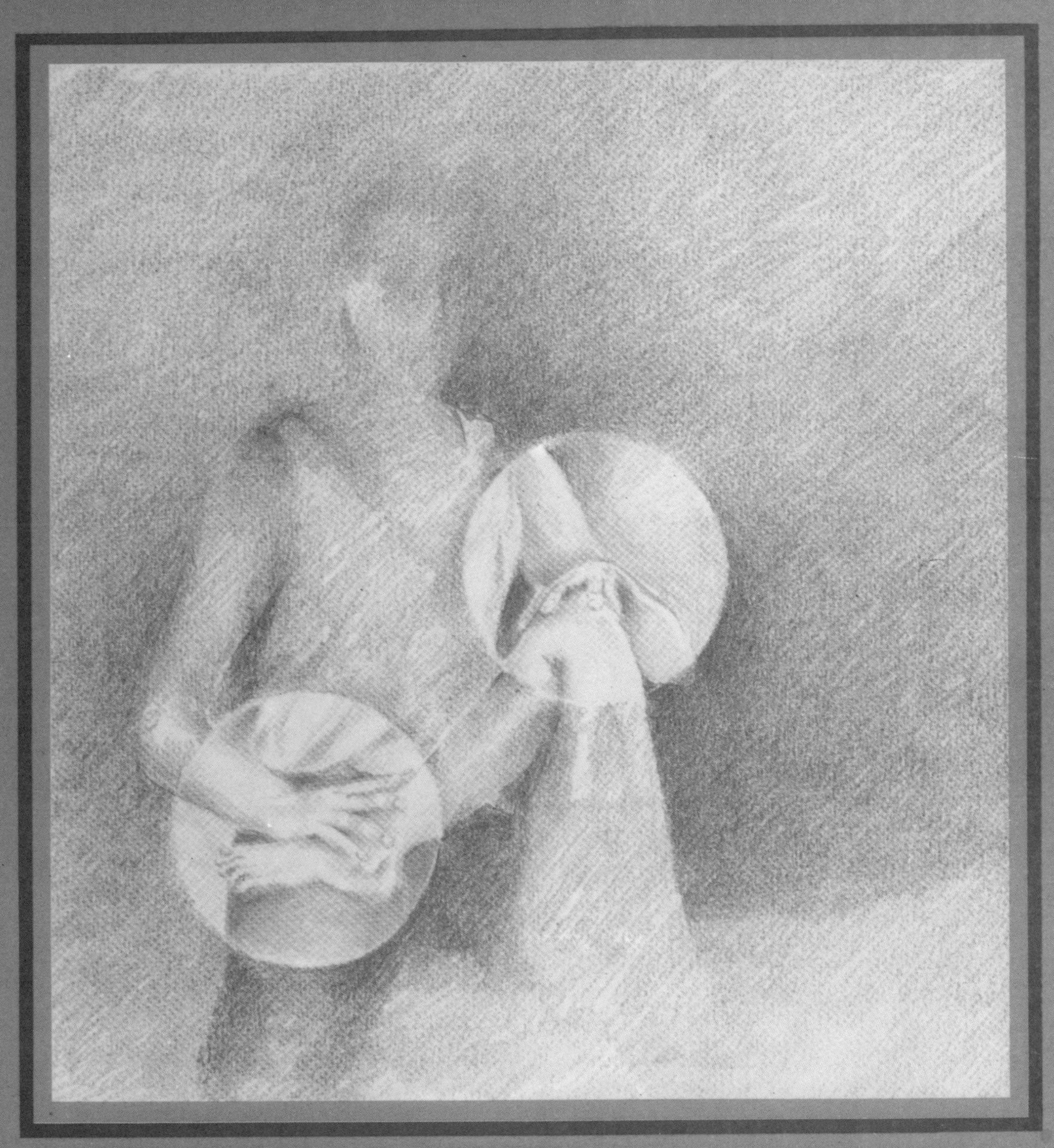

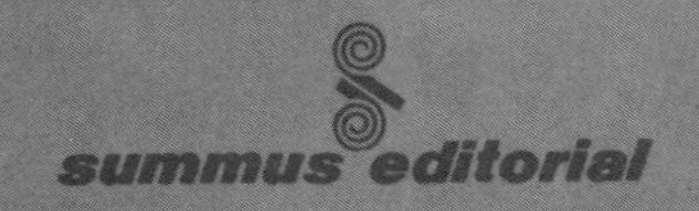

summus editorial

TAO SHIATSU - Essência e Arte

Capa de:
Ettore Bottini

Fotos de:
Pedro Marinho Rego/Flávia Monteiro

Ilustrações:
Edgar Fonseca (Shiatsu de Colo: como fazer)
Duda Vasconcelos/Maurílio Mestrinho (Alongamentos dos Meridianos)
As ilustrações foram feitas a partir de fotos de *Pedro Marinho Rego*.

Direitos desta edição
reservados por
SUMMUS EDITORIAL LTDA.
Rua Cardoso de Almeida, 1287
05013-001 – São Paulo, SP
Telefone (011) 3872-3322
Caixa Postal 62.505 – CEP 01214-970
http://www.summus.com.br
e-mail: summus@summus.com.br

Impresso no Brasil

Para Octília Jahara

Para Lucinda O. Pinto

pelo amor que, inexprimível,
expressa-se continuamente,
ainda que só quem o conheça possa percebê-lo.

Muito obrigado!
Geovaldo Souza, Flávia R. Monteiro, João Fernando Coelho, Pedro Marinho Rego, Olga Jahara, Emílio Mário, Luiz Roberto Malta, Raul Wassermann e todos da Summus, Harold Dull, Simone Gomes, Bia Moraes e todos os meus alunos!

"Onde encontrarei um homem que tenha esquecido as palavras, para que possa com ele trocar uma palavra?" — CHUANG TZU

"O cristianismo nasceu das palavras de Jesus; o zen nasceu de um silêncio de Buda."

"Quem sabe mal digo mentiras, vai ver que só minto verdades."
— PAULO LEMINSKI

"O que me interessa é a forma das idéias, ainda que eu não creia nelas."
— SAMUEL BECKETT

SUMÁRIO

NOTA INTRODUTÓRIA

Fotografia. Álbum de fotografias. Jenatsch. Outro dia vi um filme sobre a vida de Jenatsch*, um polêmico herói da libertação dos Grisões (região da Suíça), no século XVII. Num dado momento, uma personagem do filme diz, referindo-se a um quadro — um retrato de Jenatsch pendurado em uma das paredes do castelo que ela habitava: "Esse retrato captura um instante de um processo que chamamos de Jenatsch". Uma fotografia captura um microinstante desse processo que chamamos de *vida*.

Este livro consiste numa série de artigos escritos tomando por base aulas gravadas no Rio de Janeiro e em São Paulo, entre outubro de 88 e agosto de 89. É uma fotografia, um álbum de fotografias que congela e registra um período de tempo do processo que é o meu trabalho — desse dinâmico, mutante processo que chamo de *tao shiatsu*.

Toda fotografia já nasce antiga, porque sempre registra um momento que já passou, que não existe mais. Mas quando a olhamos, a foto existe *agora, neste momento* — representando um momento que não mais existe.

Este livro, como as fotos, não é exceção: só você, leitor, com seu coração e com sua mente pode torná-lo novo. Só você pode dar-lhe vida.

E, ao lhe dar vida, talvez então possa pressentir mentiras em suas verdades, e verdades em suas mentiras.

Pois a intenção aqui não é ensinar, nem afirmar, mas, se possível, inspirar.

---

* "Jenatsch", de Daniel Schmid, produção franco-suíça de 1986.

UM CÉU DE ESTRELAS

A poesia é a faculdade mais extraordinária da mente humana. A mente é, em si, completamente extraordinária, fascinante, ilimitada como o universo. Mas é por meio da poesia — a capacidade de sentir a vida poeticamente e expressar esse sentimento através da prosa, da música, de um gesto, de uma emoção — que a mente denota todo o seu refinamento. Através da faculdade poética a mente questiona a mente, a lógica ultrapassa a lógica, o signo (mental: a palavra) brinca com o signo. Uma mente sem poesia é uma mente totalmente enclausurada em si mesma, prisioneira da lógica, fechada em seus próprios limites, sem inspiração, sem o gosto do mistério da vida — daquilo que está além da mente, da lógica.

Outro dia li um *hai-kai* — Paulo Leminski morreu, e um jornal do Rio publicou alguns de seus hai-kais. Hai-kais são, diga-se de passagem, minha forma favorita de poesia escrita — pela sua economia: sua força reside em transmitir uma imagem, uma experiência, uma emoção de maneira simples, clara, direta. Dentre seus hai-kais, um me atraiu imediatamente:

> *"Luxo saber*
> *Além dessas telhas*
> *Um céu de estrelas."*

Sim, é um luxo, porque nos esquecemos. Construímos nossas casas, apartamentos, cidades — e nos esquecemos da infinitude do universo. Colocamos tetos sobre nossas cabeças, paredes à nossa volta, e vivemos como se a existência se limitasse a esses espaços criados por nós, seres humanos. Esses tetos e paredes são simbólicos, são reflexos de nossa mentalidade. Porque a verdadeira prisão é a cultura, o meio social em que o ser humano habita. Julgamos que nossa mente é nossa — não é: ela é feita de um punhado de conceitos, informações, regras, que nos são ensinadas, impostas junto com as primeiras palavras que aprendemos. Esses conceitos são nossas telhas, nossos limites na forma de perceber a realidade, a clausura que nos impede de perceber a vida/morte em toda sua dimensão de mistério. Porque tudo, absolutamente tudo nessa existência é extraordinário — a única coisa ordinária é nossa forma de enxergar, de perceber a realidade.

"Luxo saber
Além dessas telhas
Um céu de estrelas."

Construímos um jardim (?) de civilização, mas a selva continua em volta, espreitando, continua dentro de nós. Cultivamos um jardinzinho dentro da selva, cercamos nosso jardim, paramos de olhar para fora e fazemos de conta que a selva, o desconhecido, a morte, o inconsciente não existem. Só temos consciência de nosso jardim cultivado, de nossa cultura — e vivemos como se nada mais existisse. Mas a selva é forte, tem a força da natureza das coisas, do mistério da existência humana e não humana. Quanto tempo pode durar uma civilização humana? Por quanto tempo a cultura de uma raça se mantém no apogeu? Algumas centenas de anos? Milhares? O que é isso diante da eternidade, da infinitude — de espaço e de tempo — do universo? Vivemos obcecados pelo jardim — e esquecemos do universo infinito que nos rodeia, como se a única existência que importasse fosse a nossa, a humana. Que custo foi para o homem aceitar que a Terra não é o centro do universo, que ela gira em torno do Sol, e não o Sol em torno da Terra. Vivemos encerrados em nossa mente, em nossas preocupações, no nosso mundinho mental — e perdemos a dimensão do infinito, do espaço aberto e infinito. Damos demasiado valor ao nosso jardim cultivado, mas é só pararmos de cultivá-lo — e mais cedo ou mais tarde isso acontece — e a eterna selva invade, volta a tomar conta daquilo que, em essência, nunca deixou de ser parte dela. Vivemos aprisionados no jardim por ignorância, por pobreza espiritual, por inconsciência — alheios àquilo que existe muito além do jardim.

Rio, 10/6/89

O OBJETIVO É O SUBJETIVO

Por que "tao" shiatsu? O que diferencia nosso trabalho da técnica tradicional de shiatsu? Várias características diferenciam o tao shiatsu, mas dentre elas, uma é fundamental: a *atitude* — a atitude do praticante caracteriza o trabalho, a prática de tao shiatsu. E agora pergunto: o que é atitude? Atitude é algo ocasional ou constante? É algo que fazemos, que usamos em determinados momentos ou é algo que está sempre presente? Atitude é variável ou invariável? Nossa atitude é sempre a mesma ou varia de instante a instante?

Atitude é nosso estado interior, e é algo que temos o tempo todo. A cada instante — *agora, nesse momento* —, cada um de nós tem a sua atitude. Continuamente temos uma atitude, e todo nosso ser expressa essa atitude. O tempo todo, mesmo dormindo, temos e expressamos uma atitude. E nossa atitude está se transformando, se modificando continuamente.

Se na prática de tao shiatsu nossa atitude é fundamental, isso quer dizer que em nosso trabalho teremos de nos interessar por nós mesmos — já que *nós* vamos fazer parte da nossa técnica. No tao shiatsu, precisamos desenvolver atitude — percepção da atitude em primeiro lugar, para que a atitude se desenvolva por si mesma.

É importante observarmos que nosso trabalho não visa agradar, não objetiva criar sensações agradáveis. Visa despertar reações — sejam elas quais forem — para podermos tomar ciência de nossa realidade interior. Alguns de meus alunos pensam que estamos nas aulas para entrar num espaço de paz, de serenidade, de relaxamento. Às vezes, até se estressam por causa disso: "Ah, não consigo entrar naquela paz em que eu deveria entrar, mas estou realmente tentando...". É natural. Com a mentalidade que temos, até relaxamento vira motivo de tensão. Uma tranqüilidade que depende do nosso esforço, do nosso autocontrole, vai necessariamente gerar tensão. Esforço, autocontrole, sempre geram tensão. Por isso muitas pessoas têm um discurso de paz, de tranqüilidade, mas o *ser* delas — o corpo, a expressão facial, o olhar, os maxilares, os ombros, as costas — expressa algo totalmente oposto. As palavras falam de harmonia, tranqüilidade, mas o ser fala de tudo, menos disso.

Força de vontade não é suficiente para criar tranqüilidade — a tranqüilidade assim criada é frágil. É uma tranqüilidade cheia de poréns, pronta a virar irritação a qualquer instante. É uma tranqüilidade subordinada a uma série de condições: "eu estou tranqüilo sim, mas ninguém pode me irritar, ninguém pode fazer nada que me desagrade" — a cidade, o trânsito têm de se comportar maravilhosamente, ninguém ou nada pode me contrariar etc. Essa tranqüilidade condicional não é de fato tranqüila — a verdadeira tranqüilidade é incondicional. Se depende de certas pré-condições, se é uma tranqüilidade que teme a intranqüilidade, ela é falsa, artificial, superficial. Ela nos dá um trabalho imenso para subsistir, precisamos dispender uma energia extraordinária para manter aquela "paz" — qualquer distração, nos irritamos. Nessas circunstâncias, imagine o nível de tensão em que temos de nos manter para ficarmos "tranqüilos"! Criamos um paradoxo: passamos a nos tensionar para nos manter tranqüilos — tranqüilidade virou nossa mais nova tensão. Mas tudo isso é um grande engano: nosso trabalho não visa criar um espaço de equilíbrio interior, de tranqüilidade — esse espaço pode eventualmente surgir como uma *conseqüência* do trabalho.

O que o tao shiatsu realmente objetiva é o desenvolvimento de nossa capacidade de percepção. Para que possamos atuar e, simultaneamente, estar em sintonia com nossa atitude, com nosso estado interior — momento a momento, instante a instante. E com nossa percepção um pouco mais desenvolvida, um pouco mais clara, vamos observar que no universo de sensações tudo se equivale: sensação é sensação, seja ela física, emocional ou psicológica. Somos uma unidade, e se entrarmos em contato com nossa atitude interior, perceberemos que não existem divisões: nossas emoções, nossas tensões e sensações físicas, nossos pensamentos, tudo isso está relacionado com nossa atitude, com nosso estado interior. A dor nas costas é uma determinada emoção, a tensão no maxilar está associada a uma forma de sentir e de pensar, etc.

No tao shiatsu, então, queremos entrar em contato com nossa atitude instante a instante. E nossa atitude é fundamental no nosso trabalho de tao shiatsu — na verdade, ela é fundamental na nossa vida. Porque nossa atitude é a essência do que somos, e influencia e determina os acontecimentos da nossa vida. A forma como piscamos o olho, como respiramos, como nos movimentamos — tudo é expressão daquilo que somos. E o que somos é muito importante; embora tenhamos a tendência de ignorar o que somos e de nos preocuparmos com aquilo que temos, que possuímos. Normalmente, nos interessamos por adquirir coisas, possuir mais e mais — e não por *ser* mais. Queremos *ter* mais, e não *ser* mais.

Muitas pessoas vêm para o curso interessadas somente na técnica, interessadas em aprender a fazer alguma coisa numa outra pessoa — querendo *adquirir, possuir* uma nova técnica, uma nova habilidade. Em geral, é dessa forma que funciona nossa mentalidade. Mas, a partir do momento em que o tao shiatsu se interessa por atitude, e que entende atitude como a substância essencial não só do nosso trabalho como também de nossa vida, o que somos se torna extremamente relevante — muito mais do que aquilo que possuímos.

Nós funcionamos mais ou menos como estações de rádio — transmissoras e receptoras. O tempo todo transmitimos aquilo que somos, e o tempo todo captamos aquilo que os outros são. Esse é um processo contínuo e facilmente verificável, passível de observação no nosso dia-a-dia. Todos percebemos esse fato num momento ou outro, com maior ou menor clareza. Se estamos numa sala, por exemplo, ou numa ante-sala de um consultório, enfim, num ambiente qualquer, e uma pessoa entra nesse ambiente, se ela for uma pessoa tensa, muito carregada, podemos facilmente nos sentir incomodados com a sua presença, mesmo que ela não olhe para nós. Sua simples presença naquele ambiente nos faz sentir um certo mal-estar. Podemos sentir um peso no corpo, uma dor de cabeça ou simplesmente uma ansiedade inexplicável, repentina.

O oposto também acontece: todos conhecemos alguma pessoa que, sem motivo aparente, nos traz uma sensação de bem-estar, de tranqüilidade. Todos nós, em um momento ou outro de nossa vida, entramos em contato com alguém cuja simples presença fez com que nos sentíssemos mais calmos, mais tranqüilos. Repentinamente, nossos problemas não pareciam tão importantes, esquecíamos um pouco de nossas preocupações, e relaxávamos por alguns instantes.

E, de fato, quer nos demos conta ou não, isso acontece o tempo todo. Funcionamos como estações transmissoras e receptoras. E é com esse elemento — o que somos e o que transmitimos — que o tao shiatsu opera. A técnica do tao shiatsu se fundamenta naquilo que o praticante é, naquilo que ele transmite com a sua presença. E se, simplesmente por entrar numa sala, uma pessoa pode influenciar nosso humor e sensações, o seu toque vai, com muito mais intensidade, transmitir aquilo que ela é. Quando olhamos ou tocamos alguém não transmitimos aquilo que *desejamos* transmitir: em primeiro lugar transmitimos aquilo que *somos* — transmitimos nossa atitude, nosso estado interno. Não adianta querer passar coisas boas se, por dentro, estamos num estado de confusão, se não temos clareza interior: invariavelmente levamos para o outro aquilo que *somos*.

Nesse instante, cada um de nós está transmitindo aquilo que é, e isso independe de nossa vontade. O ser sempre está sendo. O ser confuso está confusamente com o outro — mas está. Todos nós, nesse exato instante, estamos *sendo*. Podemos não saber o que estamos sendo, sequer estar cientes de que estamos sendo — mas estamos sendo o que somos. Uma pessoa equilibrada, harmoniosa, passa uma qualidade de energia totalmente diferente da de uma pessoa confusa, neurótica. Intuitivamente, todos nós sabemos disso. Algumas pessoas são mais atentas a esses fenômenos, outras são mais desligadas — mas todos nós sofremos a influência desses fenômenos.

Tudo isso funciona num nível sutil, subjetivo, nível que normalmente nos é invisível — simplesmente porque não ligamos nossas antenas nessa direção. Mas, para o tao shiatsu, a percepção do subjetivo é fundamental, pois o objetivo do nosso trabalho é desenvolver a capacidade de realizarmos nossa prática com uma determinada qualidade interior, com uma determinada atitude. A função do nosso curso, mais do que ensinar uma técnica de shiatsu, é desenvolver uma qualidade interna, uma atitude. Em outras palavras, nosso objetivo não é o objetivo, mas o subjetivo. Alcançamos nosso objetivo quando percebemos com clareza nossos movimentos subconscientes.

Por isso, vamos treinar nossa percepção do subjetivo, no nosso trabalho de tao shiatsu. Vamos treinar nossa percepção do invisível, do inconsciente, nossa percepção de energia. Sabemos que as técnicas terapêuticas orientais — acupuntura, shiatsu, do-in, moxabustão — trabalham com o sistema energético do corpo, com a energia vital do organismo humano. Então, vamos nos exercitar para desenvolver nossa percepção dessa energia, para torná-la concreta, palpável, para tornar o invisível visível. Para que possamos caminhar com desenvoltura dentro do subjetivo, com tal desenvoltura que o subjetivo nos pareça mais objetivo do que aquilo que normalmente consideramos objetivo.

Rio, 24/08/89

O GOSTO DO CHOCOLATE

Uma das dimensões do tao shiatsu é a dimensão artística. E, como sabemos, qualquer arte só se desenvolve através da experiência, da prática — do *fazer* a arte, da *vivência* da arte.

O homem moderno é muito apressado, ocupado, ansioso. Ninguém tem tempo para nada — tempo parece ser uma mercadoria escassa no mercado. Mas, no tao shiatsu, tempo é fundamental: precisamos de um período de amadurecimento em nosso trabalho prático, um período no qual possamos nos desenvolver através da experiência. Não existe nenhum substituto para a experiência. Só fazendo, só convivendo com a técnica podemos ter o gostinho do tao shiatsu.

É que nem chocolate — como explicar seu gosto? Podemos ler um livro sobre chocolate, descrições detalhadas do seu gosto — a única forma de sabermos é provando: chocolate na ponta da língua, e então sabemos. Nada substitui a vivência pessoal — e o amadurecimento, que só o tempo traz. O intelecto pode nos dar uma direção, mas o real é a nossa experiência.

Através da vivência atenta, sensível, com o tempo nós nos desenvolvemos naturalmente. É importante compreendermos que nosso trabalho exige tempo, exatamente por ser um trabalho sem tempo, que transcende o tempo. Porque é um trabalho de desenvolvimento da nossa capacidade de autopercepção. É um trabalho que tem um começo, mas não tem um fim: podemos *começar* a nos tornar conscientes de nós mesmos, mas nunca podemos *terminar* de nos tornar conscientes de nós mesmos.

Desenvolvimento da sensibilidade é o desenvolvimento da *consciência* daquilo que sentimos — é o desenvolvimento da *própria consciência*. Como o desenvolvimento da nossa técnica de tao shiatsu acompanha necessariamente o desenvolvimento da nossa sensibilidade, podemos dizer que desenvolvimento técnico é sinônimo de desenvolvimento pessoal. Para que nosso tao shiatsu evolua, precisamos estar em contínuo processo de transformação. Alguma dimensão interior precisa estar se ampliando em nosso ser.

Envolvimento interior é fundamental num processo artístico autêntico. Por isso, sempre há poucos artistas em qualquer sociedade: a arte é sempre um risco. O verdadeiro artista vive perigosamente, pois trabalha constantemente com sua própria emoção, com ele mesmo, e constantemente está se expondo através de seu trabalho. Constantemente ele tem de estar face a face com seu próprio trabalho — com os reflexos do seu próprio ser. Não se passa incólume por um processo criativo, artístico — essa é a dimensão da arte. Não existe a experiência do tao shiatsu sem transformação interior. Se nos mantemos incólumes, impermeáveis — se não somos de forma alguma afetados, tocados em nossa essência — não há arte autêntica, não há tao shiatsu.

Toda arte transmite emoção, sentimento. Ou melhor, toda arte *desperta* emoção, sentimento no outro — no espectador, no fruidor da arte. A arte serve como uma ponte entre os seres humanos. Uma via de comunicação direta, de coração para coração, de essência para essência. Uma via de comunicação que funciona por empatia, por ressonância. Uma arte que nada desperta em ninguém é uma arte frustrada.

Diferentes formas de arte utilizam diferentes elementos para estabelecer essa comunicação: a pintura, o desenho, a gravura, a fotografia utilizam a luz e a escuridão, normalmente numa superfície plana; já a escultura usa as três dimensões. A música utiliza o som e o silêncio. A dança utiliza o movimento. O tao shiatsu utiliza o contato físico-energético — o toque e a pressão. Só que, no tao shiatsu, além de potencializar emoções, sentimentos e sensações no receptor da nossa prática, procuramos também torná-lo consciente daquilo que ele está sentindo, no momento em que está sentindo. Como fazemos isso? Desenvolvendo nossa própria percepção, nossa *com-ciência* do momento presente.

Normalmente, achamos que só coisas ruins, só doenças são contagiosas. Mas isso não é verdade, consciência também é contagiosa: se há um mínimo de receptividade, ela é transmitida por ressonância. Assim como qualquer som faz vibrar todos os vidros e objetos do ambiente em que foi produzido, um estado de consciência intenso faz vibrar a consciência dos seres que estiverem em sua presença. E consciência gera harmonia: harmonia é consequência de uma percepção desenvolvida — de uma ligação profunda com o momento presente.

Outra coisa: o artista trabalha primordialmente movido por uma necessidade pessoal, por interesse no processo artístico-criativo. Ele pode ou não ganhar dinheiro com sua arte — isso é secundário. Em primeiro lugar ele gosta da arte, ele *precisa* da arte: a arte é sua vida, é ele próprio. Ele é, em essência, um amador.

No tao shiatsu, também, o praticante é necessariamente, em essência, um amador. Não existe profissional de tao shiatsu, só amador de tao shiatsu. O praticante do tao shiatsu pode ou não receber pagamento, mas dinheiro não é o principal elemento motivador de sua prática. A palavra "amador" tem um significado muito bonito. "Amador" vem do verbo "amar". Um amador é

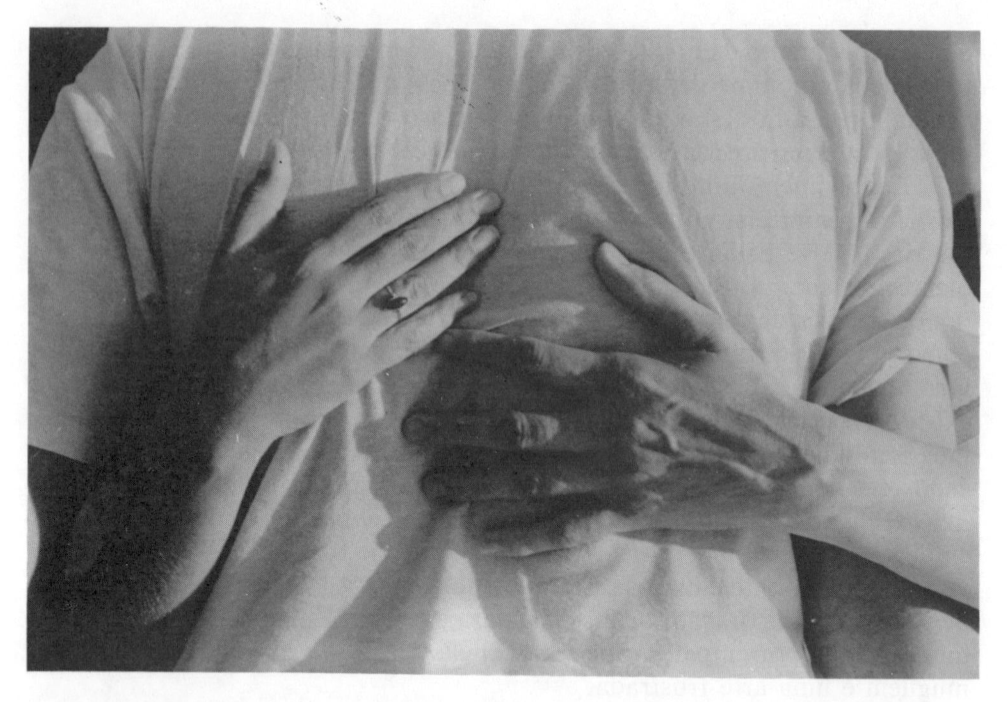

a pessoa que ama o que faz, que faz algo essencialmente por amor. Ele é um "amador" daquilo que faz. Sem essa atitude amorosa não existe tao shiatsu — existe uma outra coisa qualquer.

A intenção do tao shiatsu, então, não é ensinar simplesmente uma técnica de massagem. Não é ensinar a alguém como ganhar dinheiro praticando uma técnica oriental de terapia corporal. Isso pode até acontecer, mas não é o objetivo. Se acontecer, é simplesmente conseqüência do desenvolvimento interior natural do aluno, da pessoa que está se iniciando no trabalho de tao shiatsu. O contato com a técnica de shiatsu abriu-me uma série de portas. Shiatsu, para mim, tornou-se um caminho de crescimento — tornou-se *tao* shiatsu. Meu interesse primordial, como professor, é apresentar da forma mais clara possível, para cada um de meus alunos, o potencial, a arte e a essência do tao shiatsu.

Um dos significados da palavra *tao* é caminho. Isso é *tao* shiatsu: o shiatsu como um caminho — *o caminho do shiatsu*. Tao shiatsu é o shiatsu utilizado como uma prática para nos colocar em sintonia com o tao, como uma prática que sirva de meio para desenvolvermos nossa sensibilidade a um ponto tal que possamos perceber a vida profundamente — a vida em toda sua dimensão de magia.

A técnica de tao shiatsu não é uma coreografia oca, uma série de movimentos sem substância. Tao shiatsu é um trabalho que tem arte e tem essência. Tem forma e tem espírito. Assim é nossa prática, essa é nossa pesquisa: provar o chocolate, sentir o gosto do tao.

Rio, 20/10/88

A MENTE MENTE O TEMPO TODO

"A armadilha de peixes existe por causa dos peixes, uma vez apanhado o peixe, podemos esquecer a armadilha. O laço para coelhos existe por causa do coelho, uma vez apanhado o coelho, pode-se esquecer o laço. As palavras existem pelo seu significado, uma vez captado o significado podemos esquecer as palavras. Onde encontrarei um homem que tenha esquecido as palavras, para que possa com ele trocar uma palavra? — CHUANG TZU (59)

Nós não estamos em lugar nenhum — não estamos presos em nenhum lugar. Mas, normalmente, fazemos da cabeça nossa residência; da mente, nosso hábitat. O processo mental absorve nossa atenção, nossa consciência, nosso ser — é algo aparentemente mais forte do que nós. Mas o ser em si não tem residência fixa, não está aprisionado na cabeça. A consciência — aquilo que somos de fato — é algo livre: pode ir, pode vir, pode sair do corpo, movimentar-se à vontade.

Entretanto nos identificamos tremendamente com nosso processo mental, nos encerramos dentro de nossa própria mente. Damos a ela atenção total. Por isso não sentimos nossos pés no chão, nos sentimos desenraizados. E tantas técnicas psicoterapêuticas modernas, como a bioenergética, por exemplo, utilizam exercícios para restabelecer o contato da pessoa com o chão — *grounding*, essa é a palavra usualmente empregada na terminologia terapêutica moderna para designar esse "enraizamento".

Outro dia, em aula, fizemos um exercício: pedi aos alunos que fechassem os olhos e, pouco depois, que levassem sua atenção para os ruídos que ocorriam fora da sala: as pessoas conversando no corredor, o tráfego de veículos na rua, o ar condicionado de uma sala vizinha, etc. Todos ruídos que já estavam lá, acontecendo — mas só com nossa *com-ciência* eles passaram a existir para nós, só através de nossa consciência passamos a incorporá-los. Depois pedi que trouxessem sua atenção para a mão direita e, finalmente, para o dedão do pé esquerdo. Quando, posteriormente, pedi que os alunos fizessem uma avaliação do exercício, uma aluna disse que sentir sua mão era fácil, mas com o dedo do pé ela teve dificuldades: "o dedão estava muito longe''. Longe do que? Da cabeça, naturalmente.

Esse é nosso vício — a identificação com a mente, com a cabeça. Os orientais dizem que o centro natural do homem é seu ventre, e que os seres inconscientes ou de pouca consciência — como os animais e os humanos recém-nascidos — e os superconscientes — os budas — aí se encontram centrados. Ter o ventre por centro não significa estar com a atenção presa à área abdominal: ao contrário, o ventre se torna o centro quando a consciência — ou por não existir ou por ser infinita — não se encontra identificada com nenhuma parte do corpo, com nenhum processo corporal (como a mente).

Mas, de fato, não ''estamos'' em nenhum lugar em especial: estamos nos ruídos dos carros na rua, na mão direita, no pé esquerdo, nos ombros tensos que doem, na respiração do corpo, no processo mental. Não existe um local predeterminado. Jogamos nossa âncora no processo mental, mas a qualquer momento podemos cortar o cabo e partir em outra direção — até mesmo em muitas direções simultaneamente.

Tudo que foi dito até agora pode nos parecer muito interessante. São conceitos muito antigos, de milhares de anos — conceitos zen, taoístas. Mas, na verdade, nosso trabalho é uma investigação, e não uma filosofia. Para o zen autêntico, as idéias zen são irrelevantes — a experiência zen é fundamental. ''Se no seu caminho encontrar o Buda, mate-o'' — dizem os mestres zen: ele pode atrapalhar. A filosofia do tao é linda, mas não vale nada — a experiência do tao é que de fato importa: ''O tao que pode ser dito não é o tao'' (*Tao Te King*, cap. I). A linguagem é uma metáfora, *todo* pensamento é um sofisma porque *toda* palavra é uma mentira — um símbolo, um signo: a mente mente o tempo todo. A mente é útil, funcional, fascinante, mas não *contém* a realidade — é, isso sim, *uma parte* da realidade: o tao contém a mente, mas a mente não contém o tao. As palavras podem ser usadas para indicar a experiência mística do universo, da vida, mas não substituem a experiência. O cardápio é útil, é uma indicação, mas não mata a fome: indica a comida, mas não a substitui. A lógica é um dedo apontado para a lua: o filósofo, o intelectual olha para o dedo; o místico, para a lua. O tao shiatsu é para o místico, não para o intelectual — é para quem está interessado na experiência, não em conceitos.

A experiência zen é a experiência *direta daquilo que é*, da realidade como ela é, sem o filtro da mente. Para o zen, verdade, realidade é aquilo que percebemos diretamente — sem os signos mentais (palavras, imagens) se interpondo entre nossa consciência e o objeto observado. *Tathata* é a palavra que, na terminologia zen, simboliza ''aquilo que é''. Mas como perceber o tathata, como olhar sem mente, como pensar sem ruído interno, sem palavras nem imagens (memórias) se interpondo entre nossa consciência e aquilo que é? Esvaziando, tranqüilizando a mente — e percebendo que somos uma atenção pura: um puro estado de atenção. E mais: que nossa atenção é alimento, alimenta o que ela focaliza. Se fechamos os olhos e prestamos atenção à nossa mão esquerda, por exemplo. O que acontece? Em poucos instantes começamos a sentir essa mão diferente: ela pode começar a formigar, ou podemos senti-la maior do que a direita, ou mais pesada, ou podemos senti-la latejar suavemente. Nossa mente é feita de matéria mais sutil e mais poderosa do que nossas mãos. Se indentificamos nossa consciência, nossa atenção, com a mente, ela incha tremendamente e passa a impregnar tudo à nossa volta, a permear tudo o que olhamos, ouvimos, sentimos.

A mente é maravilhosa, perfeita e, principalmente, muito engenhosa. Não há nenhum problema com a mente — o problema é nossa identificação com ela. Podemos usar a mente, mas se nos identificamos com ela, passamos a ser usados, dirigidos por ela. Aí reside a diferença entre pensamento dirigido e pensamento associativo. Com um mínimo de observação, podemos notar que algumas vezes utilizamos nossa mente para executar determinadas tarefas — utilizamo-la de forma voluntária, dirigida. Mas, ordinariamente, a mente funciona por si mesma, os pensamentos se sucedendo por livre associação: atravessando a rua, vejo um carro que me lembra um carro que tinha quando morava em outra cidade, onde tinha um(a) namorado(a), e isso me lembra que no próximo fim de semana é dia dos namorados e ainda não comprei presente para meu (minha) namorado(a) atual, porque estou com contas para pagar e pouco dinheiro para comprar o presente que queria, e aí começo a me sentir ansioso pela falta de dinheiro — e daqui a pouco não me lembro mais da falta de dinheiro, mas a ansiedade pode continuar como uma subcorrente, por tempo indeterminado, *ad infinitum*. Assim funciona nossa mente, e esses pensamentos e memórias errantes têm poder sobre nós, têm a capacidade de influenciar nosso estado de espírito, de gerar emoções, de afetar o funcionamento do nosso corpo. Na nossa inconsciência de nós mesmos — na forma desatenta em que vivemos —, qualquer pensamento pode nos desequilibrar. Um simples pensamento cruza nossa consciência e nós nos mobilizamos totalmente. Não só psicologicamente, mas fisicamente também. Nossas reações são sempre biopsicológicas, e não só psicológicas. Se temos um pesadelo à noite, acordamos transpirando, aterrorizados, o corpo todo contraído. Se temos um pensamento sexual, todo nosso corpo se prepara para o ato sexual. Num sonho sexual nós nos excitamos, atingimos orgasmos — todas as funções sexuais são ativadas pelo simples sonho. Corpo e mente são uma unidade. O processo mental é uma parte do corpo — um produto, uma função do corpo.

Satori é a palavra zen para a experiência do tathata, do tao. Satori é o vislumbre da realidade, do tathata, que temos quando nosso processo mental cessa, pára de funcionar por uns instantes e permanecemos conscientes. Toda noite, durante o sono, paramos de pensar por alguns momentos — raros momentos, mas que são os instantes realmente regeneradores do sono. O resto do tempo nós sonhamos — continuamos pensando, já que o sonho é uma forma de pensamento. Por isso, muitas vezes, podemos dormir por muito tempo e acordar exaustos: porque pensamos a noite inteira — sofremos, nos agitamos enquanto dormimos. O satori, então, consiste num estado em que a mente parou de pensar involuntariamente. Mas, nesse estado, permanecemos conscientes. Estamos alertas, espertos, entendendo tudo — mas sem palavras internas. E com nosso espaço interior vazio de palavras, nos tornamos extremamente sensíveis. Com a mente tranqüila, estamos receptivos a tudo que está acontecendo à nossa volta: energias, fenômenos, pensamentos das outras pessoas. Por isso podemos fazer uma afirmação aparentemente paradoxal: o vazio interior é a experiência mais plena — porque, quando silenciamos internamente, tudo jorra dentro desse espaço e nos preenche.

Esse vazio interior, no zen, chama-se *shunyata*. Através do shunyata, através do vazio, vem a percepção *daquilo que é* — tathata. Essa experiência — o vislumbre do tathata — chama-se satori. E no satori a realidade revela sua magia — que sempre existiu, mas não tínhamos olhos para ver, sensibilidade para perceber. As cores ficam mais coloridas, o ar torna-se meio líquido, todos os sons nos penetram simultaneamente, com estranha intensidade. E, principalmente, existe uma profunda clareza interior.

O vazio é fundamental para nossa percepção direta da realidade, mas parece que temos medo de ver as coisas como elas são, a vida em sua nudez. Tememos o vazio, a escuridão, o silêncio: "Se és morte, como te abençoar?"(30). Tememos o vazio, e quando o pressentimos, corremos a ocupá-lo — pensando, fazendo alguma coisa, algum gesto inútil, uma atividade, uma preocupação sem fundamento.

Algumas vezes, sentimos que perdemos algo importante em nossas vidas porque não agimos na hora certa. Falta-nos sintonia, presença de espírito. Isso porque, por outro lado, fazemos demais, nos ocupamos (interiormente) demais. Falta-nos disponibilidade, espaço para perceber e responder com precisão às situações, no momento em que elas ocorrem. E o que é esse "fazer demais"? Todas as nossas ações automáticas, inconscientes — nossos padrões de pensamento/comportamento, que influenciam toda nossa existência. Nossas tensões, por exemplo, são nosso fazer inconsciente.

O tao shiatsu é um exercício de sensibilidade, de intensa percepção — de si, do outro e de tudo que é, no único momento que existe: o instante presente. Para isso é preciso trabalharmos relaxadamente, conscientes de nosso "fazer demais", para não fazermos nossas tensões habituais e nem criarmos outras, novas. É preciso trabalharmos com a mente tão tranqüila que, em determinado instante, ela pode se tornar vazia, tornando assim a experiência da prática de shiatsu uma oportunidade para o satori.

Rio, 16/11/88

SHIATSU DE 3: O RITMO DO MOMENTO

Na prática do tao shiatsu, a melhor característica é *não* ter característica: não ter um padrão definido de atuação, não ter um ritmo habitual de trabalho — nem lento, nem médio, nem rápido. A idéia é não ter um ritmo predeterminado, mas sintonizar com as necessidades do momento. Ou seja: seu ritmo de trabalho não deve ser o *seu* ritmo — deve ser o ritmo do momento.

Por isso utilizamos esse exercício, o *shiatsu de três* — dois fazendo e um recebendo. Quando somos dois, um faz e o outro recebe, quem recebe está sempre à mercê de quem faz — de sua sensibilidade ou insensibilidade. Quando duas pessoas estão fazendo shiatsu juntas, com uma terceira recebendo, elas precisam estar abertas e sensíveis não só em relação ao paciente, mas também em relação uma à outra. Precisam se mover juntas, pressionar simultaneamente, respirar juntas... Precisam trabalhar em harmonia. Se isso não acontece, a desarmonia se torna bastante evidente.

Daí esse exercício: para desenvolvermos nossa sensibilidade, nossa capacidade de harmonização. Nele, o ritmo não deve ser o de nenhum dos três participantes. Todos devem ceder, só aí surge outro ritmo, que não é de ninguém em especial, e que ao mesmo tempo torna-se comum aos três.

Harmonia é conseqüência de nosso espaço interior, de nossa atenção, nossa ligação com o instante presente. Por isso, procure trabalhar relaxado, receptivo, sem *pré*-ocupações mentais, permitindo-se errar — sem sequer saber ao certo o que é "certo" e o que é "errado", procurando descobrir a melhor forma de trabalhar *no momento* em que você estiver trabalhando. Só assim podemos relaxar em relação a nós mesmos. Devemos trabalhar sem idéias preconcebidas, tais como "tem que ser assim". Não tem que ser de jeito nenhum; se tivesse que ser de uma determinada maneira não haveria necessidade de fazermos nada — a graça de fazer está, justamente, em descobrir *como* a coisa tem que acontecer naquele momento.

Vamos ver então como as coisas vão acontecer?

São Paulo, 10/11/88

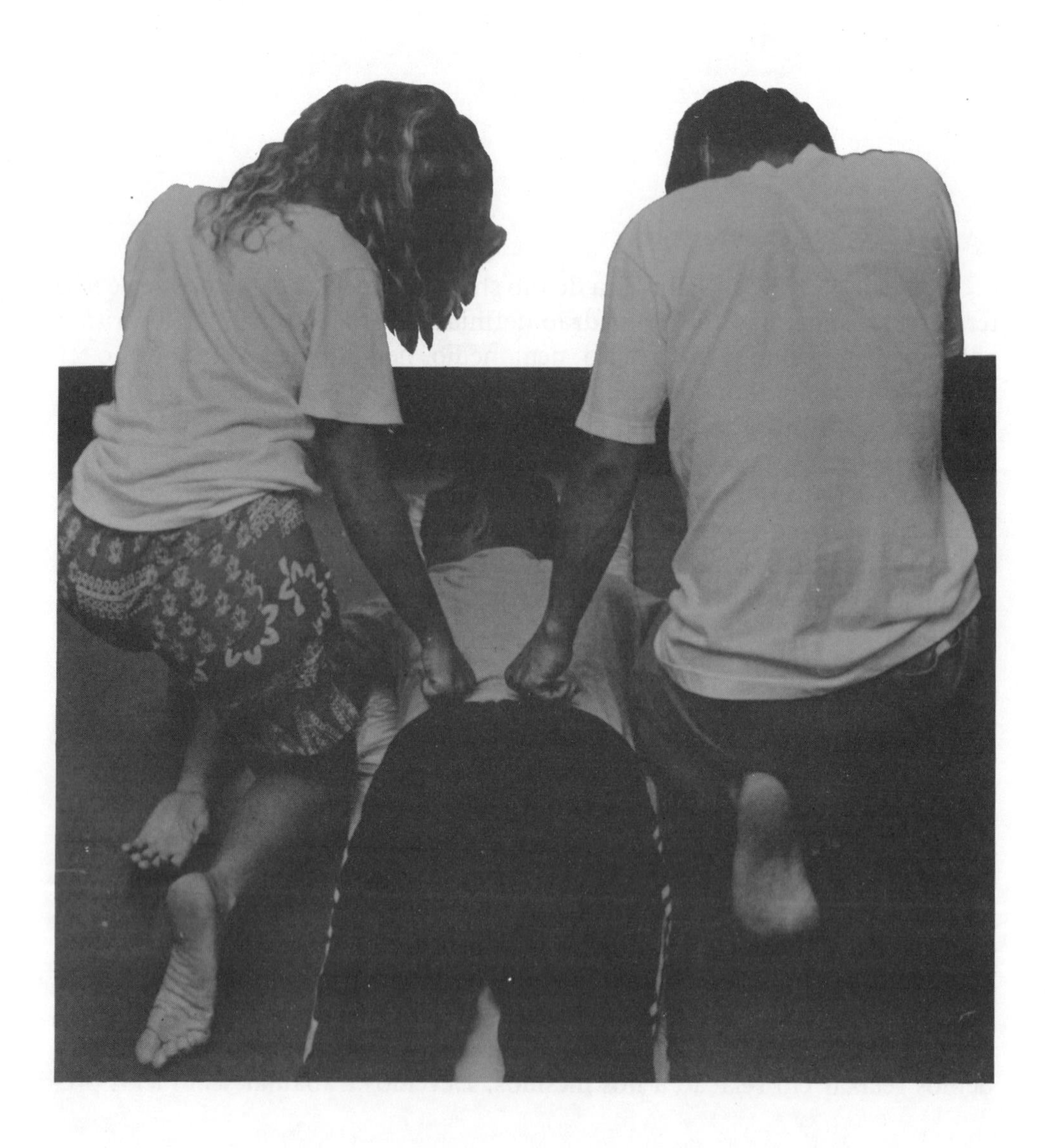

AMAR A VIDA E A MORTE

(OU PINTANDO AS FOLHAS DE VERDE, MATAMOS A ÁRVORE DE VEZ)

Na aula passada, a turma fez um exercício de sensibilização em grupo, com os olhos vendados, e depois trabalhou com o *shiatsu de três*. Na aula de hoje, todos estão muito animados. Peço aos alunos que dêem suas impressões sobre a aula anterior.

— *A aula é linda... a aula anterior foi lindíssima. Foi incrível!*

— *Eu também queria comentar isso, achei a aula passada ótima — a experiência que tive no shiatsu de três com as outras duas pessoas foi muito legal.*

Pergunto-lhes, então, como havia sido a experiência.

— *Amor... senti muito amor: quando terminamos o exercício, estávamos assim ligados, irmanados — e a gente não queria desfazer o grupo, fomos dos últimos a sair, tão bom que estava...*

E eu respondo, brincando: "Quase foram juntos para casa...".

— *Quase... foi incrível...*

— *Inclusive, teve momentos de emoção mesmo, de a gente se comover, de olhar para o outro como pessoa, e não mais numa posição de indiferença.*

— *Eu ia falar exatamente isso, da riqueza que foi sentir os outros mais intensamente — bonito mesmo, uma coisa super gostosa ver, de repente, acontecer uma sintonia, um movimento em comum para fazer as pressões... é isso.*

Nosso trabalho é estar atentos, presentes ao que emerge dentro de nós. Desenvolver nossa introvisão, nossa introcepção. Nos permitir sentir, permitir que nossos sentimentos fluam — e observá-los, vivê-los intensamente. Uma espécie de autocontemplação dinâmica. No nosso caso, a observação volta-se para nossos climas interiores — pensamentos passando, emoções, sentimentos e sensações surgindo, evoluindo e se extinguindo. Nossa contemplação é

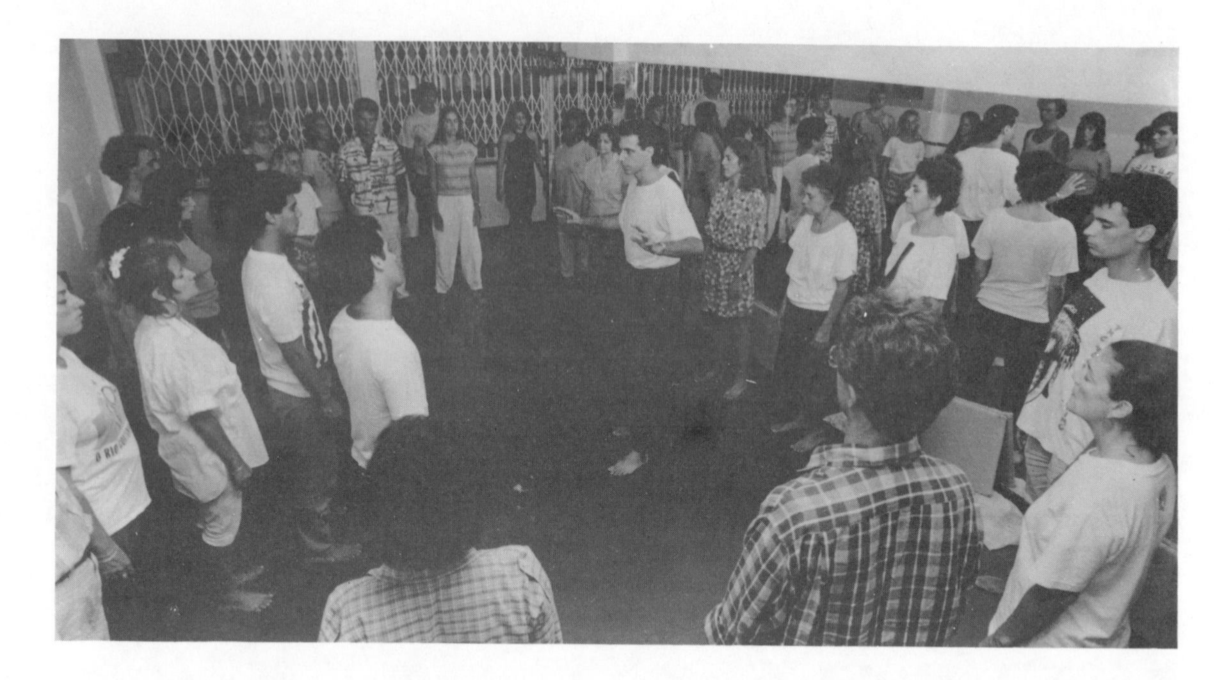

dinâmica porque ocorre a todo instante — a cada instante —, mesmo quando estamos nos movimentando, quando estamos em plena atividade física.

Esse amor, esse bem-estar que alguns dos alunos sentiram, pertence a eles, a cada um individualmente. Um sentiu amor, o outro bem-estar, um terceiro talvez tenha sentido indiferença, ou medo, insegurança. Todos esses sentimentos passam, são passageiros, não há porque valorizá-los demais. Nosso trabalho não envolve escolha: vem uma onda negativa ou positiva, nós simplesmente a vivemos — mas a vivemos de forma atenta, observando-a e deixando-a passar. Ela passa.

É aí que normalmente paramos: sentimos medo, insegurança ou algum outro sentimento desagradável, que nos perturba, e recuamos — não queremos ver, não queremos sentir aquilo. Passamos a evitar as situações que nos fazem sentir inseguros, medrosos/raivosos ou nos voltamos contra o que ou quem nos provoca medo/raiva. E dessa forma perdemos contato com nós mesmos, com nossa realidade interior. Evitando nossa confusão interior, evitamos a nós mesmos. Dirigimos toda nossa atenção para fora e esquecemos de nossas raízes. E mesmo quando queremos nos desenvolver, crescer espiritualmente, continuamos olhando para fora, polindo nossa superfície. Passamos a perseguir ideais mais "nobres", "espirituais" — mas continuamos ao nível das idealizações. Tentamos dar à nossa árvore uma aparência mais saudável, pintando suas folhas de verde! Desta forma sufocamos, matamos a árvore de vez.

Mas se temos a coragem de viver essa vida que temos, na plenitude de sua insegurança, sem conceitos predeterminados predeterminando nossa forma de ver e de sentir, extremamente presentes, atentos ao corpo — com sua respiração, sua pulsação, seus sentimentos e sensações —, então começamos a caminhar ao encontro de nós mesmos. E vamos perceber que, logo abaixo do que nos parecia ser uma infinita confusão — pensamentos e sentimentos errantes que tentávamos evitar, ou controlar —, existe uma dimensão tranqüila. Vital, bem-humorada, inteligente — e tranqüila. E, nessa dimensão, todos os nossos conceitos e ansiedades perdem o sentido. E dessa tranqüilidade interior surge amor, um amor de uma qualidade especial, um amor fácil, gratuito. Um amor pela vida — com os diversos seres que a compõem — e pela morte.

Rio, 16/11/88

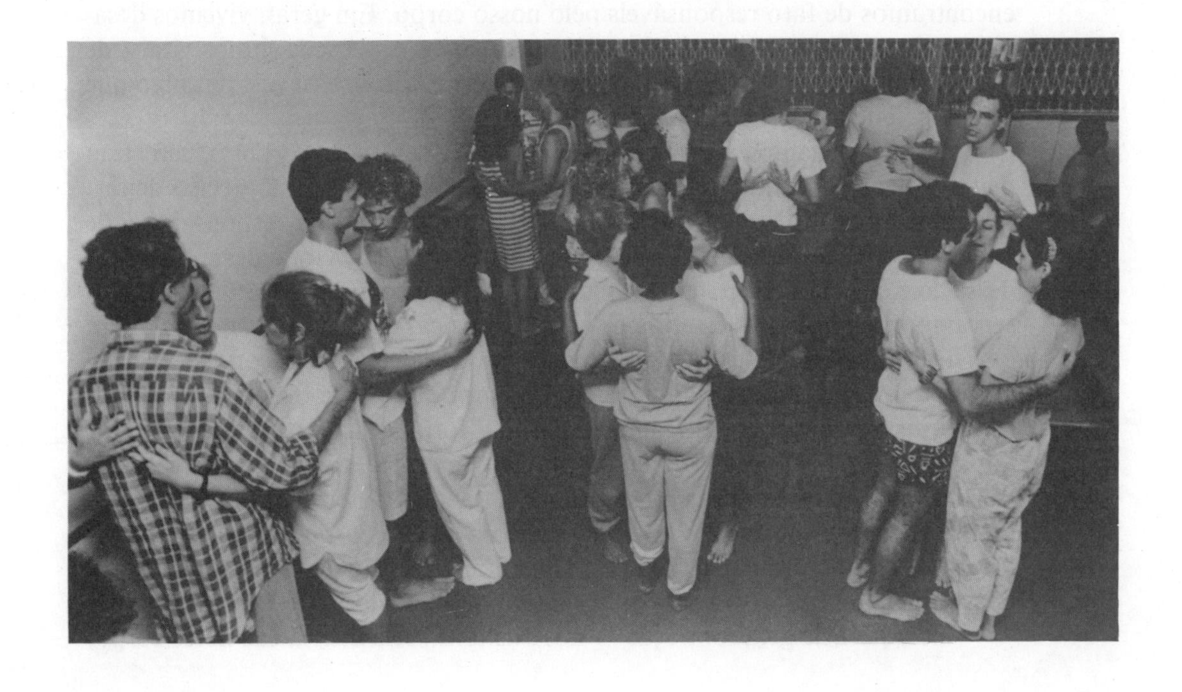

O EGO É O CORPO

"As pessoas insistem em acreditar que estão fazendo aquilo que *pensam* que estão fazendo." — F. MATHIAS ALEXANDER (1)

"Na gestalt, a única meta é a tomada de consciência. E a *premissa* de trabalho é que se você toma consciência de si tal como você é, onde quer que esteja, qualquer que seja a sua situação, a partir dessa tomada de consciência a mudança ocorrerá espontaneamente; não a partir do esforço, não a partir da intenção ou da vontade, mas simplesmente a partir da tomada de consciência."
"Deixa-se para trás toda a preocupação com a *in*tenção e isso deixa toda a energia livre para a atenção, para ver o que é." — JOHN O. STEVENS (53)

Conscientes, atentos, nosso corpo se expande; inconscientes, desatentos, ele se contrai. Expansão corporal é uma conseqüência de nossa presença, de nossa *com*-ciência do que está acontecendo ao corpo instante a instante. Esse estado de presença às sensações corporais, à vida do corpo, é um estado de responsabilidade corporal — é o *único* estado em que nos encontramos de fato responsáveis pelo nosso corpo. Em geral, vivemos desatentos ao corpo, sem-ciência de seu funcionamento, de seus ritmos vitais, de seu contínuo transformar. Ora, como podemos ser responsáveis por algo que sequer se encontra em nosso campo de atenção?

Quando deitamos para fazer um exercício de percepção corporal, não basta deitar e ficar pensando na vida — para pensar na vida não é preciso deitar, já estamos fazendo isso o tempo todo. Deitamos para tomar responsabilidade sobre o corpo: respiração, pulsação, sensações, tensões, vibrações... e através dessa consciência o corpo começa a relaxar, a se expandir naturalmente. Observaremos então que o estado de contração física, de contração muscular em que vivemos habitualmente é conseqüência direta de nossa não-consciência corporal — de nossa falta de contato com o corpo, de nossa obsessão pelo ego. E o curioso é que, se investigamos o corpo a fundo, encontramos e expomos também o ego, que, enraizado no corpo, *dele faz parte*, e que, através das contrações musculares reflexas ao seu funcionamento, determina a postura e as marcas de expressão facial. Ao condicionar o *uso do corpo* — postura/movimento, tensões musculares crônicas, alimentação, estilo de vida —, o ego *fixa* nossa forma corporal. O corpo é o ego materializado.

Inconsciência gera contração — nós existimos, sem atenção ao nosso corpo, num estado contraído. Consciência gera relaxamento, expansão. Mas esses conceitos só têm de fato importância se verificados na prática. Nada substitui a própria percepção de si — a *propriocepção*, a percepção interior de si. Não adianta estudar se não há vislumbre, não adianta ler se não há *insight*. No *insight*, repentinamente nos damos conta do que estamos fazendo a nós mesmos — é o pulo, da inconsciência para a consciência. O *insight* é a experiência motriz do tao shiatsu, a razão de existir do tao shiatsu — sem vislumbre não há tao shiatsu. Quantas vezes nos surpreendemos com os ombros presos, com os ombros erguidos desnecessariamente? Esses ombros tensos são nosso fazer inconsciente — se nos damos conta, se tomamos consciência, eles se soltam, se abaixam naturalmente, espontaneamente. Quem já sentiu isso, quem já viveu essa experiência sabe o que é *insight* corporal — e pode facilmente entender como funciona o tao shiatsu.

E essas tensões inconscientes não afetam somente nossos ombros — elas ocorrem em níveis muito profundos, todo nosso organismo é afetado. Da mesma forma que seguramos os ombros, também tensionamos o diafragma. Ele é o músculo da respiração. Com o diafragma contraído, a respiração se torna presa, superficial — e a respiração presa influencia o ritmo circulatório, o batimento cardíaco. O diafragma teso também afeta toda a área abdominal, e a área abdominal contraída interfere na expressão de nossas emoções — o riso e o choro se tornam impossíveis.

No tao shiatsu, a autopercepção é fundamental — é ela que desencadeia nosso processo de desenvolvimento, de crescimento interior. Outro dia uma aluna me questionava, inconformada: "Qual é o objetivo desses exercícios de autopercepção que fazemos em aula?". Ela é uma praticante profissional de shiatsu, e não conseguia entender como esses exercícios iam "ajudar seus clientes". E como ela não entendia, nunca fazia os exercícios, sempre ficava à parte — e assim esvaía-se qualquer possibilidade de entendimento. Se fosse possível desenvolver propriocepção através de explicações intelectuais, os exercícios seriam totalmente desnecessários!

No tao shiatsu, não trabalhamos pensando no "cliente" ou "paciente" — trabalhamos o aluno, o virtual praticante. O praticante de shiatsu precisa estar integrado, precisa ter algo para transmitir, além de conhecimento intelectual. Que algo? Seu ser. Existe uma grande diferença entre aquilo que pensamos sobre nós mesmos — o que pensamos que somos — e o que de fato somos. Entre o que desejamos transmitir e o que de fato transmitimos. Nós sempre transmitimos nossa *totalidade*. Então não adianta simplesmente trabalhar no nível do desejo: "eu quero transmitir isso ou aquilo". É necessário *nos* trabalhar. A partir do momento que entramos em contato com nós mesmos, nos tornamos mais íntegros, e uma evolução começa a ocorrer. Aí passamos a ter o que transmitir para os outros — nossa própria integração.

Por isso, no tao shiatsu, fazemos de tudo para promover o encontro de cada um consigo mesmo. Para que possamos perceber quem realmente somos.

Para que possamos perceber que somos além da mente — e isso é um fato. Mas se esse fato não for comprovado pela experiência pessoal, ele não existe para nós — é uma ficção sem nenhum poder. O poder vem da vivência, do conhecimento prático.

No trabalho, quando entramos em contato com o que vai surgindo dentro de nós — emoções, sensações, pensamentos —, nada é bom, nada é ruim, nada é desejável, nada indesejável. Tudo é válido, tudo é útil, porque o que nos interessa é o encontro, a observação. Uma mesma situação cria emoções tão diferentes em cada um de nós, e o que vem de dentro de nós é o que *somos*. O que surge em nós é *nosso*, e é o que surge em nós que nos interessa — como reagimos aos estímulos da vida. Buscamos responsabilidade pelo que sentimos — e, para isso, é fundamental saber *o que* sentimos.

Todo ser tem suas características, e nosso encontro com o que somos deve ser total — com todas as nossas características, as de que gostamos e as de que não gostamos. Quanto mais ampla for nossa tomada de consciência, mais fragmentos de nós mesmos serão reintegrados ao nosso ser. Esses fragmentos *re*-integrados nos enriquecem, e assim nos tornamos mais íntegros, mais inteiros. Senão, continuamos divididos, fragmentados, limitados às nossas idealizações de nós mesmos — e sempre somos mais do que pensamos que somos.

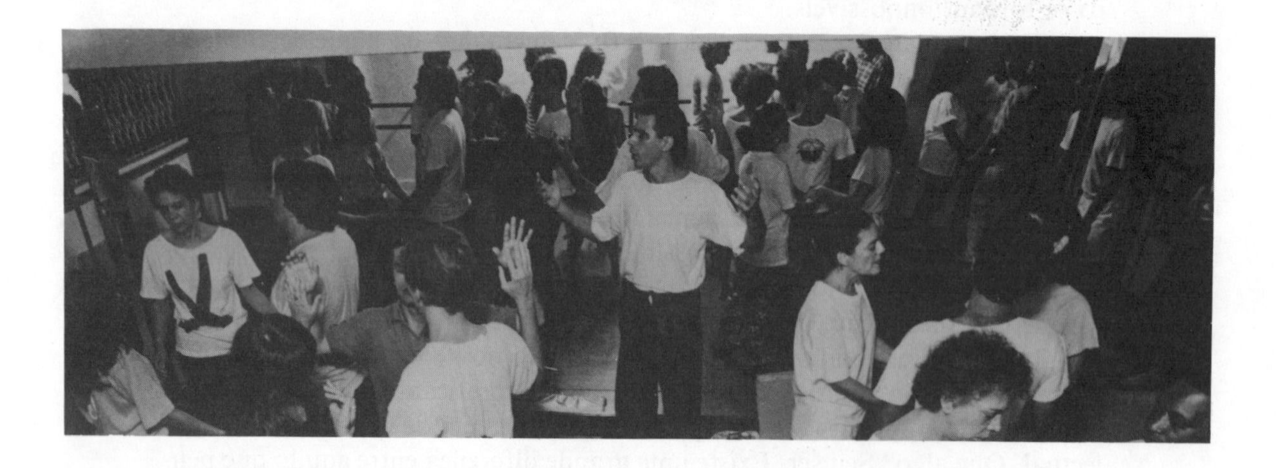

Não nos interessa sequer a *idéia* de transformação, a intenção de melhorarmos. Não precisamos nos preocupar em melhorar nada! Nosso interesse é nos observar, simplesmente. Para se fazer uma transformação produtiva é necessário conhecer o que se está transformando — conhecer nossa matéria-prima. *Com*-ciência de si é o primeiro passo; conhecimento daquilo que é, do tathata — a realidade sem nossas idéias, nossas expectativas mentais. E, no nosso trabalho, essa atitude interior de com-ciência é mais importante do que a técnica em si — a técnica de shiatsu que estamos empregando. Porque o tao shiatsu tem uma característica muito especial em relação a muitas outras técnicas de shiatsu: mais importante do que *o que* estamos fazendo é *como* estamos fazendo. Para o tao shiatsu, tudo emana do que somos, da nossa atitude interior. Duas pessoas podem fazer exatamente a mesma coisa, mas elas são diferentes. Então, o que elas vão transmitir com a mesma ação, com a mesma técnica, serão coisas diversas. A ação está enraizada no ser — não há como escapar disso. O que se faz pode ser uma coisa comum a todos, mas o como se faz vai sempre depender de quem nós somos.

No tao shiatsu, o ser é mais importante do que a técnica, do que o fazer, porque o fazer é visto como uma expressão do ser. Por isso, a ênfase do tao shiatsu não é a técnica — é *nós mesmos*!

Shiatsu é uma técnica de massagem — mas tao shiatsu é uma técnica de *com*-ciência: consciência através do toque, da massagem, do movimento, do relaxamento. Nosso desenvolvimento dentro da técnica de shiatsu é conseqüência do desenvolvimento da nossa perceptividade, do nosso maior conhecimento de nós mesmos. E, por conseqüência, da nossa maior compreensão do que é *ser* humano. Porque é dentro de nós que vamos encontrar as respostas para aquilo que venha a ser um ser humano. O que é um ser humano? O que o movimenta? Às vezes, o ser humano nos parece incompreensível — suas atitudes podem nos parecer estranhas, incoerentes. Como compreender o outro? Só existe uma forma: conhecer a nós mesmos. Dentro de nós mesmos vamos encontrar todas as motivações que movimentam o outro, porque também temos essas motivações dentro de nós.

Rio, 17/11/88

FECHAR OS OLHOS E VER

"Aceito a injustiça como aceito uma pedra não ser redonda,
E um sobreiro não ter nascido pinheiro ou carvalho.
Cortei a laranja em duas,
e as duas partes não podiam ficar iguais.
Para qual fui injusto — eu, que as vou comer a ambas?"
— FERNANDO PESSOA (43)

Turma básica — aula de avaliação. Os alunos falam de suas experiências, fazem perguntas, conversam, riem... Uma aluna comenta:

— *Mário, na aula passada, naquele exercício que fizemos com os olhos vendados, teve um momento em que perdi a noção de espaço... daí eu realmente perdi a noção de limite, e aí entrei em pânico... pânico mesmo...*

Quando morava nos EUA, no final de minha adolescência, conheci uma índia americana (uma *native american*, como ela preferia ser chamada). Ela era uma sacerdotisa cherokee. Seu nome era Mellow Rye, e já nessa época era bem velhinha — embora extremamente animada e vital. Mellow me contou uma história:

Certa vez, quando ainda era criança, saiu a passeio pelo deserto do interior da Califórnia com seu avô, seu tio e um amigo da família — um homem branco. Caminharam o dia todo, pararam aqui e ali — e se embrenharam tão profundamente no deserto que, em dado momento, não sabiam mais voltar.

Percebendo isso, David, o homem branco, começou a sentir-se muito inquieto — mais inquieto ainda porque, para ele, os índios pareciam não se dar conta da gravidade da situação: continuavam tranqüilos, embora obviamente não soubessem o caminho de volta à civilização.

A noite se aproximava. Começava a esfriar. Em todas as direções, só se via o deserto californiano. Não contendo mais sua ansiedade, finalmente David explodiu: "Estamos perdidos!".

Surpreso, o velho índio respondeu: "*Eu*, perdido? *Eu* não estou perdido; *minha casa* está perdida. *Eu estou aqui*".

Por que podemos nos sentir perdidos quando fechamos os olhos? Para o tao shiatsu, isso ocorre porque de fato já estávamos perdidos, descentrados, mesmo com os olhos abertos. Fechar os olhos só quebrou a ilusão de que, de alguma forma, tínhamos alguma espécie de centro em nós mesmos, algum tipo de apoio interior.

Fechamos os olhos para entrar em contato com nós mesmos, para ver o que se passa dentro de nós. É muito importante observarmos o que sentimos — para isso serve nosso trabalho. Se observarmos, vamos perceber que muito do que sentimos parece não ter nenhum motivo concreto, tem mais a ver com nós mesmos do que com a situação que estamos vivendo. Muito do nosso pânico é gerado por um nada, por fantasmas, por razões inexistentes — pelo simples fato de estarmos descentrados. Se analisarmos bem, que motivo haveria para se sentir pânico simplesmente por se estar com os olhos vendados numa sala, fazendo um exercício com outros alunos? Mas essas sensações surgem — e é muito importante não sermos hipócritas com nós mesmos. Simplesmente observamos de forma bem tranqüila: eu sou assim, eu reajo assim — ou melhor: isso existe em mim, surge em mim eventualmente. Porque a realidade é que essas emoções fantasmas têm poder sobre nós. Embora elas sejam fantasmas — se colocamos a mão através delas elas desaparecem —, no momento em que as estamos sentindo, elas nos envolvem, acreditamos totalmente nelas. Por isso é tão importante observarmos atentamente o que se passa em nós, nos familiarizarmos com o que sentimos. Só assim essas emoções sem causa definida vão perdendo a força — continuam surgindo, mas nossa relação com a emoção muda substancialmente.

E nossa observação pode ser isenta de classificações de bom ou mau — podemos só observar, sem classificar o que observamos. Observação é função de nossa perceptividade; classificação, de nosso processo mental — são fenômenos distintos. E as classificações e julgamentos são totalmente desnecessários, porque aquilo que for construtivo, sob observação, vai crescer naturalmente, e o que for destrutivo começa a murchar por si mesmo. Tudo o que sentimos é uma oportunidade para entrarmos em contato com o que sentimos — e as oportunidades devem ser aproveitadas.

E quando chegou a hora de localizar os pontos de energia, os tsubos, como foi que vocês se saíram? Com os olhos vendados ficou mais fácil ou mais difícil?

— *Eu achei super difícil no início* — responde um aluno —, *mas aí fui ficando mais à vontade, e quando perdi a preocupação obsessiva de estar fazendo certo ou fazendo errado, senti que meu toque melhorou muito, me senti muito mais sensível.*

Ótimo, pois nossa única preocupação na prática do tao shiatsu deve ser trabalhar de forma sensível — e não deve sequer ser uma preocupação, porque se nos preocupamos em ser sensíveis, a preocupação diminui nossa sensibilidade.

Nosso caminho é o da auto-observação. Por meio dela percebemos que nossa sensibilidade está relacionada ao nosso mecanismo de entrega/resistência.

Uma mão que aperta com força demais, que pressiona os pontos de energia de forma insensível é uma mão de uma pessoa bloqueada. Qual é seu bloqueio, ao que ela resiste? Ao seu próprio sentir, à sua própria sensibilidade. A pessoa violenta é a pessoa que teme, que evita a sua própria sensibilidade — que existe, mas está sendo evitada. Na prática do shiatsu aquela mão dura, pesada, aparentemente forte, é na verdade uma mão fraca. Uma mão de uma pessoa que está com receio de se permitir sentir — a si própria e ao outro.

Todos temos resistências. A pessoa que pensa "ah, eu não tenho resistências", é uma pessoa que demonstra ter pouco conhecimento de si própria. Todos resistimos muito: resistência é nossa própria expressão de existir nesse mundo. A expressão do ego é a resistência — se não tivéssemos resistências, não teríamos ego.

A única forma de estarmos realmente presentes, atentos, sensíveis é desenvolvendo *com*-ciência de nossas resistências. O tao shiatsu exige muita vida, muita sensibilidade — não exige força, exige total sensibilidade. Sem-ciência de nossos medos tentamos resistir à vida, paralisar seu fluxo — e tudo o que conseguimos é nos enrijecer, nos insensibilizar. No exercício de olhos vendados precisamos, simplesmente, nos lançar. Não há o que pensar ou deixar de pensar, não há o que decidir — só há que fazer, fazer e viver o que estiver acontecendo. É um exercício de confiança, de entrega de nosso controle, de nossos *pré*-conceitos. É não saber com quem você vai parar, se vai ser bom, se vai ser ruim — abrir mão do controle.

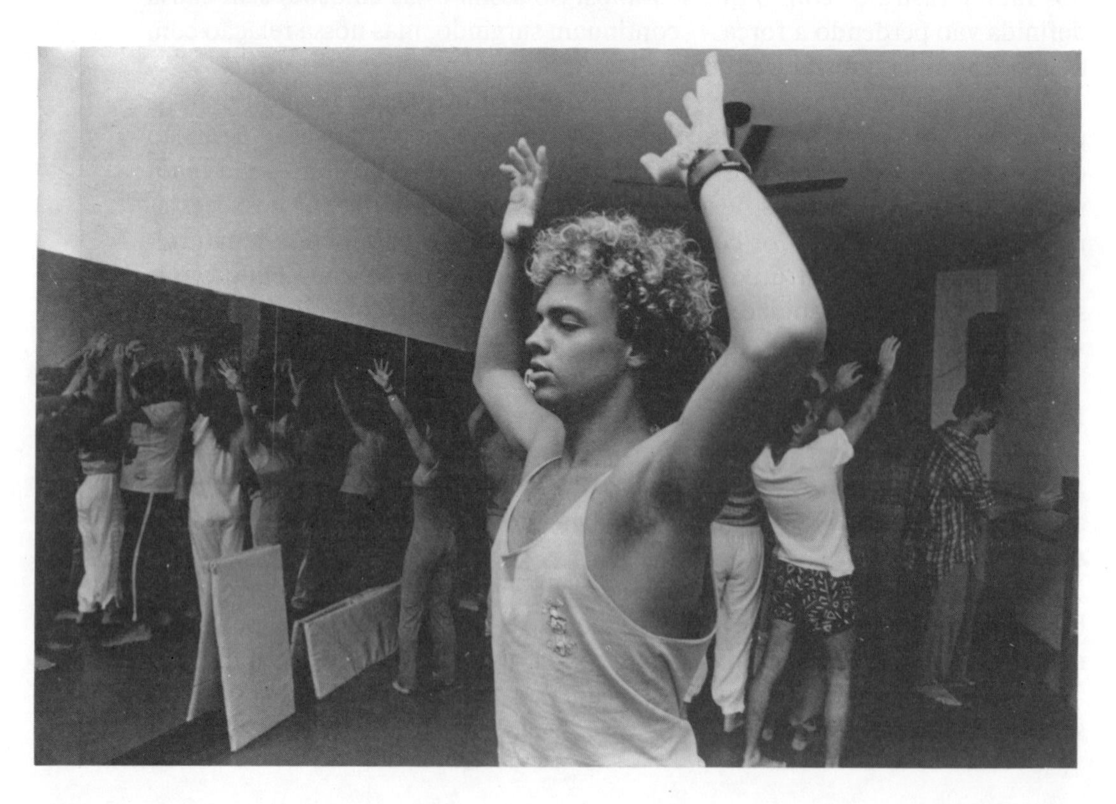

Nos esforçamos tanto em controlar nossa vida, e quanto mais a controlamos mais monótona ela fica. Conheço gente jovem — um casal amigo — que segue uma programação rígida: domingo à noite, cinema; durante a semana, emprego; uma certa noite da semana, sexo — uma vez por mês, sexo oral. Tudo sob controle — mas a vida assim fica muito maçante, não há aventura, não há *vida*. Nossos padrões ocupam o espaço que a vida necessita para acontecer.

Por que desejamos alguma coisa, por que queremos manipular as situações de acordo com nossos desejos? Por discriminarmos, por acharmos que essa "alguma coisa" que desejamos é que vai ser boa — e que alguma outra coisa nos vai ser ruim. Mas nós não sabemos tanto assim! E muitas vezes deixamos passar oportunidades porque estamos fechados para elas.

Nos exercícios feitos em duplas, muitas vezes conhecemos alguém e queremos trabalhar com essa pessoa e ninguém mais — só essa pessoa serve. Se estamos nos movimentando vendados, na hora de formar duplas olhamos por baixo da venda, "roubamos" no jogo, e vamos parar com a pessoa desejada. Ninguém é forçado a nada, as decisões pessoais são sempre respeitadas — mas a sala está cheia de pessoas ricas interiormente, interessantes, sensíveis. Outras pessoas não tão sensíveis, mas tentando, procurando vias de abertura, de sensibilização — senão, por que se interessariam por um trabalho de propriocepção?

Se tomamos consciência da maneira como nos bloqueamos, nos travamos, da maneira que discriminamos, então pouco a pouco nossas resistências começam a ceder, nosso gelo começa a derreter. Só aí o tao shiatsu começa de fato a acontecer, e passamos a utilizar a sala de aula como um espaço de ousadia interior, de aventura — um espaço onde percebemos os constantes limites que nos impomos sem saber porque, e passamos a agir não tolhidos por esses limites, mas guiados por uma consciência mais profunda.

Rio, 1º/12/88

"Ah, minha amiga, pode acreditar em mim, nada existe de mais diabólico do que a certeza. Não há nela nenhum lugar para o amor. Tudo que é firme e positivo é uma negação do amor." — LÚCIO CARDOSO (5).

— Mário, você ouviu meu recado, o recado que deixei em sua secretária eletrônica?

Ouvi sim, e gostei muito da parte em que você diz que se sentiu perdido, porque é exatamente isso que espero de vocês, espero que vocês se sintam perdidos — esse é o melhor estado para trabalharmos. Porque, se estamos seguros, como vamos aprender alguma coisa? Quanto mais perdidos estivermos, melhor.

A ansiedade de estarmos perdidos não é boa. O bom é nos sentirmos perdidos, mas sem ficarmos ansiosos por causa disso — acolhendo essa condição de nos sentirmos perdidos, de nos sentirmos tateando, descobrindo. Uma volta à infância em que nós, como crianças, estamos descobrindo tudo à nossa volta, observando tudo com um olhar novo, de quem não sabe — um olhar investigador.

Não saber é fundamental na prática do tao shiatsu: um olhar, um toque, um movimento de quem não sabe. Nós vimos uma manobra, um movimento da técnica de tao shiatsu, ser demonstrada em aula — isso não quer dizer que saibamos essa manobra. Vamos precisar experimentar, descobrir o movimento em nosso próprio corpo, em nossa própria atitude interior.

Não saber é muito importante porque é o que nos leva à experiência, ao saber, à ciência do tao shiatsu.

Então espero que vocês todos se sintam bem perdidos, mas sem ficarem ansiosos por causa disso — trabalhando em cima desse "estar perdido", a partir dessa sensação de se estar perdido. Se nos sentimos muito seguros, aí então temos um trabalho duplo: primeiro vamos ter que descobrir nossa insegurança — e a partir daí começar a aprender.

Existem dois tipos básicos de segurança: um frágil, pseudo, que surge quando nos identificamos com algumas facetas do nosso ego e reprimimos profundamente nossa insegurança, tornando-a inconsciente. O outro — o da verdadeira segurança — surge quando nos tornamos inteiros, quando integramos todos os nossos fragmentos, quando conhecemos e incorporamos também nossos pesadelos e inseguranças. A verdadeira segurança sempre contém em si as inseguranças, sempre surge da profunda observação e conhecimento das inseguranças.

Na nossa aula, então, vamos recepcionar com carinho nossas inseguranças: elas são a chave para nossa aprendizagem, para nossa integração, para nossa segurança. De fato, vamos procurar *não* nos sentir seguros — pelo menos não demais, só na medida certa para não atrapalhar.

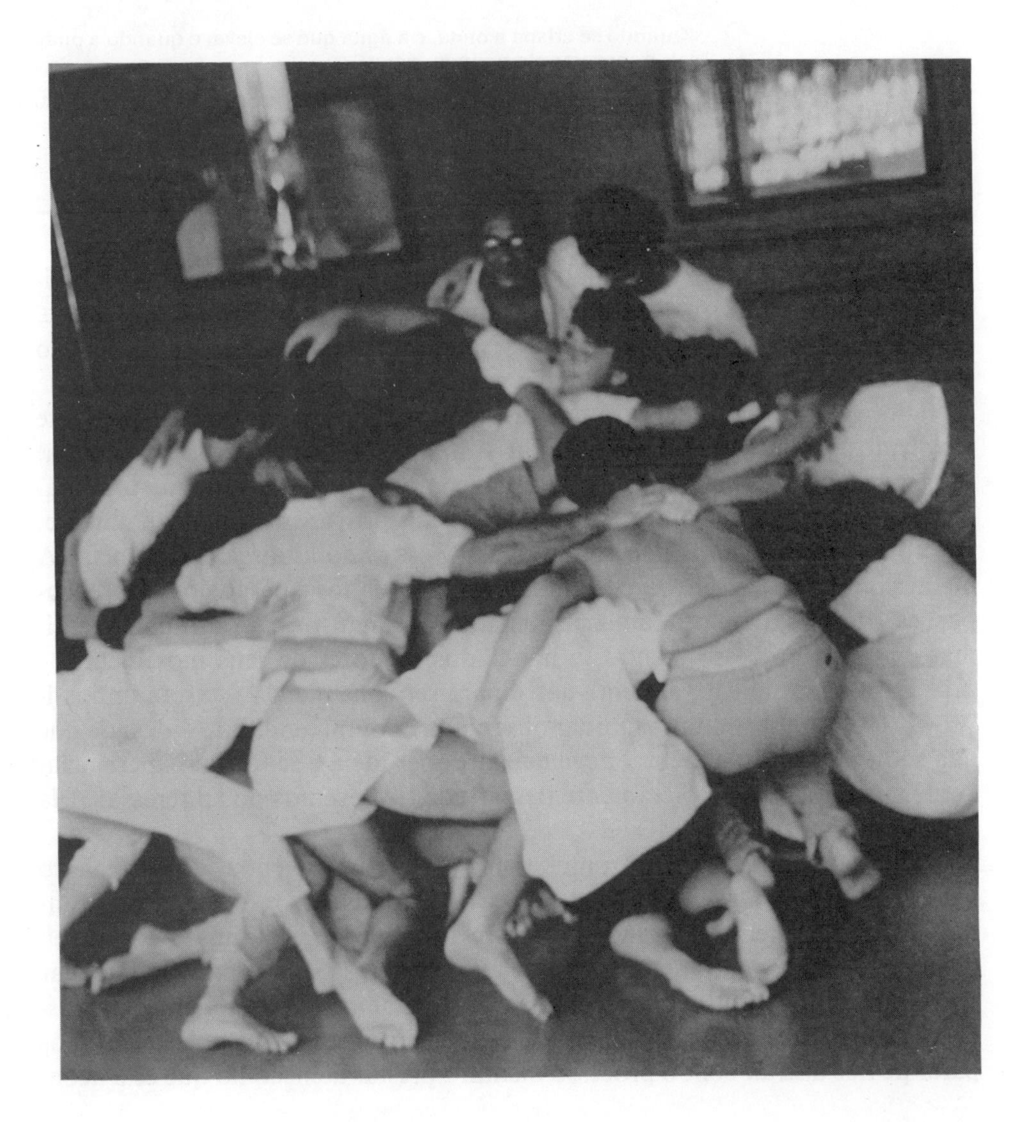

SAIR DO HÁBITO E ENTRAR NA VIDA

"A gênese do mundo é um fato constante." — FRANÇOIS HAAB (18).

"Quando se crispa a onda, é a água que se eleva; e quando a onda cai, é, novamente e ainda, água."
(...)
"Não ouviste a melodia que a música não tocada espalha no ar?"
— KABIR (56)

O tao shiatsu objetiva um estado agudo de perceptividade. Melhor: o tao shiatsu *só existe* num estado de intensa perceptividade. Ou ainda: o tao existe sempre, só é preciso estarmos presentes para percebê-lo — o tao está sempre disponível, quem não se encontra disponível somos nós.

Por que não nos encontramos disponíveis? Por estarmos extremamente envolvidos com nosso processo mental — hipnotizados pelo processo mental. Podemos ler em algum lugar que nós não somos a mente, e sim uma totalidade da qual a mente faz parte. Alguém pode nos provar isso intelectualmente, nos convencer. Mas *nós* não sentimos isso, essa *não é* nossa experiência. A mente continua a nos envolver numa nuvem de sonhos e pesadelos — preocupações, alegrias, desejos, fantasias, aspirações, angústias. Continuamos vítimas de nosso processo mental, à mercê dos humores de seus movimentos.

Para o tao shiatsu, a mente não é para ser controlada — tarefa impossível —, mas para ser compreendida: observada e compreendida. A idéia de que não somos o processo mental deve deixar de ser idéia e se tornar experiência. A idéia precisa ser completamente descartada — devemos nos interessar pela experiência, buscá-la.

Por isso, nas aulas, utilizamos tantos exercícios de entrega. Entrega do quê? Dos braços? Das pernas? Da cabeça? Na aparência, talvez, mas, no fundo, entrega da mente. Porque para entregarmos o peso de nosso corpo (ou de parte dele) nas mãos de outra pessoa, precisamos estar relaxados, desligar os mecanismos de tensões musculares que utilizamos habitualmente, inconscientemente. Precisamos sair do hábito e entrar na vida, no tao. Precisamos parar de nos distrair com o processo mental e prestar atenção no que está acontecendo (processo mental inclusive!). Desatentos, semi-atentos, nossos padrões mentais mantêm nossa musculatura tensa, armada — formando-se uma "armadura" muscular no organismo. Inconscientes, somos tensos. Conscientes, relaxamos. Inconscientes, o ego é. Conscientes, *nós* somos.

É um paradoxo da existência humana. Por um lado, desejamos, necessitamos profundamente estar vivos, intensamente vivos, vitais — nos apaixonarmos pelas pessoas, pelo nosso trabalho, sermos criativos, sentirmos as coisas acontecendo, nos realizarmos. Por outro lado, sempre que o imobilismo gerado pelos nossos hábitos — padrões mentais, corporais, comportamentais — é quebrado ou mesmo ameaçado, nos sentimos tensos, ansiosos, inseguros. Queremos aventura, mas a recebemos com ansiedade, tensão. Necessitamos ir além de nós mesmos, do nosso mundinho mental — necessitamos o desconhecido, mas o tememos e evitamos.

Na perspectiva do tao shiatsu não é necessário fazermos nada para termos uma vida bem viva, bem intensa — a vida *é* a natureza da vida: a vitalidade, a inconsistência, o contínuo fluir e transformar, a mutabilidade, a impermanência. Nosso problema não é tornar a vida viva, porque ela já o é. Nosso problema é exatamente o oposto, nossa resistência ao fluxo vital, nossa tentativa de possuir (pessoas, coisas, idéias, *status*), nossa intenção de dominar a vida, de controlar e assentar o incontrolável.

A impermanência do existir é um dos três princípios fundamentais dos ensinamentos de Buda: "Os homens e o mundo que eles habitam são fruto de um contínuo processo de transformação. Nada é estável. Todas as coisas encontram-se num constante vir-a-ser. Tudo é impermanente e efêmero. Não há lugar neste mundo para um Deus eterno e imutável, nem para almas imortais. O homem não pode mudar a seqüência dos fenômenos em função de seus interesses e desejos e, por isso, ele sente e experimenta a impermanência das coisas como algo indesejável, como angústia e sofrimento." (16).

Realmente, a transformação, a criatividade do existir é contínua e infinita. As variações são contínuas e infinitas. Da mesma forma que não existem dois seres humanos iguais — entre os bilhões que existem e já existiram —, também cada micromomento (em toda sua complexidade de sons, luzes e formas ocupando o espaço) difere do micromomento anterior, e de todos os outros que já existiram ou existirão.

Tudo, até uma pedra, se transforma continuamente, mas a energia sonora é particularmente dinâmica. Existe um exercício de percepção de sons que gosto muito de utilizar em aula, com as turmas mais avançadas. É uma técnica forte, eficaz, que sensibiliza tremendamente o sentido da audição, freqüentemente tornando acessível ao aluno a percepção da teia de sons e ruídos que nos envolve continuamente. É o som da vida, a música da existência. Polifonia é a "simultaneidade de várias melodias que se desenvolvem independentemente, mas dentro da mesma tonalidade". J. S. Bach foi um mestre da polifonia. Quem gosta de sua música sabe do grande prazer e envolvimento que advêm da audição atenta das diferentes linhas melódicas que se desenvolvem simultaneamente em tantas de suas composições. É como se ouvíssemos três, quatro músicas ao mesmo tempo, os sons evoluindo — ora se cruzando, ora correndo paralelos, ora se encontrando — sempre em grande harmonia. Normalmente, ouvimos de forma extremamente seletiva — descartamos tudo que não nos interessa. Nossa audição é restrita, focalizada. Se algum ruído externo se impõe, se intrometendo no foco de nossa atenção, freqüentemente nos irritamos. Algumas vezes não ouvimos nada, só nossos próprios pensamentos errantes.

Ouvir o som da vida é ouvir todos os sons simultaneamente, sem seleção, como se a existência estivesse criando um grande concerto barroco, polifônico. E se ouvimos essa música percebemos uma coisa extraordinária: neste concerto nunca se repetem os mesmos compassos, uma vez que seja! Esta sinfonia é um processo em contínua criação, e a tecedura formada em um determinado instante pela combinação dos diversos sons que a compõe jamais se repete. É eternamente nova.

Outro fato que constatamos é que só ouvimos com tal intensidade e totalidade quando algo em nós se dissolve, quando um espaço dentro de nós é criado — o espaço antes ocupado pelo nosso processo mental. É nesse espaço que recebemos tal quantidade de informações simultâneas. Por isso, as pessoas que gostam profundamente de música, ocasionalmente, ouvindo música, se sentem momentaneamente transportadas para uma dimensão de magia, calma, refrescante, de onde saem revigoradas. Porque ouvindo música podemos, por breves momentos, nos abrir interiormente, parar um pouco de pensar. O ego se dissolve, e a música penetra. O velho conhecido processo mental deu uma pequena trégua, um intervalo, e entramos numa dimensão nova, fresca, diferente da dimensão de nossas próprias formulações mentais.

E o mesmo disco tocado no dia seguinte pode não causar o mesmo efeito — o disco foi apenas o pretexto. O que causou o bem-estar foi a dissolução do ego/integração com a música — e não a música em si.

Mas, enfim, tudo se transforma continuamente, e isso não podemos evitar. Não podemos evitar que nossas relações pessoais se alterem, que o amor que sentimos por alguém (ou que alguém sinta por nós) se acabe. Podemos tentar: podemos casar, assinar um papel, fazer um "contrato de amor". É o que fazemos, em nossa ânsia de segurança, de paralisar a vida.

Também o corpo se transforma, se deteriora. Não podemos evitar dores e doenças; e a velhice e a morte são nosso destino — fazem parte da vida, assim como o nascimento. Se nascemos, vamos envelhecer e morrer. A morte é *absolutamente* certa — a velhice nem tanto, podemos morrer antes.

Então é bastante compreensível que tenhamos uma tendência a olhar com certa desconfiança a impermanência do existir — esse movimento, esse contínuo fluir. O homem não aceita essa impermanência, tenta resistir — baseado no seu ego, que o leva a acreditar que ele é um ser à parte, isolado e independente dos demais seres e do cosmo como um todo. E, na verdade, não existe independência — só interdependência. A ciência moderna vê o planeta Terra como um imenso organismo vivo: uma estupidez qualquer que o homem faça em algum ponto de sua superfície afeta todo nosso ecossistema.

Se as ondas do mar tivessem ego, elas certamente seriam tão absurdas quanto os seres humanos: julgar-se-iam independentes do oceano, quando, na verdade, surgem do oceano e se dissolvem, se extinguem nele. Elas *são* o oceano! A vida das ondas é efêmera — como a dos seres humanos. A existência de uma onda isoladamente considerada é mais breve do que a de um ser humano — mas ambas são igualmente efêmeras. Se a onda é feita de água, e à grande água retorna, o homem é pó, e ao pó retorna.

A não-compreensão, não-aceitação da natureza impermanente da existência causa-nos grande desconforto, profunda angústia. Nos apegamos às situações que consideramos boas, ideais — ou talvez uma situação nem tão boa, mas, ao menos, familiar. A tendência natural do ser humano parece ser a de manter o *status quo* ou, se este não convém a seus interesses, substituí-lo por outro, mais a seu feitio. Mas esse é um estado mórbido, o medo (do desconhecido) enrijece, paralisa. O medo nos faz buscar, criar uma supersegurança à nossa volta — e essa supersegurança nos aprisiona. O que significa "estar seguro"? Significa que algo nos está *segurando* — estar *seguro* significa estar *aprisionado*, *preso*, *pego*. Nossa segurança é nossa prisão!

Nós resistimos muito, sempre. Mesmo as mudanças boas, necessárias, que trazem crescimento, muitas vezes nos parecem dolorosas — uma separação, sair de uma casa, etc. O novo causa apreensão, medo, e nós resistimos — muitas vezes, tornando mais difícil do que o necessário um processo de transformação, ou mesmo bloqueando-o totalmente — e aí ficamos estagnados.

A psicologia nos diz que o medo primordial do ser humano é o medo da morte. E o que podemos observar é que as pessoas que têm muito medo da morte não vivem — vivem menos. Deveria ser o contrário: quem tem muito medo da morte deveria viver muito. Aproveitar bem a vida, porque a morte é certa. Mas medo é medo, e o medo paralisa. Quem se deixa aconselhar pelo medo não vive. Tem medo de ladrão, medo de sair, medo de arriscar, medo de amar.

Mas nosso medo da morte é tão profundo que, normalmente, procuramos ignorá-la, fazer de conta que ela não existe, não pensar muito sobre ela. Ordinariamente, vivemos como se fôssemos imortais, fazendo de conta para nós mesmos que somos imortais. Essa falta de consciência nos leva a dar tanta importância a pequenas coisas: pequenas disputas, pequenas brigas, pequenos ranços, pequenas idéias, vaidades estúpidas... Ou, talvez, seja o oposto: damos importância demasiada a coisas insignificantes para não cair na imensidão vazia de um existir/não existir assustadoramente maior que nossa limitadíssima capacidade de compreensão. Distraímo-nos com trivialidades, e assim nos esquecemos com maior facilidade dos mistérios que pressentimos mas preferimos ignorar.

Existe uma técnica de meditação que consiste em continuamente sentir a presença da morte — ao nosso lado, ao nosso redor, nos envolvendo, no próprio ar que respiramos. Tudo o que precisamos fazer é nos lembrar da morte continuamente, sentir nossa vida por um fio, que a morte pode acontecer a qualquer instante — o que, na realidade, é um fato. Essa técnica visa trazer-nos uma profunda liberdade — uma liberdade de nossa maneira mesquinha, pequena, de pensar. Mellow Rye — a sacerdotisa cherokee — uma vez me disse: *"Small people think small, big people think big"*, o que eu traduziria assim: "Gente pequena (interiormente) se ocupa com coisas sem significado; gente grande (interiormente) se guia por valores mais profundos". Diante da morte, nossos valores se alteram — aí reside o potencial desta técnica de contínua comciência da morte.

E o que é de fato o medo da morte? O medo do desconhecido. A morte representa uma dimensão totalmente desconhecida. E, mais do que a morte do corpo, tememos a possibilidade da morte do ego, da perda do ego. O ego é conhecido. Nós o conhecemos de trás para frente, e ele nos traz uma certa sensação de familiaridade com o que nos cerca. Podemos estar satisfeitos com nosso ego, com suas promessas, podemos estar insatisfeitos — mas ele nos é sempre familiar. Nós vivemos com ele a vida inteira: a mesma mentalidade, os mesmos sonhos, os mesmos problemas, as mesmas resistências — basicamente, a mesma forma de ver a vida, a mesma estreiteza, os mesmos limites. Parece ser melhor conviver com um problema a vida inteira do que com o desconhecido por um breve momento. Por isso, as pessoas gostam tanto de falar de si, de seus problemas, e fazem-no quase que com certo carinho, com apego — no fundo, sem a intenção de mudar nada.

Há uma história sobre o mestre sufi Nasrudin: uma vez, ele tentou vender sua mula de estimação. Por isso, levou-a para a casa de leilões, na praça principal da cidade. Como era de praxe, a mula ficou exposta antes do leilão, para apreciação dos possíveis compradores. Aconteceu que, quando um dos interessados se aproximou para examinar os dentes do animal — e assim constatar sua idade — a mula atacou-o a dentadas, e ele teve que se afastar correndo. Um outro incauto que descansou a mão sobre sua anca levou potente coice, que o fez rolar pelo chão.

Vendo o tipo de produto que tinha em mãos para vender, o leiloeiro resolveu procurar o mestre Nasrudin para preveni-lo de que a venda de sua mula seria muito difícil — impossível, para colocar as coisas mais claramente. Ele encontrou Nasrudin numa sala de chá próxima e, com tato, lhe expôs seus temores. Mas o velho mestre pareceu não se impressionar com o relato do leiloeiro. Ouviu tudo com atenção, em silêncio, fez uma breve pausa, soltou um profundo suspiro... e revelou: "Na verdade, não tinha a menor intenção de me desfazer de minha mulinha. Só a trouxe aqui para que todos pudessem ver *o quanto sofro* com este animal..."

A vida nos traz o desconhecido continuamente — mas nós rejeitamos a vida em sua plenitude. Quantas pessoas que conhecemos parecem estar vivendo no mínimo de seu potencial? É comum observarmos pessoas levando uma vida que não as satisfaz, medíocre, sem criatividade, sem personalidade, sem espirituosidade, sem espiritualidade. Sem se realizarem, sem realizarem seu potencial. Sem aventura, sem poesia. E essa é a nossa grande necessidade, e a vida nos está trazendo tudo isso a cada momento — o desconhecido, o novo. E continuamos nos apegando ao conhecido, ao velho — armando defesas, buscando segurança por caminhos impossíveis. Olhamos o novo da velha maneira — sem sensibilidade, sem profundidade. Interpretamos o momento presente baseados em *pré*-conceitos — reduzindo o desconhecido ao conhecido.

Por isso, nas aulas de tao shiatsu, criamos situações de entrega. Para que possamos arriscar, tentar. Oportunidades para que possamos observar como resistimos ao novo, ao desconhecido através de nossas reações — como não agimos livremente, mas *re*-agimos às situações de forma mecânica, forçada, guiados por sentimentos e conceitos cuja origem nos escapa e que nunca questionamos. Nossos apegos, nossos medos. A morte é a grande desconhecida — mas, na verdade, estamos a cada momento cercados de mistério, pelo desconhecido. Estamos cercados pela morte — ela é possível a cada instante. Pensamos na morte no futuro, mas ela sempre chega no presente — ninguém morre no futuro, só se morre no instante presente. A vida surge do nada, surge da morte, é impregnada de morte — se existe vida, a possibilidade de morte é sempre imediata, sempre presente.

Não há nada de errado em sentirmos resistência, bloqueio, temor — todos sentimos, de uma forma ou de outra. Até mesmo na nossa entrega podemos perceber pequenos jogos de resistência, interferências, julgamentos. A questão, no tao shiatsu, não é o que sentimos ou deixamos de sentir — mas a consciência que temos daquilo que sentimos. A capacidade de enxergarmos através da nossa auto-imagem e, mais e mais, percebermos o que de fato somos em nossa totalidade.

São Paulo, 30/11/88

TER SAÚDE PARA VIVER OU VIVER PARA TER SAÚDE?

— O shiatsu também tem algumas regras de comportamento, alguns conselhos relativos à manutenção da saúde?

O shiatsu de quem? Sim, porque é sempre preciso pensar em termos de quem, ao trabalho de quem estamos nos referindo, já que, dentro do que chamamos shiatsu, há pessoas com trabalhos muito distintos, que seguem orientações muito distintas. Vou falar sobre a perspectiva do tao shiatsu — que é o meu trabalho.

É importante entendermos que o tao shiatsu não objetiva a saúde. A saúde é vista como uma provável conseqüência de nosso trabalho, não como um objetivo. É vista também como um meio, e não como um fim. Geralmente, os nossos valores estão calcados no efêmero. Investir no efêmero, mesmo no aspecto financeiro, não é lá muito inteligente: é apostar naquilo que já está passando, já está envelhecendo. O culto da saúde é um culto destinado ao fracasso. Não estou dizendo que saúde não seja importante — é *muito* importante. Mas existe algo mais importante que saúde: o desenvolvimento espiritual autêntico. Aliás, a própria doença pode contribuir para o crescimento espiritual de um ser. A doença é muito reveladora, ela nos aproxima da morte, pode transformar os valores que orientam nossa vida. O culto da saúde é o culto do efêmero, daquilo que já está morto — é uma questão de tempo, somente. A saúde é útil, é linda — mas não é o objetivo do tao shiatsu. O tao shiatsu compara a relação homem-saúde com a relação homem-comida — a opção é similar: viver para comer ou comer para viver?

Existem algumas escolas de shiatsu — e de outras técnicas de terapia corporal — totalmente obcecadas por saúde. Então, muitas vezes surgem regras de comportamento: tem que fazer isso, não pode fazer aquilo, aquilo outro é bom — e assim por diante. No tao shiatsu não existe nada disso. O tao shiatsu se interessa por desenvolvimento da perceptividade, e não por normas de conduta. Normas de conduta servem como uma compensação medíocre para nossa ausência de percepção interior, para nossa pouca sensibilidade em relação ao nosso próprio corpo.

Existe uma única causa para a grande maioria de nossos problemas físicos: nós mesmos! Nossa falta de autopercepção, nosso existir alheio ao nosso existir é a raiz de uma existência sem raiz.

A partir do desenvolvimento da nossa percepção, da nossa capacidade de sentir e entender nosso próprio organismo, um comportamento saudável surge espontaneamente. Mas esse comportamento vai ser nosso — pessoal, individual — e não circunstancial, sujeito às nossas crenças em determinadas disciplinas de saúde. É a partir do desenvolvimento da nossa clareza interior, da nossa capacidade de captar claramente o que sentimos que passamos a saber o que é de fato bom para nós.

A saúde, então, é vista como uma conseqüência de um trabalho de desenvolvimento da perceptividade. E embora saúde seja muito importante, ela não é considerada um fim em si mesma: da mesma forma que — na compreensão do tao shiatsu — devemos comer para viver, e não viver para comer, também necessitamos *ter saúde para viver*, e não *viver para ter saúde*. O objetivo da vida não é ter saúde — precisamos ter saúde para que nossa vida possa se realizar. Saúde é um meio, algo necessário — mas não é o objetivo final. A vida não foi feita para ser voltada para sua própria saúde — saúde é um fenômeno natural para um ser que vive em harmonia consigo mesmo.

FANTASMA NO ARMÁRIO É CASA ASSOMBRADA

"Que dirá consigo mesmo, como julgará este gesto, que no fundo não compreende, mas que já cataloga, com essa pressa dos seres superficiais?" — LÚCIO CARDOSO (5)

"Toda linguagem é uma metáfora viva, o que não se percebe, exatamente pela metáfora, de tão entranhada à linguagem, parecer natural e inevitável". — ENCYCLOPEDIA BRITANNICA (Semantic in Linguistics).

A mente humana opera julgando, avaliando, classificando — toda palavra é um rótulo, um signo. Classificar faz parte da própria estrutura da mente — a mente *é* o processo classificador. Sem mente não há classificações — a realidade simplesmente é; as coisas, os seres, simplesmente são.

Quando digo que no tao shiatsu não tem certo/errado, o que quero dizer? Certamente não quero dizer que o shiatsu de todas as pessoas é igual, que todos se nivelam na sua prática, que todos são igualmente sensíveis. Tampouco quero dizer que podemos fazer qualquer asneira, sob a alegação de que não há certo/errado. Os fundamentos técnicos do zen shiatsu, também utilizados no tao shiatsu, são bastante claros. E temos um espaço de criatividade infinita no tao shiatsu — mas depois que dominamos totalmente seus fundamentos, que esses fundamentos tenham se tornado nossa segunda natureza. É como no balé: o grande bailarino voa livre no espaço — ele incorporou completamente a técnica, e agora usa-a criativamente para sua auto-expressão.

O que quero dizer é que não interessam nossas idéias, nossos conceitos de certo/errado — ou do que quer que seja. Mas não nos adianta simplesmente pensar: "Tá legal, então agora não existe mais certo ou errado", porque as coisas não funcionam assim: o certo/errado continua a existir dentro de nós, na nossa mente.

Normalmente, não existe nenhuma distância, nenhum intervalo entre o que pensamos e o que sentimos, entre o que pensamos e o que fazemos. No tao shiatsu procuramos estabelecer uma distância entre nós e nosso processo mental. Como fazemos isso? Através da observação. Todo pensamento é passível de ser observado, e tudo que pode ser observado não é nossa essência, está na nossa periferia: *nós somos o observador, não o observado*. Quando vivenciamos esse fato começamos a entender o que é tao shiatsu. E aos poucos começamos a mudar o centro de nosso interesse, a direção de nossa atenção: dos usuais pensamentos, conceitos, *pré*-conceitos, passamos a nos interessar pelo observador.

Tao shiatsu é um trabalho de observação da mente-corpo. Logo, um trabalho que se situa necessariamente além da mente classificadora. Para nós, não deve existir certo ou errado — deve existir observação. Menos conceitos, mais atenção — mais *com*-ciência do que está se passando dentro/fora de nós.

E observação ocorre em vários níveis: dos mais superficiais aos mais profundos. O corpo, seu movimento, as dores, as tensões corporais, a maneira como estamos usando nosso equilíbrio, o peso do corpo, nossos pensamentos e emoções, as reações da pessoa que estamos tocando na nossa prática de tao shiatsu, nosso ritmo de trabalho... E, se observarmos atentamente, vamos perceber a sutil relação que une tudo o que ocorre no momento. Nosso ritmo de trabalho, por exemplo, não é só um fenômeno externo: nosso organismo é uma unidade, tudo no organismo é inter-relacionado. Nosso ritmo externo reflete nosso ritmo respiratório, nosso ritmo circulatório, o ritmo de nosso processo mental. Todos os sistemas de nosso organismo funcionam em harmonia: se o coração dispara, a respiração também se acelera. Se sentimos uma emoção violenta, todo o organismo é afetado, todos os ritmos se alteram: o sistema endócrino lança determinadas substâncias na corrente sangüínea, os ritmos cardíaco e respiratório se aceleram, o sangue passa a fluir em direção aos músculos do esqueleto — preparando uma possível reação física: uma agressão, uma luta, uma fuga —, o processo mental se acelera. E assim perdemos a clareza, a capacidade de relativizar etc.

O ritmo com que trabalhamos no shiatsu revela nosso estado interior. E através do desenvolvimento de nossa capacidade de observação, nosso ritmo começa a se harmonizar com o momento, com o outro. É uma questão de observação; perceptividade é o objetivo. Porque a observação transforma. A simples percepção da nossa insensibilidade já é sinal de maior sensibilidade, começa a nos tornar mais harmônicos. Já julgamento/controle não é um elemento transformador: é um elemento repressor, insensibilizador.

Expansão da consciência significa aceitação e absorção *daquilo que é*, e do que somos. Se reprimimos alguma característica do nosso ser, ela não deixa de existir — apenas a tiramos de nosso campo de visão. Ela permanece submersa, mas pronta para reemergir a qualquer momento. A ameaça é eminente e constante. Não adianta trancar o fantasma no sótão, ou no armário: a casa continua assombrada. É melhor jogar luz, consciência, em cima do fantasma: fantasmas não existem, é nossa confusão mental que lhes dá vida — mas tudo isso só se torna evidente à luz clara do dia.

Crescimento se dá através da absorção, da aceitação do que somos. É conseqüência de uma profunda confiança em nossa natureza. É o oposto da culpa — que é a desconfiança, a tentativa de controle da nossa natureza. Enquanto a confiança nos torna inteiros — nos integra —, a culpa nos divide. Crescimento vem através da aceitação, e não da repressão — porque através da repressão nunca nos conhecemos de fato. Nossa *com*-ciência está sempre restrita àquilo que aceitamos. E crescimento é crescimento da consciência, é conseqüência da expansão de nossa *com*-ciência.

Por isso, no tao shiatsu dizemos que devemos realizar nossa prática sem nos preocuparmos em "fazer bem ao outro", sem ambições de qualquer espécie. Quando nos identificamos com nossas preocupações, nossa consciência se estreita, nossa sensibilidade diminui. Sensibilidade é um produto do espaço interior, da capacidade de se estar vago interiormente, para que estejamos totalmente presentes no nosso sentir — nos nossos sentidos. Quanto mais ocupados interiormente, menos sensíveis estamos.

Esse é, com freqüência, o nosso engano: achamos que existem preocupações "boas" e "más" — toda preocupação suga nossa energia, embota nossa perceptividade. Pensamos que podemos ter ambições "nobres" e "vis" — mas toda ambição é egoísta. Podemos ambicionar dinheiro, podemos ambicionar fazer o bem ao próximo — mas ambição é ambição, reflete imaturidade psicológica, necessidade de auto-afirmação.

No tao shiatsu, então, agimos sem alimentar ambições de cura, sem nos preocuparmos em fazer qualquer coisa de excepcional acontecer. Trabalhamos, simplesmente. E, ilogicamente, trabalhamos melhor quando não nos preocupamos em trabalhar bem! Porque não precisamos de preocupações e ambições para realizar um bom trabalho — necessitamos de sensibilidade. Mas devemos ter cuidado em não começar a nos preocupar com "não nos preocupar", em não começar a objetivar "não ter objetivos", em não ambicionar "não ter ambições". Dessa forma, estaríamos apenas maquiando nossos antigos padrões. E o que nos interessa de fato é desvendar a mecânica de nossas preocupações, de nossas ambições.

O assunto do tao shiatsu é consciência — em todos os níveis, das tensões corporais aos padrões psicológicos. Normalmente, funcionamos mediante padrões: pensamos, reagimos, falamos, comemos, andamos, com muito pouca atenção, muito pouca consciência. A não ser que estejamos atentos ao que sentimos/pensamos/fazemos, funcionamos de uma maneira automática — e nossa idéia é funcionarmos de uma forma criativa, agir criando cada momento, agir nos criando a cada momento. Isso exige uma profunda observação/compreensão de nossos padrões, para podermos nos libertar deles. Só centrados em nossa perceptividade/consciência vivemos numa dimensão interior de real criatividade. Essa atitude interior — de consciência e criatividade — caracteriza a prática do tao shiatsu.

São Paulo, 6/11/88

ESTRELAS NO CÉU AO MEIO-DIA

"Ao invés de considerarmos nossas dores significativas, procuramos eliminá-las, sem realizarmos que elas são reflexos de nosso próprio processo interior." — MEREDITH PAGE (39)

— *Mário, a parte curativa é dada no nível intermediário?*

Na concepção do tao shiatsu, o aspecto curativo é o que menos interessa. Porque a cura de sintomas é vista, dentro do trabalho de tao shiatsu, como conseqüência de um estilo de vida mais sensível, mais responsável. Além disso, no tao shiatsu orientamos nossa prática pelo princípio do *wei-wu-wei*: a ação sem ação, a ação sem ego, sem ambição de cura — ou qualquer outra ambição. Quanto mais despojada for a atitude do praticante, mais forte é seu trabalho de tao shiatsu: o tao shiatsu ocorre em sua plenitude exatamente no momento que estamos totalmente despojados de objetivos — que estamos completamente relaxados, presentes.

Não estou dizendo que sintomas físicos não possam desaparecer através do nosso trabalho, e sim, que a *a abordagem do tao shiatsu não é sintomatista*. A abordagem sintomatista — o tratamento orientado para a supressão de sintomas — é típica da medicina ocidental, embora as técnicas orientais também possam ser utilizadas dessa forma. Podemos utilizar o shiatsu, a acupuntura, como uma espécie de aspirina, como um "melhoral orgânico". Isso é perfeitamente possível, mas não é tao shiatsu.

Vamos trabalhar com leitura energética, com diagnóstico de equilíbrio/desequilíbrio — mas a partir do momento que energia para nós for algo um pouco mais tangível, e não uma simples palavra. Porque não nos interessa a *palavra* energia, nos interessa o *fenômeno* energia — e, definitivamente, não nos interessam "fórmulas" curativas: "aperta aqui para curar isso, aperta ali para curar aquilo". Essa é uma abordagem extremamente superficial, além de pouco funcional.

Se queremos desenvolver uma compreensão mais profunda da energia vital humana precisamos, em primeiro lugar, desenvolver nossa capacidade de sentir essa energia. Porque, na compreensão do tao shiatsu, não podemos analisar aquilo que não percebemos, aquilo que para nós não existe de fato. E o que é um diagnóstico energético? É a percepção sutil da energia vital — sua ou de outra pessoa. É a percepção das delicadezas, das nuances energéticas — a percepção das notas escondidas no meio da melodia.

E para isso não é suficiente acreditar em energia. Ao contrário: acreditar em energia é a pior coisa que pode acontecer para alguém que queira trabalhar com energia — simplesmente porque a crença atrapalha a percepção da energia. Para nós, a questão não é acreditar — é *sentir, conhecer*. Se acreditamos, de antemão, temos uma idéia falsa — toda idéia é, em si, falsa: é um mero símbolo da realidade — a respeito do que seja energia, e nos fechamos para a experiência de percepção da energia vital humana. Se acreditamos em energia, quando nos encontramos de fato com ela a rejeitamos, porque ela não vai corresponder a nossas expectativas.

— *Quando eu falei cura, falei então — já que você está falando em energia — em desequilíbrio energético. Então nesse curso vamos treinar para captar esse desequilíbrio energético?*

Nós vamos treinar para perceber *energia* em primeiro lugar. Olhe, é importante que algo fique bem claro: para nós, vivência é fundamental. Nosso curso é um curso *de* shiatsu — e não um curso *sobre* shiatsu. É muito fácil ficarmos aqui falando sobre energia, desequilíbrios energéticos. Mas sentir energia já se torna um pouco mais difícil — e perceber na prática o que é um desequilíbrio energético é ainda mais difícil.

Então nosso primeiro passo é sentir energia. Quando energia começar a se tornar algo familiar — o fenômeno energia, não a palavra energia —, então os desequilíbrios energéticos vão naturalmente se fazer evidentes. A capacidade de perceber desequilíbrios energéticos é uma conseqüência natural de uma sensibilidade energética desenvolvida.

Se fazemos um curso de desenvolvimento da musicalidade, de desenvolvimento da percepção dos sons, o que acontece? Primeiro começamos a sentir, a identificar os intervalos musicais — os intervalos sonoros que formam as escalas musicais —, só então as notas desafinadas começam a se tornar evidentes.

E essa comparação é bastante pertinente, porque o som também é uma forma de energia. É uma energia mensurável, tem freqüência, comprimento de onda — podemos representar qualquer som num gráfico. E, além do som, temos muitas outras formas de energia. A luz, por exemplo. E a luz nos revela as cores — a nossa percepção das cores depende da luz, é o reflexo luminoso que nos possibilita perceber as cores.

Um processo similar acontece com as estrelas durante o dia. Durante o dia as estrelas não vão embora, elas continuam no céu. Só que não conseguimos percebê-las porque a luz do sol é mais forte. Então a luz delas é ofuscada, apaga-se no meio de tanta luz. Mas elas continuam ali, existindo — só que submersas numa luz mais forte que a delas.

De fato, tudo no universo é uma forma ou outra de energia — tanto o que percebemos como o que escapa aos nossos sentidos. Mas, no nosso trabalho de tao shiatsu, a forma de energia que vai nos interessar prioritariamente é a energia vital humana. Tanto como as energias sonora e luminosa, a energia vital também pode ser registrada. Pode ser fotografada ou filmada pela técnica Kirlian, ou pode simplesmente ser detectada por certos aparelhos. É um fato científico, mas um fato de interesse limitado dentro da nossa prática. Um fato que nos interessa tanto quanto interessaria a um músico comprovar a existência do som através da medição de freqüência de onda da energia sonora. O que realmente interessa para ele é a sensibilidade do sentido da audição, é a sua sensibilidade em relação à energia sonora. Assim como o pintor e o fotógrafo se interessam pelo sentido da visão, pela percepção da energia luminosa.

E qual é o sentido que vamos utilizar no nosso trabalho? O tato — esse é o sentido que precisamos desenvolver para começar a estabelecer uma relação com a energia vital do corpo humano. É através do estabelecimento dessa relação que damos os primeiros passos no caminho do tao shiatsu, na prática do tao shiatsu. Sem estabelecermos essa relação, sem essa percepção, estamos sempre inseguros na nossa prática. E por *tato* não quero dizer necessariamente *contato* — na verdade, energia vital pode ser percebida mesmo *sem* contato físico, mesmo a uma certa distância podemos sentir no nosso tato a energia vital de um corpo.

O tato é um dos sentidos — um sentido óbvio para a percepção da energia vital humana. Mas não é o único. Podemos perceber a energia do corpo humano visualmente também. É um pouco mais difícil, mas é possível — acaba acontecendo. Mas o tato é nosso primeiro instrumento de percepção dessa energia. Ou um dos primeiros, porque há um outro, tão importante quanto o tato. Aliás, até mais importante, quando se trata de perceber energia em nós mesmos.

Que sentido seria esse? A percepção de si. Aquilo que poderíamos chamar *propriocepção*. Ou talvez ainda melhor: *introcepção* — percepção interior. Por isso trabalhamos tanto com os olhos fechados em nossos exercícios de tao shiatsu. É a maneira mais imediata que temos para voltar nossa percepção para dentro. Fechamos os olhos não para dormir, mas para ver.

O homem é um animal fundamentalmente visual — o homem moderno principalmente. É comprovado cientificamente que mais de 80% da energia do homem contemporâneo concentra-se no sentido da visão. Se bloqueamos essa saída, então toda essa energia torna-se disponível. De fato não é necessário estarmos com os olhos fechados para estarmos percebendo o que está ocorrendo dentro de nós mesmos. Não é obrigatório, mas no início é muito importante, porque senão se torna praticamente impossível. É muito difícil a pessoa que, no início de um trabalho de desenvolvimento da sensibilidade energética, com os olhos abertos seja capaz de estar em contato com sua própria energia interior. Isso acontece, mas depois de algum tempo.

Trabalhamos então para desenvolver o sentido de introcepção. Sintonizar com nossa energia interior não faz parte de nossos hábitos, de nossos interesses. É um sentido pouco exercitado, pouco explorado — talvez totalmente inexplorado. É uma direção normalmente ignorada, mas é a direção em que se move o trabalho de tao shiatsu.

Por que afirmei que a introcepção é, para nós, até mais importante do que o tato? Porque se não desenvolvemos a capacidade de perceber energia vital em nós mesmos, nunca teremos clareza em relação à percepção da energia de outra pessoa. É impossível, porque nosso corpo é o pedaço da natureza que está mais próximo de nossa perceptividade.

Então nosso corpo é, necessariamente, a ponte que utilizamos para chegar ao outro. E o trabalho de tao shiatsu, no seu potencial máximo, se caracteriza pelo fato de o praticante *estar* com seu paciente tão intensamente, e tocá-lo com tanta sensibilidade, que o praticante sente o corpo do outro como se fosse o seu próprio. Ele sente o outro em si mesmo. Por isso sabe precisamente o que tem que fazer, e realiza um trabalho de total sincronia, de total empatia com a pessoa que está sendo tocada. Assim, e só assim, a pressão que ele aplica em sua prática é precisa: nem de mais, nem de menos — na proporção exata.

Muitos de meus alunos gostariam que existisse uma orientação segura sobre a quantidade de pressão a ser aplicada em cada ponto de energia do corpo humano. Isso é simplesmente impossível — ela é sempre variável. O que o outro está sentindo é que vai determinar a quantidade de pressão em cada ponto.

Então nossa capacidade de sentir o outro, de perceber o outro, precisa ser extremamente desenvolvida, para que nosso trabalho de tao shiatsu seja realmente profundo, consistente. Nada substitui a sensibilidade no nosso trabalho. *Sem sensibilidade, tudo o que se faz dentro do shiatsu, dentro do tao shiatsu, é errado.* Cada pressão é uma pressão errada.

Temos de começar por onde estamos — não há outra saída. Temos de desenvolver nossa sensibilidade energética a partir da nossa pouca sensibilidade. Não podemos começar de onde não nos encontramos. Toda jornada se inicia com um primeiro passo. E o próprio caminho, o próprio trabalho de desenvolvimento da percepção energética é um trabalho extremamente prazeroso.

Na perspectiva do tao shiatsu, devemos deixar um pouco de lado essa preocupação com cura, com desequilíbrio energético e tentar desenvolver nossa sensibilidade energética — nossa capacidade de sentir a energia vital humana. É como na apreciação de música clássica. O prazer de se ouvir música clássica é algo que se desenvolve. Uma pessoa que ouviu poucas vezes música clássica, quando a ouve não ouve de fato. Sua capacidade de percepção é limitada. Pensa que ouviu, mas não ouviu. Não gostou — mas também não ouviu.

Todo apreciador de música clássica sabe disso. É necessário convivência, porque as sutilezas é que vão ser importantes. No diagnóstico energético ocorre a mesma coisa: é a percepção das sutilezas que vai ser ser significativa. Então, em primeiro lugar, precisamos ter a capacidade de perceber a energia vital do corpo humano. Só depois podemos realmente cogitar de uma leitura refinada dessa energia.

Rio, 19/10/88

ESSE TAL DE EGO

"Há um início. Há um ainda não-início a se tornar início. Há um ainda não-início a se tornar um ainda não-início a se tornar início. Há existência. Há não-existência. Há um ainda não-início a se tornar uma não-existência. Há um ainda não-início a se tornar um ainda não-início a se tornar uma não-existência. De repente, há existência e não-existência. Mas entre essa existência e essa não-existência, não sei de fato o que é existência e o que é não-existência. Ora, eu acabei de dizer algo. Mas não sei se o que eu disse de fato disse algo, ou se não disse nada." — CHUANG TZU (59)

"Uma rosa é uma rosa é uma rosa" — GERTRUDE STEIN

Existe muita confusão a respeito do que seja o ego simplesmente porque, em geral, não percebemos nosso ego claramente. O ego existe em nós como uma força nebulosa, indeterminada mas determinante em nossa forma de nos comportar e perceber a vida.

O ego existe no nível mental — é, portanto, um processo. A mente é um processo, mas normalmente a consideramos algo sólido, com substância, uma espécie de entidade. Só com uma obervação muito atenta, cuidadosa, é que vamos perceber que dentro de nós não existe nenhuma "entidade" mente — o que vamos encontrar é uma corrente contínua de pensamentos. Como essa corrente é praticamente ininterrupta, temos a impressão que a mente é algo sólido, quase palpável. O que chamamos mente é uma função do sistema nervoso central: como temos um processo de respiração, um processo de circulação, temos um processo de "pensação".

Cada palavra, cada imagem que formulamos interiormente é um pensamento. Acordados, nossos pensamentos se encadeiam de uma forma aparentemente mais lógica; durante o sono, de uma forma menos lógica — mas o fluxo de pensamentos é praticamente incessante. O que chamamos de "nossa" mente são nossos padrões mentais — a maneira como nossos pensamentos se repetem ciclicamente. Nós nos identificamos com nossos padrões, com nossa forma de pensar. E nossos pensamentos, de fato, nem sequer são nossos: não pensamos de determinada maneira por livre escolha — nós *aprendemos* a pensar de uma determinada forma. A mente é um produto cultural: tanto assim que ela tem uma nacionalidade, pensa num determinado idioma, funciona dentro da lógica circunstancial de seu tempo-espaço.

É claro que o potencial das faculdades mentais, a capacidade de raciocínio, varia de pessoa para pessoa. Mas, normalmente, não percebemos que nossa mente é um instrumento (com maior ou menor capacidade) que temos à nossa disposição: temos um padrão, pensamos num determinado padrão e acreditamos que aquele padrão é a nossa mente. Nos identificamos com certos padrões mentais, e eles nos aprisionam — não sabemos pensar de outra forma.

Se deitamos — para dormir ou não — e relaxamos um pouquinho, o que acontece? Imediatamente nosso mundo vai-se fechando sobre nós mesmos: de repente, não tem mais ruído na rua, não tem mais o corpo, o coração batendo — não tem mais nada —, e começamos a ficar só naquele nosso mundo mental individual, isolado. Esse mundo individual, pessoal, é o que chamamos de ego: ego são os limites mentais que estabelecemos à nossa volta. A ausência de ego é o céu aberto, o infinito — para o zen, a *realidade*.

Estamos tão acostumados à nossa "viagem" mental, pessoal, que normalmente sequer nos apercebemos dela. Mais do que acostumados, estamos *aprisionados* em nossa viagem mental — porque nos é impossível sair dela quando queremos, não há uma porta aberta à nossa disposição. O ego é um espaço fechado, em que estamos encerrados. Tão encerrados que a maioria das pessoas sequer cogita da possibilidade de sair desse espaço fechado. A maioria acha que esse espaço é tudo, que o ego é o limite. Essa é a impressão que muitas pessoas têm, e é uma impressão muito justificável, porque para a vasta maioria das pessoas o ego *é* de fato o limite.

É aí que entra o que chamamos de experiência zen. Todo o trabalho zen se baseia numa única experiência: a de conhecer aquilo que está além do limite. Na concepção zen, a única forma de perceber que existe alguma coisa a mais, além do ego, daquele processo de sonhos/pesadelos que cada um de nós habita — daquela "sala" fechada em que vivemos —, é *saindo disso*. Por um instante que seja.

Se vivemos o tempo todo dentro de uma sala fechada, a noção de espaço aberto é fictícia. No instante em que saímos da sala, o espaço aberto torna-se realidade. Uma experiência é uma experiência — não é necessário uma filosofia para provar algo que experienciamos.

Toda noite, durante o sono, por alguns instantes, a nossa mente pára. São alguns breves instantes — durante as outras partes do sono a mente continua funcionando. Se conseguíssemos viver esse momento de cessação da atividade mental conscientemente, se pudéssemos estar conscientes sem mente, ficaria claro que nós *não* somos a mente. A mente pára um instante, a mente morre um instante — *nós* não morremos. Obviamente, então, nós estaríamos além dessa mente, seríamos além da mente. Essa é exatamente a experiência zen: a experiência de estarmos conscientes e com a mente inativa.

No tao shiatsu, nosso trabalho inicial é perceber com precisão *onde* nós vivemos — o espaço psicológico que habitamos —, perceber com clareza nosso ego, nos tornarmos bem familiarizados com ele. Depois, então, podemos facilmente perceber que existe alguma coisa *além* dessa "sala".

Mas, normalmente, vivemos prisioneiros da nossa sala — nossa sala é nosso mundo. O pensamento "eu" nos dá posse da nossa sala, o nome que nossos pais nos deram é o nome da nossa sala. Porém se tivéssemos nascido em outro país, nossos pensamentos seriam outros, nossa cultura seria outra, nosso nome seria diferente. Não pensaríamos "eu", mas "I", ou "je", ou "Ich", talvez.

Na compreensão do tao shiatsu nós somos algo além da cultura, a cultura é acidental. Uma pessoa nasceu aqui, outra nasceu lá — mas nossa natureza está além disso. Nossa natureza comporta a "sala" e comporta muito mais. A questão não é sairmos da sala, irmos viver o tempo todo em céu aberto. A questão é descobrirmos a porta, para podermos sair, para podermos entrar. Se queremos usar a mente, viajar na mente, viajamos na mente. Se queremos ficar sem mente, ficamos sem mente. Aprender a usar a porta: esse é o sentido da palavra liberdade, dentro do nosso trabalho — sem isso não há liberdade. A capacidade de usar a porta, de entrar e sair do ego livremente: isso é liberdade espiritual, isso é liberdade interior. Essa é a grande conquista, essa é a verdadeira maestria do ser humano: ser mestre de si mesmo, ser mestre da própria mente. Aprender tao shiatsu é, em essência, aprender a usar a porta — aprender a sair do ego.

Sempre que nos apaixonamos e nos envolvemos intensamente com alguém, estamos abrindo mão de nosso ego — pelo menos, de uma parcela dele. Quando nos apaixonamos, deixamos o outro nos penetrar, nos mexer, trazer elementos desconhecidos para nosso mundo, quebrar nossa rotina — nossa rotina emocional, nossa rotina afetiva e nossa rotina de vida física também. Na paixão, nós nos desestruturamos, tudo fica meio diferente — qualquer pessoa que já tenha se apaixonado sabe disso.

Por isso algumas pessoas têm tanto medo de se apaixonar — porque se apaixonar significa abrir mão do controle, do conhecido, da segurança. E se estamos abertos, receptivos, o outro vai ter muito poder sobre nós, e não sabemos o que vai acontecer: o outro pode nos magoar, vamos estar expostos, sem condições de nos defender.

Por essa razão, algumas pessoas nunca se permitem apaixonar-se, e outras pessoas, ao contrário, são viciadas em paixão: porque somente apaixonadas se sentem realmente vivas. Só que não precisamos ficar dependentes da paixão para sentir a vida intensamente. Se observarmos atentamente, vamos perceber que o que a paixão faz é abrir uma brecha no nosso ego. Mas se compreendermos um pouco mais profundamente a natureza do ego, podemos aprender a abrir essas brechas, mesmo sem estarmos apaixonados. Aprender a abrir brechas é o que anteriormente chamei de aprender a "usar a porta".

Para compreendermos de fato o que é o ego precisamos observar nosso processo de "pensação" funcionando. Oportunidades não faltam: ele não pára quase nunca! O que falta é desenvolvermos nossa capacidade de observação. Se não, continuamos racionalizando, teorizando, sempre presos nos mesmos padrões. Podemos pensar sobre não-pensamento, vazio interior, estado meditativo, não-mente — mas o pensamento "não-pensamento" é um pensamento, o pensamento "vazio interior" nos ocupa interiormente, o pensamento "estado meditativo" impossibilita o estado meditativo, o pensamento "não-mente" é um pensamento — e, portanto, mente.

Por isso o tao shiatsu não se interessa por doutrinas, em teorizar — e muito menos em argumentar, defender opiniões. O tao shiatsu não se interessa por opiniões — interessa-se por percepção. Idéias, no tao shiatsu, têm uma única intenção: instigar a vontade de auto-observação, inspirar um pouco de fome de visão, de introvisão.

Se observarmos, vamos perceber quando utilizamos a palavra "eu" no nosso discurso involuntário interno. "Eu" estou lendo, "eu" vou sair, "eu" estou sentindo dor nas costas, "eu" tenho um carro, "eu" isso, "eu" aquilo. A idéia do "eu" é o ego. O pensamento "eu" não sou *eu* — mas, como acreditamos que é, como acreditamos nas palavras, deixamos a limitada idéia de "eu" usurpar a condição do nosso ser, do nosso existir. Pensamos "eu sou isso" — e achamos que de fato somos o que pensamos. É nossa ilusão, é nosso ego.

É observando a mente funcionando que percebemos com clareza quando entra a palavra "eu" — e é quando isso acontece que descobrimos a chave para entender o que é o ego. É observar, pesquisar interiormente e descobrir.

Rio, 31/01/89

TSUBO NÃO É BOTÃO

"As estrelas podem despencar do céu, e as cores desatarem no alto promessas de novas estações — são míopes os olhos meus que assistem a esses fenômenos. Este é o motivo porque vagueio, e apalpo sem reconhecer os objetos que me cercam, como um homem que houvesse perdido a própria sombra." — LÚCIO CARDOSO (5)

Não queremos criar, não buscamos nada de extraordinário com nosso trabalho. Ao contrário: queremos penetrar profundamente o ordinário, aquilo que nos cerca. Perceber como nos sentimos, como reagimos. E, eventualmente, descobrir qual é nossa essência — por trás desse emaranhado de padrões, reações automáticas que muitas vezes não têm nada a ver com o que realmente desejamos, com o que realmente necessitamos, com o que realmente somos.

Não nos interessa modificar nada — interessa ver aquilo que acontece, aquilo que está acontecendo a cada instante: agora, agora, agora, agora... agora. Agora. Sequer pensar sobre o agora — simplesmente perceber o que está acontecendo. Um trabalho de desenvolvimento da nossa capacidade de percepção. Não é um trabalho de concentração — é importante frisar. Não queremos nos concentrar em nada. É um trabalho de expansão: expansão de nossa perceptividade, de nossa *com*-ciência, expansão de nós mesmos.

Neste exato instante, quantas coisas estão acontecendo? O corpo está respirando, a bunda sentada na cadeira, os pés no chão, o processo mental funcionando — idéias, palavras, imagens —, os ruídos lá fora, as nuances das cores, o nosso estado emocional. E vivemos distraídos da vida, de nós mesmos, desligados do que acontece, daquilo que é, sem ir fundo no que está disponível à nossa percepção.

Na perspectiva do tao shiatsu *nós* somos responsáveis pelo que fazemos, pelo que criamos. E só nós podemos dar um passo no sentido de expandir nossa percepção, de nos tornarmos mais atentos ao que criamos. Alguém reclama: meu corpo dói, a posição em que estou é desconfortável — mas o corpo dele é ele mesmo! tem a ver com sua vida, com o jeito que ele é — esse é o corpo que ele está criando, desenvolvendo, alimentando!

Para o nosso trabalho, cada momento é um pretexto, uma oportunidade. Na nossa prática de shiatsu — podemos estar fazendo, podemos estar recebendo, não importa —, cada instante é rico, complexo, infinito, e nossos limites de percepção são demarcados pela nossa capacidade de atenção, de presença. Aprendemos a fazer a técnica, aprendemos também a *receber* — a sentir o outro enquanto ele nos toca. Extinguimos o foco habitual da prática do shiatsu tradicional e de outras técnicas terapêuticas, que é o paciente. No tao shiatsu, a prática em si é vista como uma dança, como um balé: um pode ter papel passivo e outro ativo num determinado momento, mas a percepção, a visão de ambos é igualmente importante. Quem está fazendo, quem está recebendo, tem tanto interesse em sentir o outro quanto a si próprio.

Nosso trabalho no tao shiatsu é voltar e voltar, sempre que nos dermos conta: voltar. Constantemente caímos num estado de desatenção, numa espécie de transe mental, mas se tomamos o gosto por estar presente, por sentir o que está acontecendo, podemos sempre voltar: esse instante, agora, é o instante certo para voltar — é o *único* instante para voltar!

De noite sonhamos — imagens, palavras. De dia sonhamos — palavras, imagens. E tentamos viver através desses sonhos — através dessa nuvem, dessa neblina. Li recentemente em algum lugar: "O homem vive imerso em sua própria sombra, e depois se queixa de escuridão". A sombra é nossa, a névoa é nossa! E qual é o nosso trabalho? Transpor a névoa. Voltar. Para o maxilar que se fecha, se tranca involutariamente; para a respiração; para o que está acontecendo sem nossa ciência, sem nossa atenção. E o resto? O resto é conseqüência. A técnica é conseqüência, saúde é conseqüência, harmonia interior é conseqüência. Esse trabalho de essência acontecendo, o resto se desenvolve maravilhosamente; esse trabalho não acontecendo, nossa prática jamais será de fato tao shiatsu. Estaremos perdendo tempo. Aprendemos a apertar um ponto de energia, um tsubo, de uma forma automática, como se apertássemos um botão — aprendemos a apertar aqui, a esfregar ali, mas falta uma coisa ao nosso trabalho: *nós*. Tem tudo ali, menos nós mesmos — nós estamos em algum outro lugar, distraídos, ausentes, sem intensidade de toque, de presença.

O aspecto fundamental do tao shiatsu é a nossa presença — o resto é decorrência. Através de uma consciência intensa começamos a entender o que estamos fazendo a nós mesmos: onde nos tensionamos, o que estamos prendendo, o que e porque está doendo. E tudo começa a se tornar claro: eu estou prendendo o ombro, eventualmente ele dói. Cerro os maxilares — eventualmente sua musculatura se enrijece. Contraio a testa: rugas se formam. É natural. Quantos anos podemos permanecer contraindo involuntariamente um músculo antes que ele comece a reclamar? Quanto tempo podemos continuar esmagando, contraindo nossa coluna antes que ela comece a doer?

Sem nossa atenção, sem nossa presença, nossa vida corre à deriva. Podemos viver a vida toda ausentes de nós mesmos — mas podemos, então, dizer que estamos de fato vivendo a *nossa* vida?...

EXERCITANDO NOSSOS PODERES SOBRENATURAIS

"A lua brilha em meu corpo, mas meus olhos, cegos, não a podem ver.
A lua existe em mim, e o sol também.
Sem que se bata nele, o tambor da eternidade ressoa dentro de mim; mas meus ouvidos, surdos, não podem ouvi-lo." — KABIR (24)

— Sempre achei que houvesse um nível comum, ordinário e um nível superior. Aí você diz que o trabalho do tao shiatsu se interessa pelo ordinário, que o ordinário é que nos interessa...

Nós nos sentimos ameaçados por aquilo que não controlamos. A prova mais flagrante disso é nossa própria civilização, que é extremamente controladora, padronizadora. De toda a liberdade que é *ser* humano, que seria possível à vida do ser humano, todos os nossos movimentos são restringidos por padrões: padrões de comportamento, pensamento, sentimento. Padrões são nossa defesa — essa vida automática que nos envolve, que envolve todos aqueles que nos cercam. Aquelas ações que as pessoas fazem, que nós fazemos, sem saber bem porque. Aquilo que todo mundo faz e pensa, e que pode ou não ter a ver com a necessidade interior de cada um.

Nós vivemos, talvez, um inferno de vida. Reclamamos da família, da sociedade, que a sociedade é injusta, é neurótica — como se a "sociedade" fosse culpada. A sociedade não é culpada de nada, ela é simplesmente um reflexo. *Nós* somos a sociedade. A mente humana criou a civilização do homem. A sociedade humana reflete a neurose do homem, o profundo estado de divisão em que vivemos, que nos aprisiona e faz com que vivamos uma vida que não tem a ver com o que somos na nossa essência, com aquilo que necessitamos.

Por que falo isso? Porque observo. O que tenho de compreensão da natureza humana é conseqüência da compreensão da minha própria natureza. Aquilo que observo principalmente em mim mesmo. Meus próprios padrões, meus próprios automatismos, minha própria ignorância de como a vida vai se revelando, está se revelando a cada instante.

Revelação, para nós, é fundamental. É parte de nosso trabalho. A palavra "zen" significa abertura para um sinal cósmico, abertura para algo que está além de nós mesmos, abertura para algo que não controlamos — que é maior que a nossa capacidade de controle e manipulação. Esse é o significado da palavra "zen": abertura, vislumbre, *insight*, meditação. E é assim que precisamos funcionar dentro do nosso trabalho, se quisermos chamá-lo de tao shiatsu: abertos, disponíveis para termos *insights*, vislumbres do que está acontecendo, do que somos a cada instante.

Vivemos numa camada móvel que se altera a cada segundo, a cada instante. E nós, em nossa necessidade de segurança, o que fazemos? Acreditamos ser, cada um, uma pessoa. Isso nos acalma, nos tranqüiliza diante de tanta mobilidade. Gostamos de pensar que somos alguma coisa estável, estática, controlada, que tem um nome, uma posição social, que talvez tenha um carro, um apartamento, uma vida, uma mulher, filhos, namorado, namorada. Esse é nosso padrão de olhar a realidade. Tentamos criar uma vida segura simplesmente deixando de ver a insegurança.

Se olharmos visceralmente a realidade, o que é que constatamos? Que não temos nada de fato, que tudo isso a que tanto nos apegamos vamos fatalmente perder um dia — mais cedo ou mais tarde. E que, na realidade, não somos algo estável: somos um processo — estamos nos alterando a cada microinstante. Que a cada instante somos um ser diferente, que nosso corpo que morre não tem nada daquele que nasceu. O processo de transformação é contínuo. A cada instante somos algo novo.

Porque isso nos incomoda tanto? Por que tentamos "amarrar" nossa visão de nós mesmos? Por que essa necessidade de segurança? Porque, se olhamos as coisas do jeito que elas são, de uma maneira crua, vamos perceber que somos estranhos a nós mesmos. E mais: que as pessoas que nos cercam — *todas* as pessoas que nos cercam — são totalmente estranhas a cada instante. Mesmo aquela pessoa que conhecemos ou pensamos que conhecemos há anos, se a olhamos nesse instante, e se nos deixamos penetrar por ela, se deixamos o seu olhar nos penetrar profundamente, vamos sentir que aquela pessoa nos é estranha. E mais, que tudo é estranho: a vida, a luz, os sons, as cores. Que de fato tudo, absolutamente *tudo* é extraordinário.

Então a proposta do tao shiatsu é pararmos de olhar para longe de nós mesmos, pararmos de procurar o extraordinário e nos darmos conta daquilo que está à nossa volta — e no nosso interior. O que nos interessa é nossa realidade bem ordinária: o que é a vida de fato, o que é estar vivo — não o que pensamos sobre a vida, mas a sensação bem concreta, bem "terra" de se estar vivo. O que queremos no tao shiatsu é desmistificar a vida — penetrar além da dimensão de nossas expectativas, de nosso sonho. Descobrir o ordinário.

Trabalhamos num nível tão simples, tão básico, que alguns alunos rejeitam, não compreendem a proposta. Pensam: "Ah, mas é isso, observar atentamente o que está acontecendo?". Mas se não temos consciência do básico, do simples, como ter consciência do sutil, do complexo? Como correr de Fórmula 1 sem saber dirigir um *kart*?

Nos interessamos pelo ordinário porque se olhamos profundamente o ordinário descobrimos que o ordinário *é* o extraordinário, que o ordinário e o extraordinário não são coisas separadas — são a mesma coisa. A questão não é *o que* estamos olhando, mas *como* estamos olhando. Se olhamos o que nos cerca superficialmente, encontramos o ordinário. Se olharmos profundamente, então encontraremos o extraordinário.

Um mesmo fenômeno, um mesmo objeto — pode ser a chuva, uma emoção, uma maçã, um chinelo velho — pode ser visto de uma forma ordinária ou extraordinária. Quando fazia faculdade de artes plásticas nos EUA tive um professor chamado Larry Gray. Logo que iniciei seu curso — ele era professor de desenho — tivemos um *assignment*: tínhamos de desenhar um objeto qualquer. Então surgiu a pergunta: "O que devemos desenhar, o que é um bom objeto, o que seria alguma coisa interessante para ser representada em desenho?". Sua resposta foi exatamente essa: "Não interessa *o que* vocês vão desenhar, interessa *como* vocês vão desenhar". E citou o exemplo de uma pintura do Van Gogh: uma cadeira rústica e um chinelo velho — mas representados com a magia que Van Gogh percebia nesses objetos.

Um simples objeto está repleto de magia, de mistério. A luz, para a maioria dos mortais, é um fenômeno corriqueiro, banal. Para um fotógrafo, um artista plástico, a luz é totalmente mágica. Para uma pessoa realmente sensível, a luz é um fenômeno cósmico totalmente extraordinário — tantas sutilezas, tantas nuances! Mas normalmente projetamos mediocridade no que nos cerca, e continuamos buscando o mágico, o extraordinário em algum lugar longínquo, distante — em alguma fantasia estúpida.

Conta-se que, certa manhã, ao acordar, o mestre zen Daie chamou um de seus alunos e disse-lhe: "Vamos exercitar nossos poderes sobrenaturais". O aluno, sem dizer uma palavra, saiu e voltou trazendo uma bacia com água e uma toalha. Daie lavou as mãos e o rosto e enxugou-se. Depois sentou-se com o aluno e puseram-se a conversar sobre assuntos variados.

Pouco depois surge outro aluno e Daie, dizendo que exercitavam seus poderes sobrenaturais, convidou-o também a participar. O discípulo sai e retorna trazendo uma bandeja com chá e biscoitinhos. Daie, impressionado, exclamou: "Estou muito feliz! Na verdade vocês superam o próprio Buda em seus poderes sobrenaturais!!"

É também famosa a história do mestre Banquei. Uma vez foi abordado por um monge de certa seita que alardeava os poderes miraculosos de seu mestre que, postado numa das margens de um rio, era capaz de escrever através do ar nomes santos numa folha de papel suspensa na outra margem por seu assistente. Banquei replicou: "Talvez sua raposa seja capaz de fazer esse truque, mas isso não me impressiona. Meu milagre é comer quando tenho fome, e beber quando tenho sede".

No tao shiatsu não buscamos o extraordinário — trabalhamos para desenvolver nossa sensibilidade, nossa perceptividade. Tateamos o básico, aquilo que é banal, ordinário — mas procurando uma visão profunda daquilo que chamamos de banal, ordinário.

Sem sensibilidade, a vida pode nos parecer monótona, burocrática, banal. Com sensibilidade, ela se torna lisérgica.

AMO PORQUE AMO
(OU ADMIRAR AS QUALIDADES, AMAR AS FRAQUEZAS)

"Porque eu fazia do amor um cálculo matemático errado: pensava que, somando as compreensões, eu amava. Não sabia que, somando as incompreensões, é que se ama verdadeiramente."
— CLARICE LISPECTOR (31)

Dizem que na China antiga viveu um certo imperador muito poderoso. Esse imperador tinha muitos servos, mas, entre eles, um era seu servo pessoal, de inteira confiança, quase uma sombra do monarca. O imperador viveu até idade avançada, sempre com o servo junto a si, mas durante todos esses anos de convivência nunca ouviram o imperador dizer ao servo o que fazer — uma vez que fosse! Tudo o que ele dizia era: "Isso!", ou, no máximo: "Faça isso!" — sem qualquer gesto esclarecedor, sem sequer olhar para o servo. "Isso!", ordenava o rei, e a comida era imediatamente servida; "Isso!", e os ministros de Estado eram chamados à sua presença; "Isso!", e o cavalo real era selado; "Isso", e água era derramada na pia para o imperador lavar suas mãos.

Só uma palavra — "Isso" — e tudo acontecia. Como podia ser? Devido à intuição do servo — sua intuição era tão desenvolvida que ele não se perdia na confusão mental, não se deixava levar por dúvidas e indecisões. Sua clareza era absoluta: ele via o que estava acontecendo, qual era a situação e simplesmente agia, fazia o que tinha que ser feito naquele momento.

O processo mental é, por natureza, confuso, indireto — sua função é duvidar, ponderar, analisar os diversos caminhos, as diferentes possibilidades, as diferentes razões que temos para agir de uma forma ou de outra. A mente usa a memória do passado para projetar o futuro — as possibilidades do futuro —, e tenta determinar, controlar os acontecimentos futuros de acordo com seus interesses, com sua compreensão do que é desejável e do que é indesejável. A mente funciona pela dúvida, e quanto mais desenvolvida for, mais cética será — uma mente crédula, cega, fanática é uma mente pouco desenvolvida.

Já a intuição é um fenômeno totalmente à parte. A intuição não crê ou descrê: a intuição *sabe* — é clara, segura. A mente pondera para depois chegar a uma conclusão — a intuição conclui imediatamente. Depois podemos até analisar, ponderar as razões que nos levaram àquela conclusão, mas, se intuímos alguma coisa, a conclusão estava lá em primeiro lugar. Decidimos antes, depois vamos entender as razões da nossa decisão.

Na intuição, como no amor, precisamos ouvir a voz do nosso coração, pois quando de fato amamos alguém, amamos sem razões. O amor está, necessariamente, além da razão, da lógica. Se temos razões para amar, então não é amor — é interesse. O amor vem primeiro — podemos até analisar os motivos que nos fazem amar determinada pessoa, mas esses motivos são secundários, irrelevantes. A razão do amor é o amor: "Amo porque amo", diz quem verdadeiramente ama. Aliás, pela lógica, nunca temos nenhuma razão para amar: só perdemos com o amor — nos abrimos para o outro, mostramos nossas fraquezas, queremos compartilhar tudo o que temos, etc. Nosso ego, nossos interesses, então, já não ocupam mais o centro de nossa vida. O amor verdadeiro não tem motivos — não pode ter motivos. O amor ama as virtudes, ama as fraquezas — principalmente as fraquezas. Quando admiramos alguém, o admiramos por suas qualidades, suas virtudes; mas quando amamos, amamos a pessoa na sua fraqueza, na sua fragilidade, na sua humanidade, na sua mortalidade. Admiramos as qualidades, amamos as fraquezas. Ninguém ama um super-homem — um super-homem é admirado, invejado, mas não amado. Amamos um *ser humano*.

É impossível amar através da razão, é impossível intuir através da razão — o amor, a intuição estão além da razão, da lógica, da mente. *Nós* somos além do processo pensante, mas nos identificamos tanto com ele, que não conseguimos perceber outra realidade. Todo ser está necessariamente além da mente, porque a mente é uma parte do ser — e a parte não pode ser maior que o todo.

Na prática de tao shiatsu, nas aulas, precisamos funcionar através da intuição — a intuição é insubstituível. É através da intuição que nos harmonizamos com as pessoas, com o ambiente. Harmonizar não é concordar com as idéias do outro — harmonia é um fenômeno que se dá sem palavras, num nível além das palavras, além da mente. E o tao shiatsu só se realiza, só acontece de fato quando nos harmonizamos com os outros, quando nos comunicamos sem palavras — no nosso trabalho, quanto menos palavras, melhor.

O tao shiatsu funciona através da intuição — por isso não pode ser ensinado diretamente, só pode ser *apreendido* intuitivamente. E o que temos que fazer para desenvolver esse tipo de comunicação sem palavras? Necessitamos estar ligados, atentos ao que é, ao que está acontecendo. Como ler a mente do outro? Estando com a mente tranqüila, calma, vazia. Mantendo vago o espaço normalmente ocupado pela nossa mente: é nesse espaço que vamos captar a mente do outro, o pensamento do outro — e aí tudo funciona harmoniosamente, tudo dá certo.

O tao shiatsu tem um significado além do óbvio, além do aparente — e a descoberta desse significado é a descoberta da nossa própria natureza, e da natureza da nossa própria mente. Porque esse significado só é alcançado através da nossa clareza interior. Então o tao shiatsu é uma técnica, um método para nos ajudar a estar claros, a ver com clareza. No momento do tao shiatsu temos de estar ali presentes, participando, atentos — temos que estar ali vazios. Senão, perdemos o passo da dança, o momento passa e não fazemos o que era para ser feito. É uma oportunidade, uma oportunidade onde o outro, onde o grupo está alimentando nossa perceptividade, nossa atenção, nossa presença.

Rio, 4/11/88

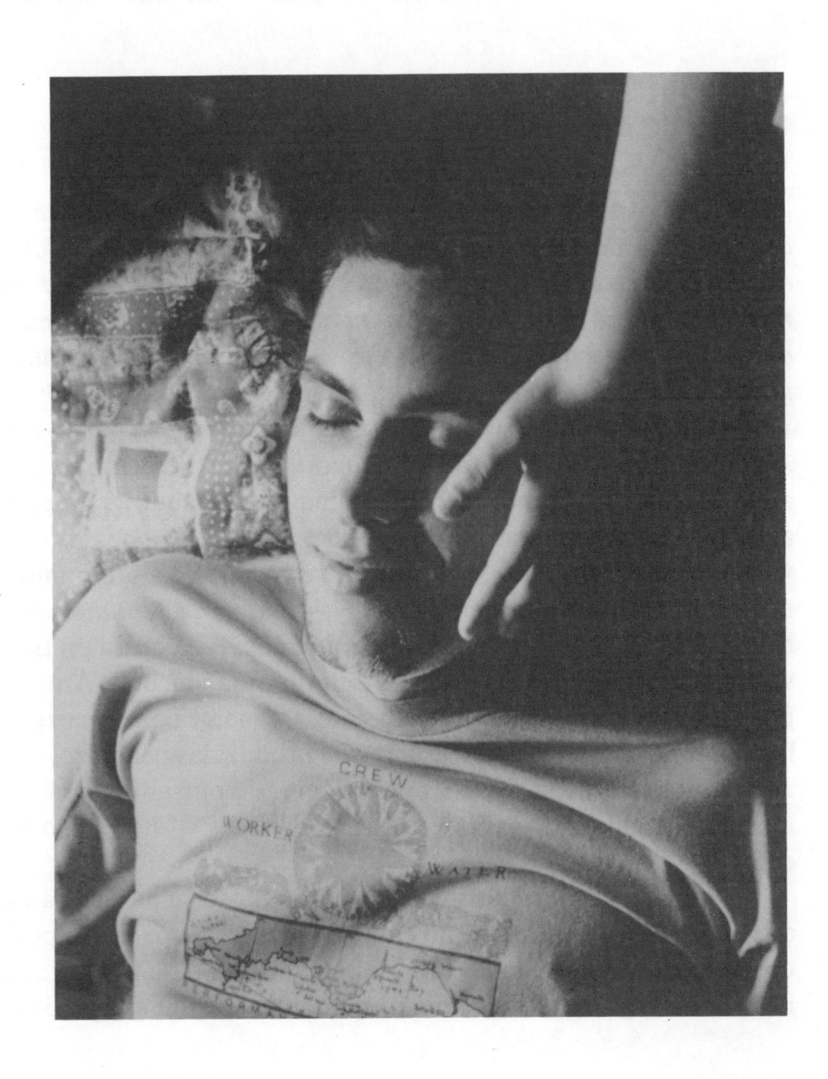

PERGUNTAS, PERGUNTAS...

"Parecia diferente e novo para mim que eu pudesse 'melhorar minha postura' sem contrair e retesar meus músculos, mas, ao contrário, soltando e relaxando aqueles músculos que me faziam manter posturas incorretas." — ELEANOR ROSENTHAL (45)

— Mário, no exercício que fizemos agora há pouco, com os olhos fechados, uma coisa me chamou muito a atenção: a força da gravidade. Foi o que mais senti: a percepção muito clara da força da gravidade. Comecei a pesar no chão de uma tal maneira, a me sentir tão pesada que a sola do meu pé começou a queimar, a formigar. E olha que sou uma pessoa magra... mas fiquei impressionada com essa sensação tão forte.

Tudo isso é muito significativo, muito importante para o nosso trabalho. A gravidade está atuando sobre nós agora, nesse momento — a gravidade está atuando sobre nós continuamente. Uma massa muito grande, um globão — a Terra — atraindo essas partículas de massa que são nossos corpos. E a gravidade é uma força forte, só que normalmente nós a ignoramos. Intelectualmente, é claro, sabemos que ela existe — mas não a *sentimos*, não nos apercebemos dela atuando continuamente sobre nós. E na nossa prática de tao shiatsu a percepção da gravidade vai ser sempre fundamental. Atuamos através de pressões executadas em determinadas áreas, canais e pontos energéticos do corpo humano. Só que essas pressões não são produzidas pela *força muscular*: utilizamos precisamente a *força da gravidade*. Em outras palavras: não tensionamos nossos músculos para executar as pressões — usamos o peso do nosso corpo.

Trabalhar com o tao shiatsu, então, vai ser uma questão de percepção da gravidade e de utilização do equilíbrio do corpo para que possamos executar pressões de intensidade controlada nas áreas desejadas. Vamos assim trabalhar com a gravidade através do equilíbrio. Força muscular é totalmente desnecessária. Equilíbrio é fundamental. E esse uso do equilíbrio se dá de forma muito sutil, muito delicada.

Vocês vão poder observar que na nossa prática de shiatsu jogamos constantemente nosso corpo para frente e para trás, produzindo um suave balanço de corpo. É exatamente este balanço que desencadeia o trabalho, que produz as pressões. Eu poderia dizer uma coisa curiosa: numa nave espacial, num local onde não houvesse gravidade, não poderíamos praticar o tao shiatsu. O tao shiatsu utiliza a gravidade, necessita dela.

A gravidade é fundamental para a vida, a gravidade torna possível a vida humana — nos permite andar, fazer coisas, viver. Comumente pensamos na gravidade como uma inimiga, como algo que nos aprisiona ao chão, que nos faz sentir pesados. Mas a gravidade não tem culpa de nada. Ela pode ser uma amiga ou uma inimiga — depende de nós. A gravidade é a mesma para todos — mas a relação com a gravidade é individual. Ela se torna uma aliada quando estamos conscientes dela e, conscientemente, a usamos para nos movimentar, para existir. Aí então passamos a brincar com ela, e nosso corpo se torna mais leve e nossos movimentos mais graciosos, harmoniosos. Ou ela pode ser uma inimiga — quando tentamos ignorá-la, quando inconscientemente tentamos opor resistência à sua força. Aí então, ela é uma inimiga imbatível, que nos achata, nos esmaga contra o solo, que faz nosso corpo se sentir dolorido — pelo esforço de resistência — e nossa mente, miserável.

Normalmente pensamos que "boa postura" é conseqüência da contração de certos grupos musculares do corpo. Mas, de fato, uma postura natural implica em expansão corporal, em alongamento — ela é fruto da *ausência de nossas contrações musculares crônicas e desnecessárias*, e não da criação de novas tensões musculares para contrabalançar as já existentes. A postura verdadeiramente boa é negativa: é *ausência* de tensões. Não é conseqüência de uma forma mais eficiente de se lutar *contra* a gravidade, mas de uma forma mais sensível de se relacionar *com* a gravidade.

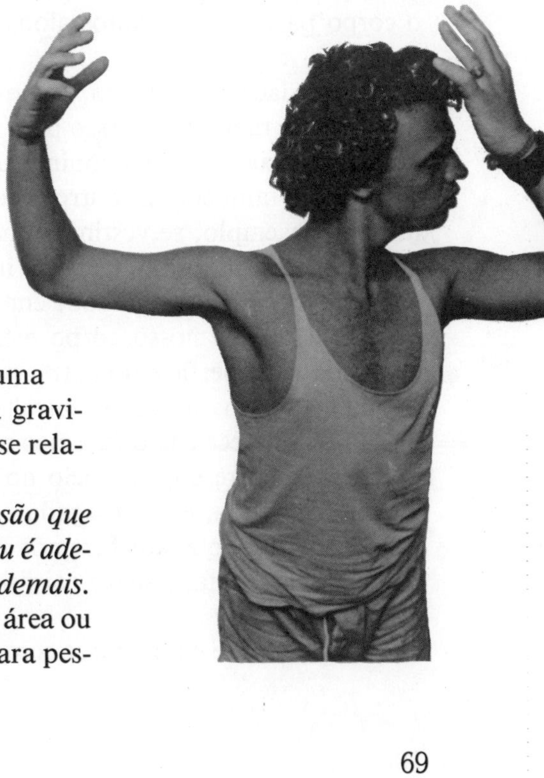

— *Não tenho a menor idéia se a pressão que estou exercendo na minha prática de shiatsu é adequada — se não está sendo forte ou fraca demais.*

A pressão adequada para uma mesma área ou ponto do corpo humano varia de pessoa para pessoa — e, numa mesma pessoa, varia de momento para momento. Temos então indicações gerais com relação à intensidade das pressões, mas não temos fórmulas absolutas — a única fórmula é a sensibilidade.

Por isso, no tao shiatsu, trabalhamos tanto para desenvolver nossa sensibilidade: queremos, ao tocar outra pessoa, senti-la profundamente, como se estivéssemos sentindo a nós mesmos. Uma sensibilidade assim tão aguçada pode nos parecer algo extraordinário — por não ser nossa realidade, por não ser o que estamos vivendo nesse momento. Mas a partir do momento que passa a acontecer, se torna algo muito banal, a coisa mais natural do mundo.

É verdade que estamos tentando desenvolver uma linguagem estritamente não verbal — a linguagem do toque. Não falar, para algumas pessoas, é muito difícil — falar é, de uma certa forma, uma maneira que temos de escapar de nós mesmos, das nossas próprias sensações. Mas, se durante nossa prática a palavra tem um espaço muito reduzido, é importante que depois da prática troquemos impressões com nosso parceiro. Esse *feed-back* é útil no início do nosso aprendizado, para podermos verificar se o que sentimos durante nossa prática se harmoniza com o sentimento do outro.

— *Mário, na primeira aula você nos disse que era importante utilizarmos roupas confortáveis nas aulas. Trouxe uma roupa que me parecia confortável, mas, no meio do relaxamento, a calça que antes me parecia folgada começou a apertar. Será que eu cresci durante a aula?*

É muito importante estarmos em aula com roupas confortáveis, que não interfiram na livre movimentação do corpo. Afinal de contas, nós aqui trabalhamos com alongamentos e, se estivermos com roupa justa, ao dobrarmos o corpo para frente, vamos alongar o tecido da roupa e não a musculatura do corpo ...

É verdade, no entanto, que quando relaxamos, nosso corpo se expande, aumenta de tamanho, cresce para cima e para os lados. De fato, para o tao shiatsu, relaxamento é sinônimo de expansão — relaxamento *é* expansão.

Existe também um outro mecanismo envolvido nessa situação. De manhã, por exemplo, se vestimos uma roupa justa, o que acontece? Podemos nos sentir apertados no primeiro instante, mas depois nos habituamos e perdemos uma certa sensibilidade em relação a essa roupa — a sensibilidade que nos indicava que nosso corpo estava apertado. Essa informação de aperto é colhida na superfície do corpo pelos receptores nervosos sensitivos e transmitida ao sistema nervoso central. Depois de alguns instantes, como a informação permanece e não fazemos nada a respeito (não tiramos a roupa), simplesmente ocorre um bloqueio no sistema nervoso. Aquela informação não é mais registrada, ela é apagada — mas nós continuamos apertados. O que acontece é que, quando fazemos um trabalho de relaxamento, podemos repentinamente voltar a sentir coisas sobre nosso corpo que não estávamos mais percebendo.

Então atente para isso: se começamos a relaxar, a respiração vai ficar mais profunda, o abdômen vai começar a se mexer e a calça apertada certamente vai interferir.

— Eu tenho uma dúvida. É sobre todos esses exercícios que você dá nas aulas, além da prática de shiatsu em si. É para o desenvolvimento da sensibilidade? Eu acho alguns desses exercícios meio esquisitos.

Uma outra aluna, então, dá o seguinte depoimento:

— Pois para mim, muitas vezes, esses exercícios são mais fortes e mais importantes que a própria parte de shiatsu. Eu não sei, mas na aula passada eu estava aqui nessa sala cheia de gente, me sentindo um pouco acuada no meio de pessoas que me eram estranhas. Então, no exercício, me deparei com uma pessoa e ela me chamou: "Vamos". Eu nunca tinha visto essa pessoa na vida, mas tive um contato superprofundo com ela: quando olhei nos olhos dela senti sua energia, e tive a sensação que passei a conhecê-la muito mais — e na hora da prática de shiatsu pude tocá-la com mais tranqüilidade e profundidade.

Esses exercícios realmente visam nos ajudar a estabelecer um contato com a outra pessoa — a evitar nossa fuga. Porque é muito fácil nos escondermos atrás de uma técnica e tocarmos o outro sem estarmos presentes, sem sentirmos o outro, sem estabelecermos um contato realmente profundo. E no tao shiatsu nos interessa muito a sensibilidade, que nos leva ao contato, ao diálogo sem palavras — ao diálogo energético.

Os exercícios, então, nos ajudam a estabelecer esse diálogo, a sentir a presença do outro, o ser do outro — a permitir também que ele sinta o nosso ser.

Agora, é muito importante que, caso você sinta uma reação negativa ao exercício, caso você se sinta impermeável ao contato, você observe a sua impermeabilidade. Se ela existe, é importante que haja consciência de sua existência. Não estou sugerindo que essa impermeabilidade seja boa ou ruim, seja certa ou errada. Cada um de nós tem o direito de viver numa ilha se quiser: nunca olhar nos olhos de ninguém, nunca de fato tocar ou se sentir tocado pelo outro, não estabelecer nenhuma forma profunda de contato — é um direito que assiste a cada ser humano. Nosso trabalho não implica julgamento em relação ao que somos e como nos sentimos. Mas ele implica assumirmos o que sentimos: "não quero, não me permito entrar em contato com outro ser humano, ou com esse ser humano que está agora na minha frente, ou com a humanidade em geral; quero, mas até certo ponto, dentro de certos limites" — observar o que estiver acontecendo, enfim. A *com*-ciência do que sentimos é uma parte fundamental no nosso trabalho de tao shiatsu. É o primeiro passo para nos tornarmos responsáveis pelo que acontece dentro de nós, e para nos tornarmos criativos interiormente.

— Nós vamos ter condições de aplicar shiatsu nos outros já na turma básica?

Nós aplicamos shiatsu praticamente desde a primeira aula do curso. A única forma de se aprender shiatsu é fazendo shiatsu. Agora, a qualidade de sua prática vai estar diretamente relacionada ao seu aproveitamento interior, ao desenvolvimento de sua perceptividade.

Aprender a técnica, simplesmente, não é muito difícil. Num nível básico, isso pode ser feito em um final de semana. Tem muito curso intensivo de shiatsu. De tao shiatsu, não é possível. Porque podemos aprender uma técnica em algumas horas, em alguns dias. Agora, desenvolvimento da perceptividade exige maturação. Uma pessoa pode aprender uma técnica de shiatsu num final de semana. Mas quando ela for aplicar aquele shiatsu ela vai levar o quê para a prática dela? O que ela é — a sua harmonia/desarmonia interna. E a forma de nos tornarmos cientes do que somos é através de uma introcepção aguçada, atenta.

E quando nos tornamos mais sensíveis aprendemos a observar, a reconhecer as pessoas. Então, pode aparecer uma pessoa treinada no exterior — no Japão, nos EUA. Se olho para ela e a vejo confusa interiormente, não vou deixar que toque em mim. É um parâmetro meu. Não preciso do peso daquela pessoa. Ela pode ser tecnicamente muito desenvolvida — mas sua técnica é vazia. Vazia, não: é carregada da poluição interior daquela pessoa.

Agora, uma pessoa pode ser iniciante — se ela for atenta, sensível, se aprender esse processo de percepção/equilíbrio interior com facilidade, não tenho o menor temor de entregar meu corpo ao toque dessa pessoa. Mesmo que ela não tenha um grande currículo.

Então vamos aprender a técnica, mas é preciso lembrar de que a técnica *não é* nosso objetivo. O objetivo é *você*, o objetivo é *cada um de nós* — e não a técnica. Se você quiser ficar só com a técnica e esquecer de si, essa é uma opção sua. Ninguém pode ser forçado a olhar para si mesmo. E a técnica vai estar sendo apresentada. Só que olhando só para a técnica você estará usando o tao shiatsu no seu potencial mínimo. Você estará usando 0,1% daquilo que poderia estar usando. Mas essa é uma opção possível. Introcepção não pode ser forçada. Crescimento interior é uma conseqüência da introcepção. E crescimento é uma necessidade íntima, pessoal, individual. Sem interesse pessoal, introcepção é impossível, crescimento interior é impossível.

EXPIRAMOS EXPIRANDO

— No seu livro, Zen Shiatsu, você diz que as pressões devem, preferencialmente, acompanhar a exalação da pessoa que está recebendo o shiatsu. É sempre assim, ou só nas pressões nas regiões do tórax e das costas?

Principalmente nas pressões na área do tronco — frente e costas. Mas, de fato, toda pressão acompanha a exalação, de quem está fazendo e de quem está recebendo o shiatsu. Ou melhor: no tao shiatsu, toda pressão *é* uma exalação.

O que é inalar e exalar? Inalar é trazer energia para dentro, é alimentar o organismo, a vida; exalar é deixar a energia fluir para fora, é se esvaziar, se purificar, criar espaço para uma energia nova nos preencher, nos revitalizar. A pessoa que está recebendo o shiatsu, ao exalar se esvazia, relaxa, cria espaço para receber o toque, a energia do outro. O praticante, por sua vez, ao realizar a pressão no instante da exalação está incentivando sua energia vital a fluir para seu paciente através de seu toque, de suas mãos. Por isso, exalamos no momento da pressão — ou pressionamos no momento da exalação.

E a respiração é um processo muito poderoso. No Oriente, dizem que a respiração é a ponte entre a matéria e o espírito. O que torna um ser vivo, o que caracteriza a vida? O processo de pulsação, de sístole e diástole, de contração e expansão, de inalação e exalação. Quando começa a vida independente do organismo humano? Na sua primeira inalação. Essa é a razão da palmada dada no bebê pelo parteiro: forçar o recém-nascido a inalar, forçar sua primeira inalação. Toda vida começa com uma inalação e termina com uma exalação. O famoso suspiro final não é figura de retórica, de liguagem: na verdade, morremos com uma última exalação. É necessariamente assim. Ninguém morre inalando. Morremos na última exalação. Por isso a palavra expirar é sinônimo de morrer: expiramos expirando.

SHIATSU DE COLO: COMO FAZER

Shiatsu é feito através de pressões. Não tem esfregação, beliscão, apertação — a pressão caracteriza a técnica de shiatsu. A própria palavra *atsu* significa "pressão". Num shiatsu de boa qualidade, o praticante trabalha relaxado e equilibrado, e usa o peso do seu corpo para pressionar o do paciente — utilizando, assim, a força da gravidade e não a força gerada pelo tensionamento de seus músculos. *Pressão sem tensão*: esse é o segredo da boa prática de shiatsu.

Sabemos então que shiatsu é feito através de pressões, e que essas pressões são geradas pelo uso da força da gravidade. Agora, o último elemento que vai caracterizar a prática de shiatsu é *onde* essas pressões são realizadas. Naturalmente, essas pressões não são feitas aleatoriamente no corpo do paciente. De fato, as pressões são sempre feitas em determinados pontos, sobre determinadas linhas que concentram energia vital. Esses pontos são chamados *tsubos* e as linhas são os *meridianos de energia.*

Para que uma técnica de terapia corporal seja shiatsu, deve haver: (1) pressão; (2) uso do peso do corpo, e (3) pontos e linhas de energia sobre as quais as pressões são executadas. Sem esses três elementos não existe shiatsu. E qualquer técnica que utilize esses três elementos é shiatsu.

Existem diferentes sistemas de shiatsu, diferentes formas de se praticar shiatsu — mas todos esses sistemas são fundamentalmente a mesma coisa. A única técnica significativamente diferente é o *zen shiatsu*, de Shizuto Masunaga. O zen shiatsu se caracteriza por um recurso técnico que chamamos de "mão mãe". Mão mãe é um elemento *passivo*, que oferece suporte ao corpo do paciente e, ao mesmo tempo, possibilita ao praticante uma percepção mais minuciosa das reações do organismo que está tocando e trabalhando. É interessante observar que, embora chamado normalmente de "mão mãe", o elemento "mãe" não é sempre, necessariamente, uma das mãos do praticante: outras partes do corpo também são utilizadas para desempenhar a função "mãe".

A mão mãe permite ao praticante apoiar e "ler" mais minuciosamente o corpo do paciente. É por isso, inclusive, que a palavra "mãe" é utilizada. O que faz uma mãe de verdade quando seu bebê está chorando? Pega-o no colo para ampará-lo, para lhe dar suporte — e assim proporcionar conforto físico-afetivo — e para que, ao mesmo tempo, ela possa perceber o que vai mal com seu bebê.

Em toda forma de shiatsu vai sempre existir um ponto de contato ativo entre praticante e paciente. O praticante vai necessariamente utilizar uma parte do corpo — polegar, palma da mão, cotovelo, joelho — para exercer as pressões no corpo do paciente. Naturalmente, isso também ocorre no zen shiatsu. Só que, no zen shiatsu, além do elemento ativo também temos um passivo: a mão mãe. Por termos um pólo de contato ativo e um passivo — positivo e negativo —, no zen shiatsu estabelece-se sempre um círculo de troca de energia entre praticante e paciente, com energia vital fluindo do praticante para o paciente, pela mão ativa, e do paciente para o praticante, pela mão passiva. Por isso diz-se que no shiatsu comum trabalha-se com *pontos* de energia — já que só existe elemento de contato ativo —, enquanto no zen shiatsu trabalha-se com *meridianos* de energia, com linhas energéticas inteiras, pois todo o espaço entre os dois elementos de contato (passivo e ativo) é energeticamente ativado.

Uma outra característica do zen shiatsu — ainda conseqüência da utilização do elemento "mãe" — é a maior possibilidade de o praticante realizar um trabalho sensível e preciso, já que ele conta com um recurso extra para melhor percepção das reações do organismo do paciente à sua prática.

Temos então: (1) uma série de sistemas que contêm pressão, (2) uso do peso do corpo, (3) uso do sistema energético do corpo (tsubos, meridianos de energia). A esses sistemas chamo de shiatsu comum, ou tradicional. E temos os sistemas que utilizam o elemento "mãe"(4). Esses são os sistemas que fazem parte da "família" zen shiatsu.

O shiatsu de colo é um desses sistemas que fazem parte da "família". A seqüência apresentada nesse livro baseia-se na técnica que aprendi com Harold Dull, na Califórnia, em 1984, e que ele chama de "tantsu" (*tantric shiatsu*). A seqüência que aprendi se desenvolveu através de inúmeras modificações que foram se sugerindo naturalmente ao longo dos anos de prática individual e de ensino dessa técnica. A seqüência simplificou-se como um todo, e passou a valorizar mais o trabalho de alongamento com pressão simultânea sobre os doze meridianos de energia. Além disso, duas posições inteiramente novas foram incorporadas: a que trabalha os três meridianos da face interna dos braços com a torção lateral do tronco do paciente, e a posição em que o paciente senta de frente no colo do praticante.

O shiatsu de colo é uma técnica de grande suavidade e beleza, e que exige muita sensibilidade e certa flexibilidade (física e psicológica) tanto do praticante quanto do paciente. É, obviamente, uma técnica de grande contato físico, onde o *corpo do praticante desempenha a função mãe!* É uma técnica, portanto, ao mesmo tempo sensual e maternal.

Observe que a suavidade da técnica não compromete em nada a profundidade de seu efeito: ao contrário, intensifica-a. Certa vez, em aula, um aluno disse ter encontrado uma contradição no meu primeiro livro, pois numa certa passagem, escrevi que no zen shiatsu as pressões são "suaves e profundas". Ora, suave não é o contrário de profundo: o contrário de profundo é superficial, e o de suave é violento, duro. De fato, na minha compreensão, só com suavidade alcançamos profundidade. Quando expomos nossa intimidade para outra pessoa? Quando permitimos que o outro nos toque profundamente? Quando abrimos nossa alma e nosso coração para alguém? Quando sentimos confiança, quando nos sentimos amados, aceitos pelo outro. Em qualquer tipo de relação humana, só com amor, suavidade e respeito conseguimos estabelecer um contato verdadeiramente profundo.

Respeito é função de sensibilidade. É muito difícil não respeitar uma pessoa quando conseguimos senti-la, percebê-la profundamente, empaticamente. Por outro lado, é impossível respeitar quem não conseguimos perceber.

Para o tao shiatsu, respeito significa atender as necessidades e não ultrapassar os limites — isto é conseqüência direta da capacidade do praticante de se harmonizar com seu paciente. Na prática terapêutica corporal, ou existe comunhão ou existe agressão.

O shiatsu de colo é uma técnica carinhosa, de toques ao mesmo tempo firmes e suaves. A profundidade do efeito de nosso trabalho não advém da quantidade de força que colocamos em nossas pressões, mas da intensidade de nossa presença durante a prática.

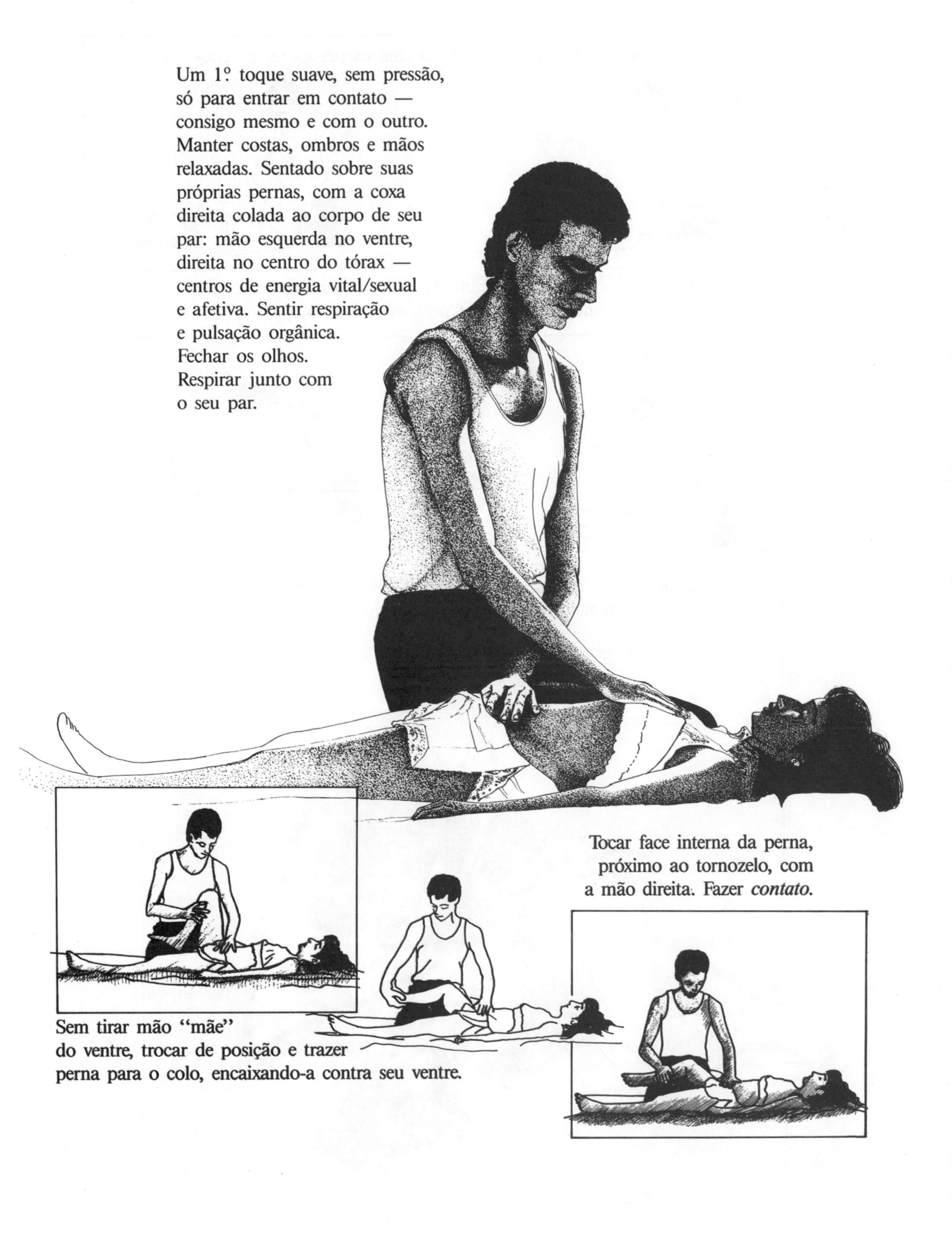

Um 1º toque suave, sem pressão, só para entrar em contato — consigo mesmo e com o outro. Manter costas, ombros e mãos relaxadas. Sentado sobre suas próprias pernas, com a coxa direita colada ao corpo de seu par: mão esquerda no ventre, direita no centro do tórax — centros de energia vital/sexual e afetiva. Sentir respiração e pulsação orgânica. Fechar os olhos. Respirar junto com o seu par.

Tocar face interna da perna, próximo ao tornozelo, com a mão direita. Fazer *contato*.

Sem tirar mão "mãe" do ventre, trocar de posição e trazer perna para o colo, encaixando-a contra seu ventre.

Erguer pernas uma a uma, descansando-as com os pés sobre sua coxa direita.

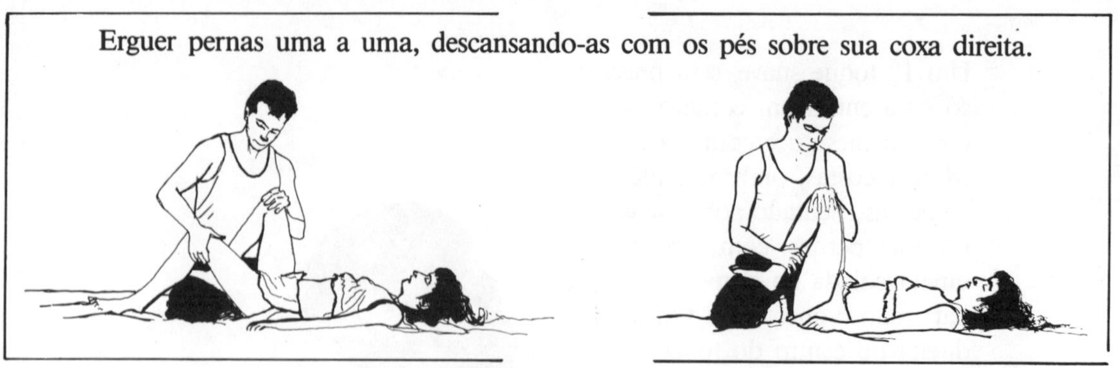

Alongar pernas contra o ventre, e descansá-las para o lado esquerdo, mantendo os ombros de seu par próximos ao chão.

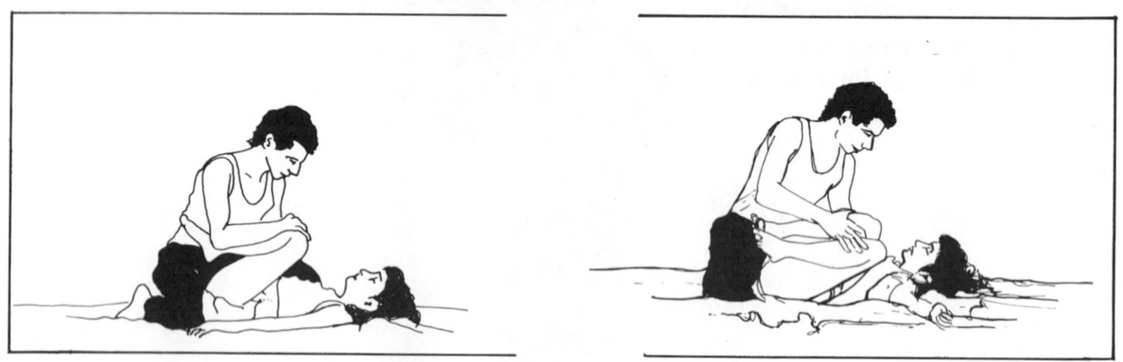

Escorando quadril com seu joelho direito, preparar para trabalhar os meridianos da face interna do braço direito.

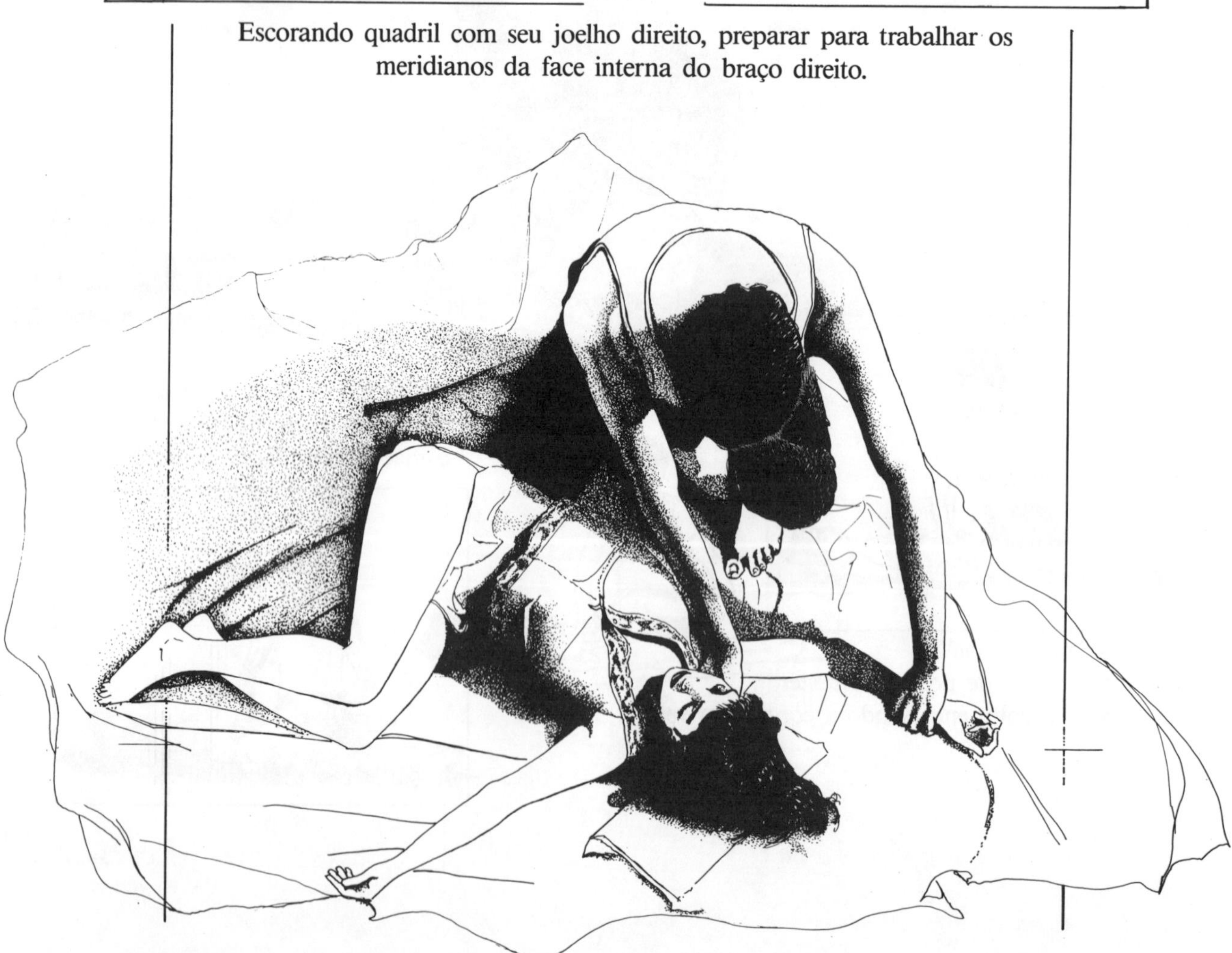

OS 3 MERIDIANOS DOS BRAÇOS

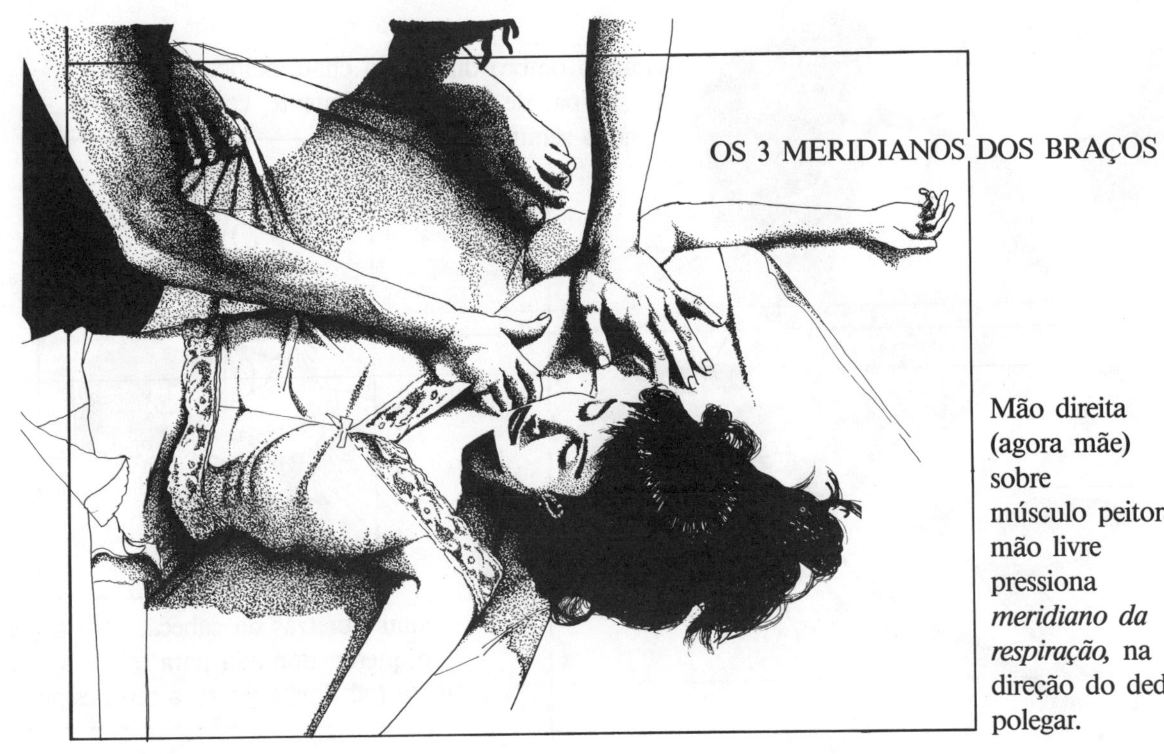

Mão direita (agora mãe) sobre músculo peitoral, mão livre pressiona *meridiano da respiração,* na direção do dedo polegar.

Mão mãe do lado do corpo, mão livre trabalha *meridiano da circulação* — linha média da face interna do braço, na direção do dedo médio:

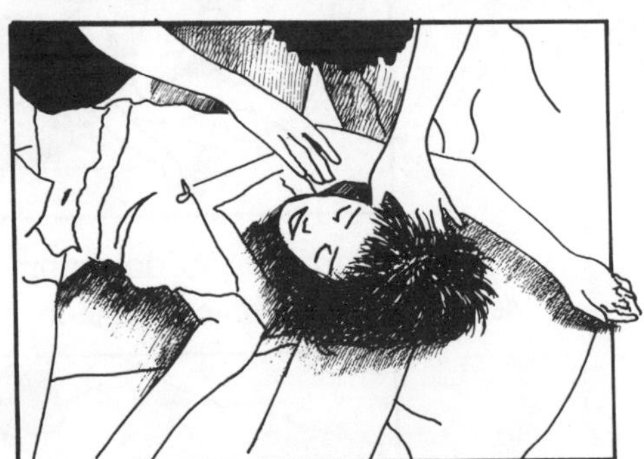

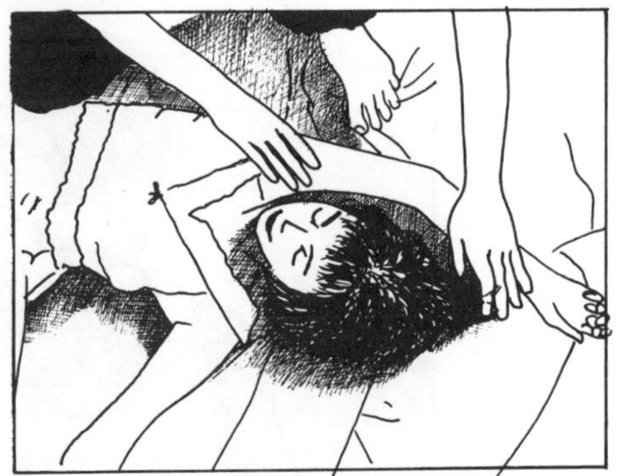

Mão mãe permanece onde está, mão livre pressiona ao longo do *meridiano da integração psíquica* — na direção do dedo mínimo:

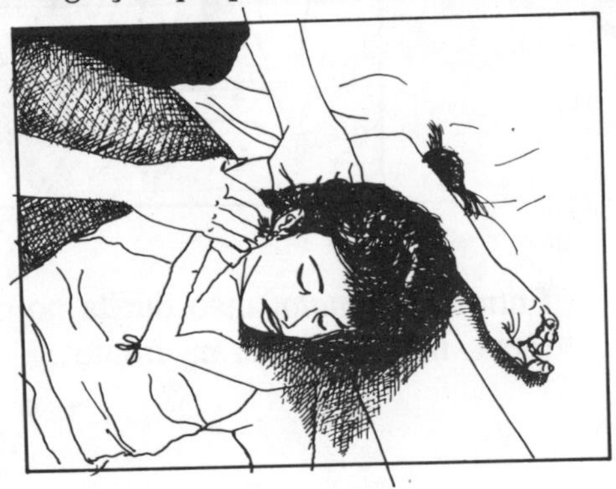

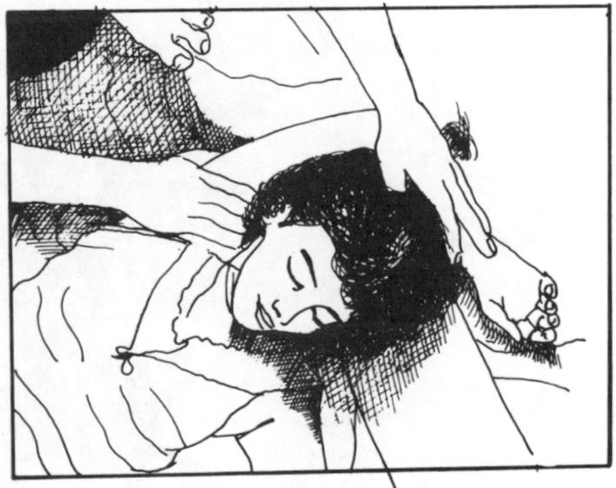

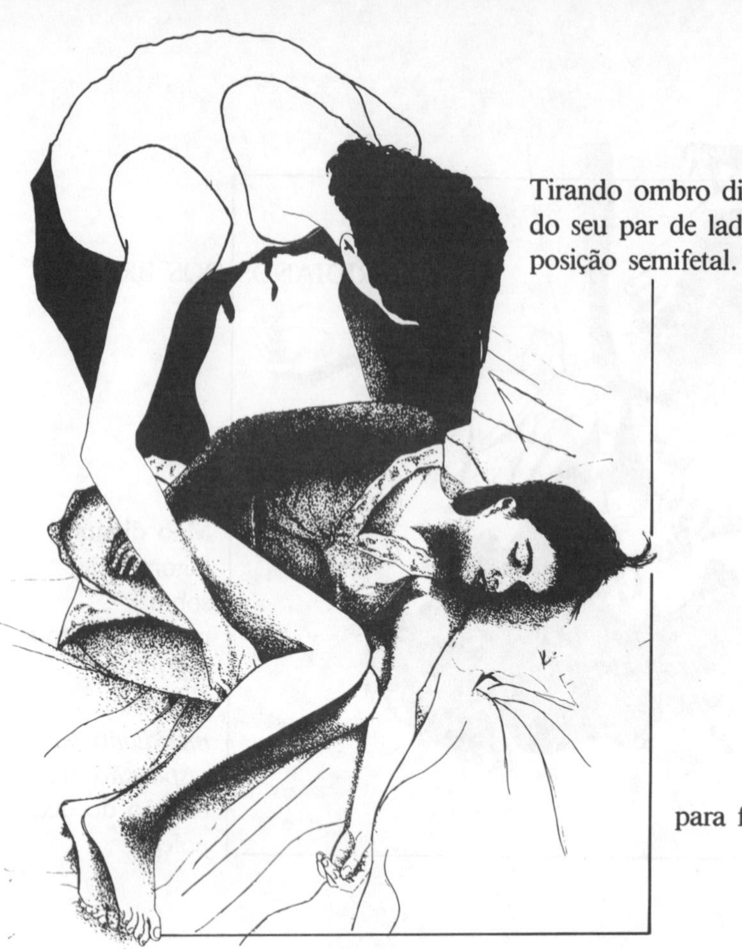

Tirando ombro direito do chão, colocar o corpo do seu par de lado e, suavemente, comprimi-lo na posição semifetal.

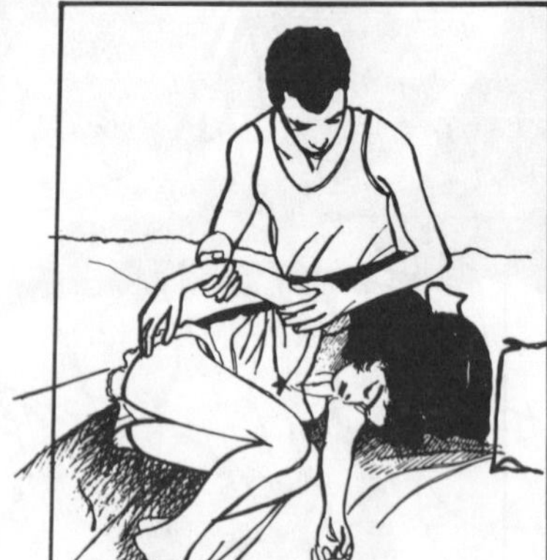

Sentar por trás da cabeça, com a perna esquerda dobrada para trás e a direita para frente (pé direito junto à coxa esquerda).

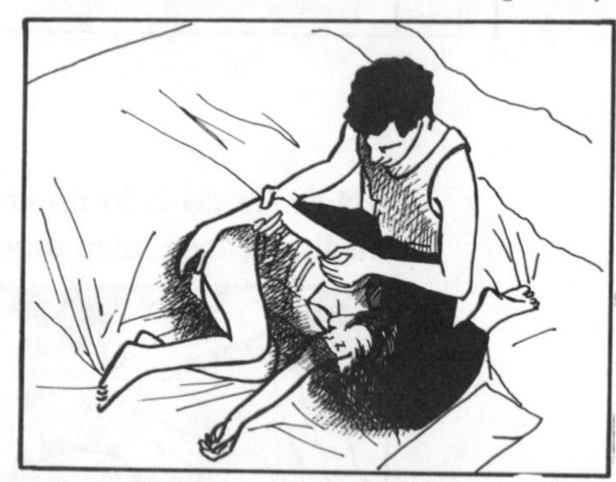

Soltar articulação do ombro esquerdo do seu par e, pelo braço, puxá-lo para seu colo.

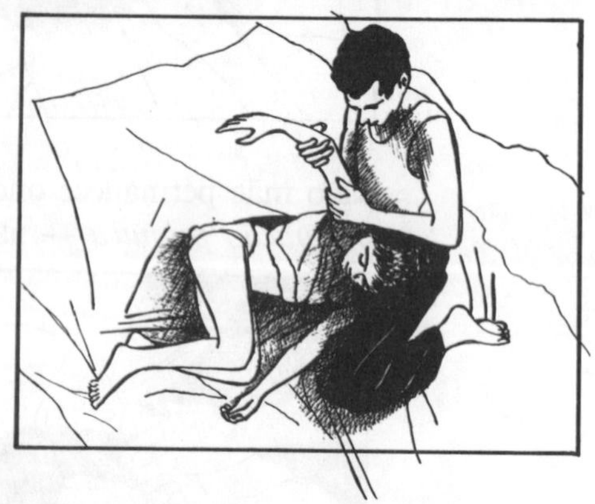

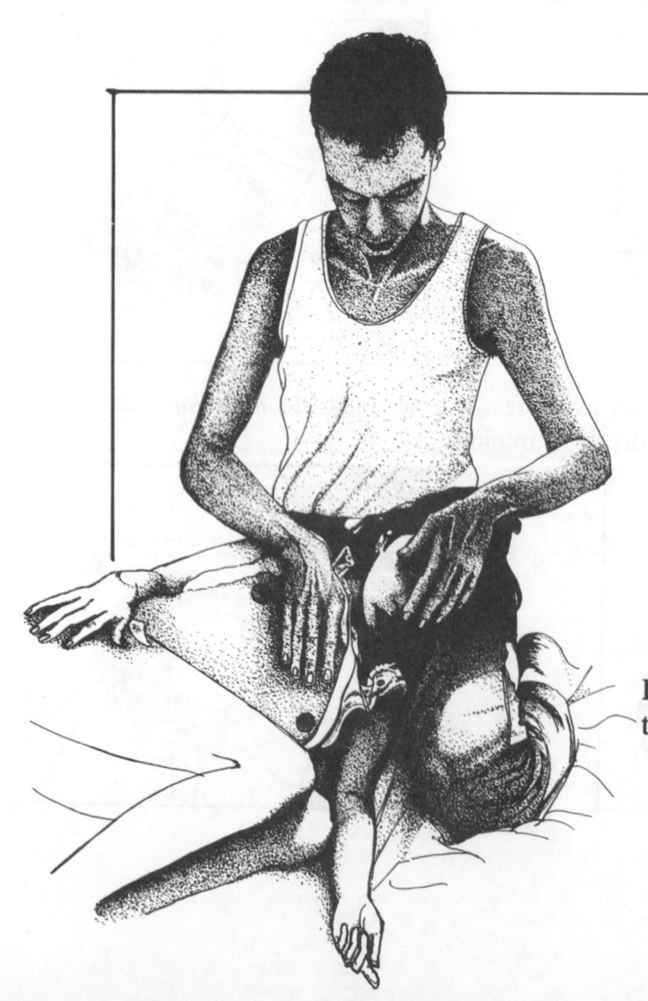

Entre em *contato*: mão direita no centro do tórax, mão esquerda na fronte...

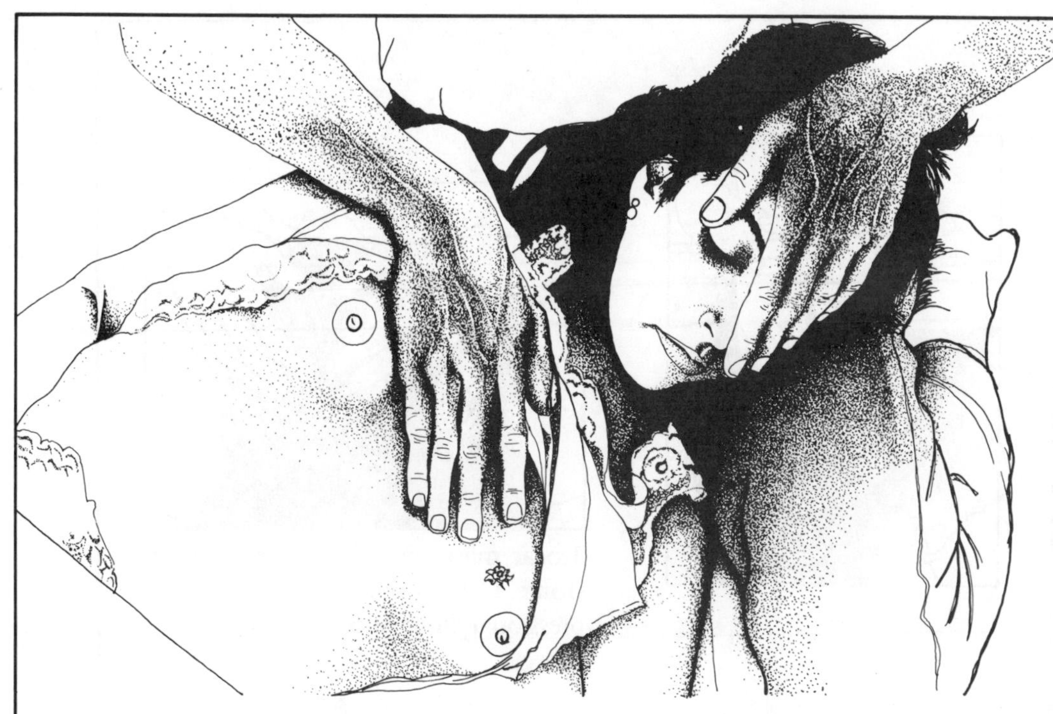

... mantendo o corpo do seu par em contato com o séu ventre.

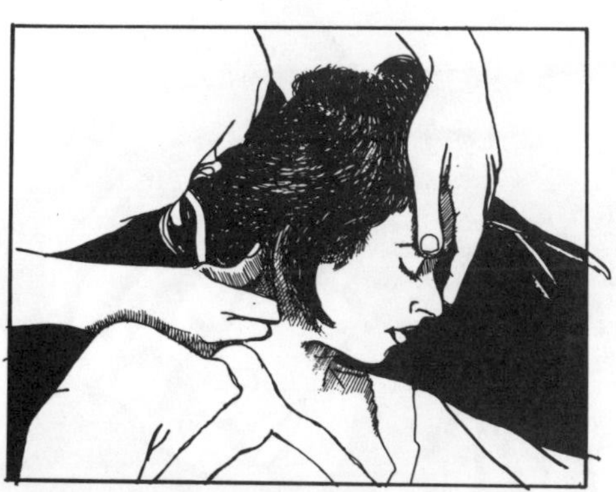

Mantendo mão esquerda (mãe) na fronte, pressionar/tocar suavemente os tsubos da borda inferior do osso occipital...

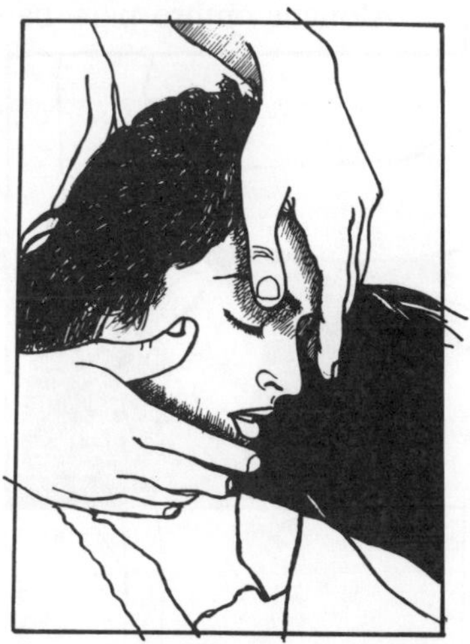

da articulação dos maxilares (com o tênar da mão direita)...

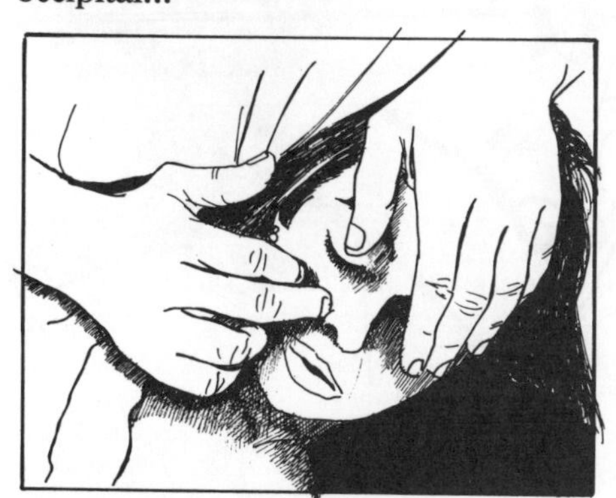

ao lado da narina direita...

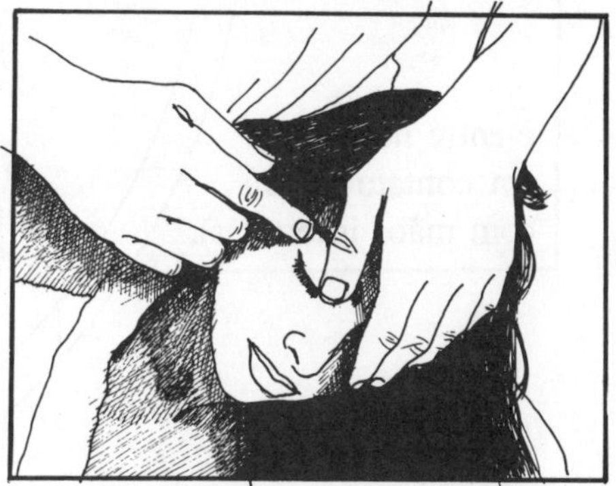

no canto externo da sobrancelha e...

... na têmpora direita.

Trocar mão mãe: direita vem para a fronte. Com o polegar esquerdo pressionar linha média do topo da cabeça.

Alongue ombro para baixo...

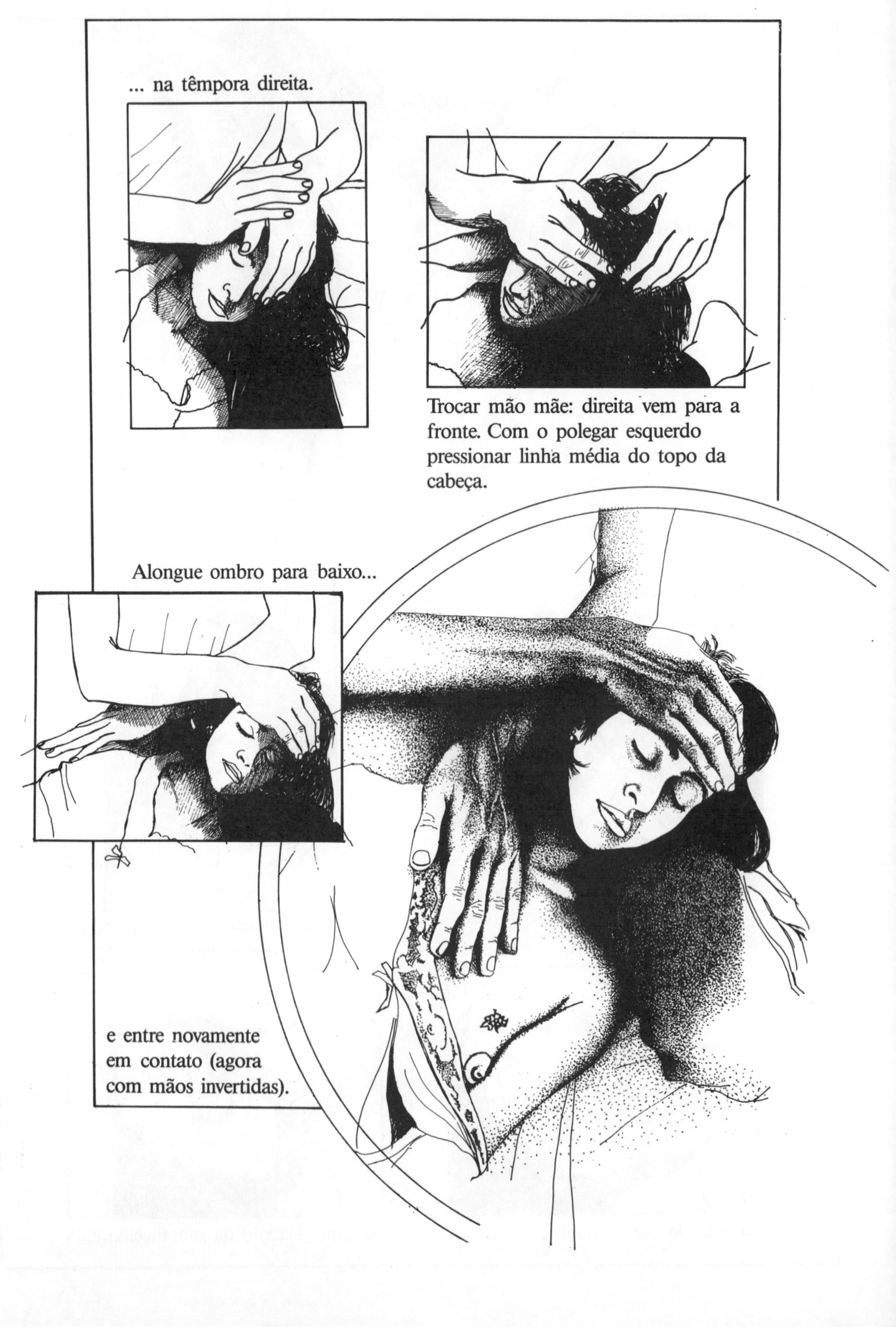

e entre novamente em contato (agora com mãos invertidas).

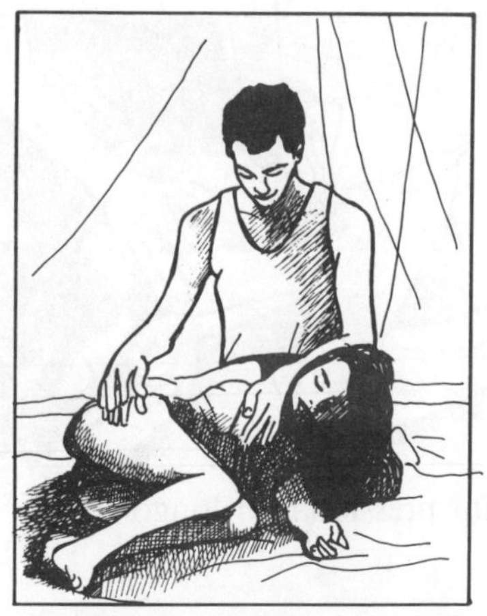
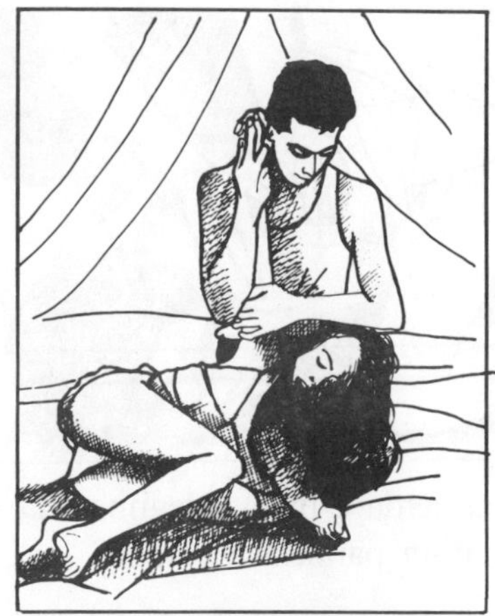

Contato, com sua mão direita sobre costas da mão do seu par...
e alongue braço para cima.

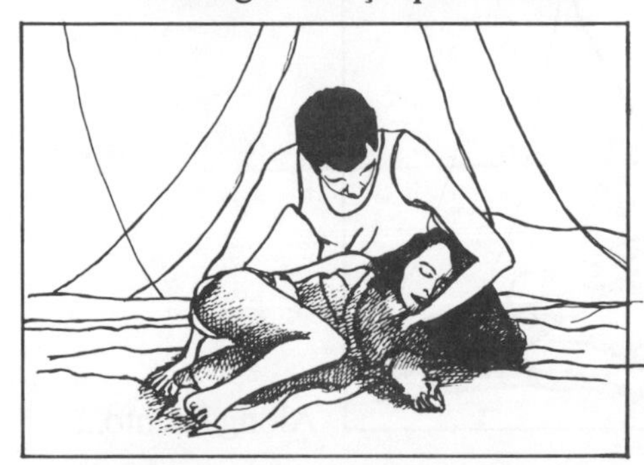
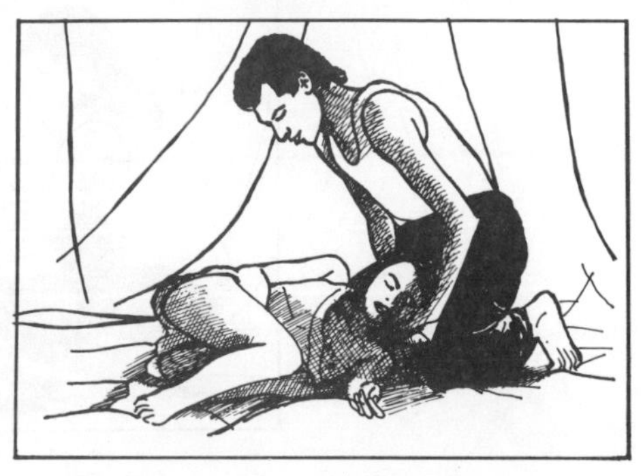

Suavemente retirar colo, descansando a cabeça do seu par sobre pequeno travesseiro.

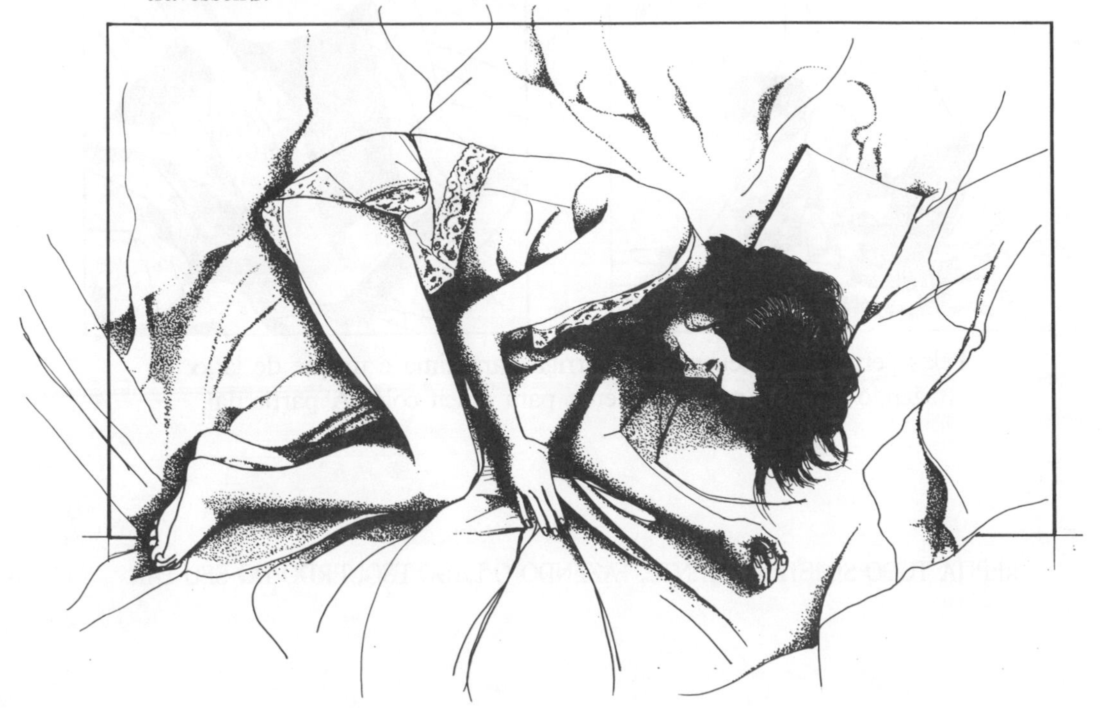

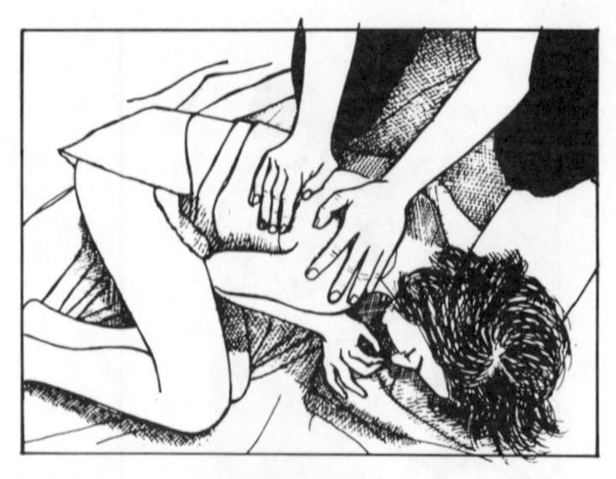

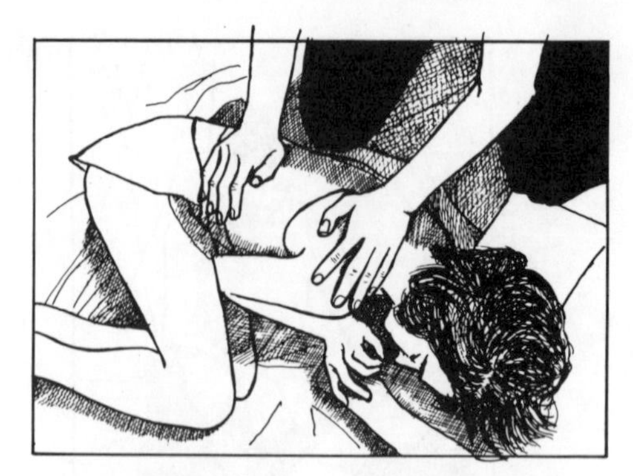

Mão esquerda é mãe, calcanhar da mão direita pressiona ao longo da musculatura paralela à coluna.

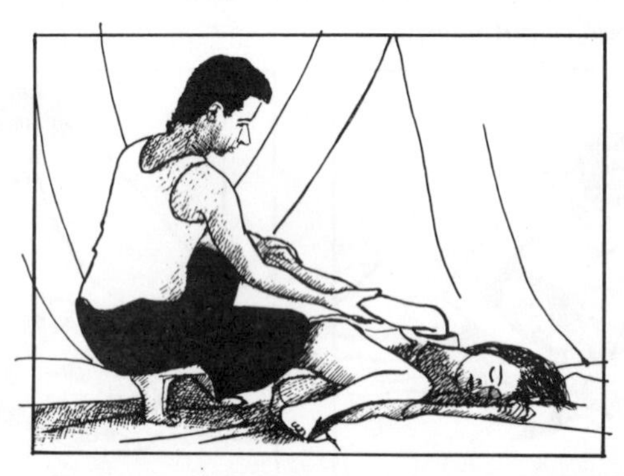

Alongamento...

e rotação do ombro.

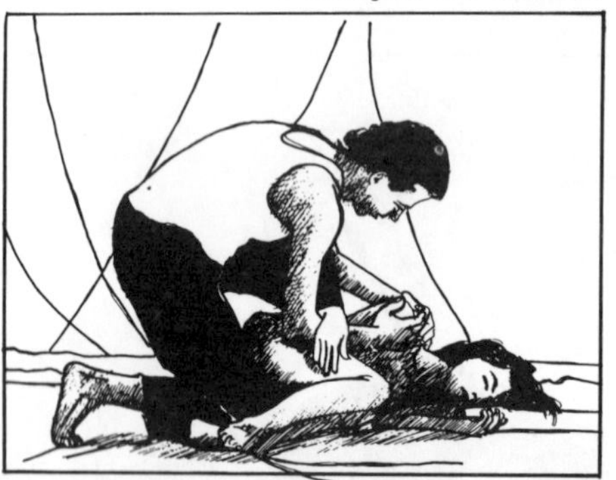

Posição de *contato*...

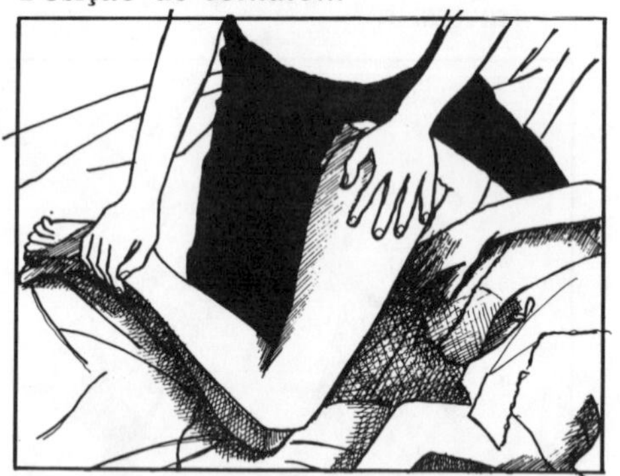

Pelas pernas, role seu par de barriga para cima e troque de lado, trazendo agora a perna esquerda para o seu colo. A partir daí,

REPITA TUDO SIMETRICAMENTE, FAZENDO O LADO ESQUERDO DO SEU PAR.

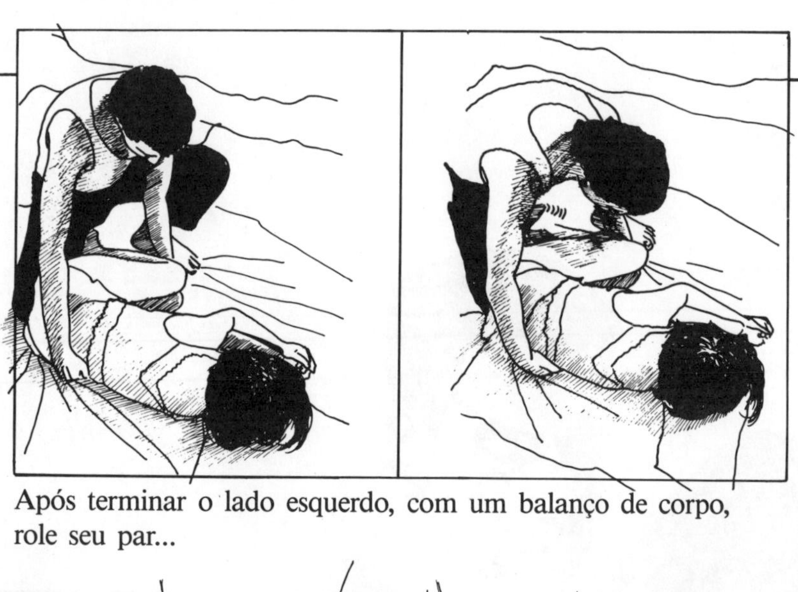

Após terminar o lado esquerdo, com um balanço de corpo, role seu par...

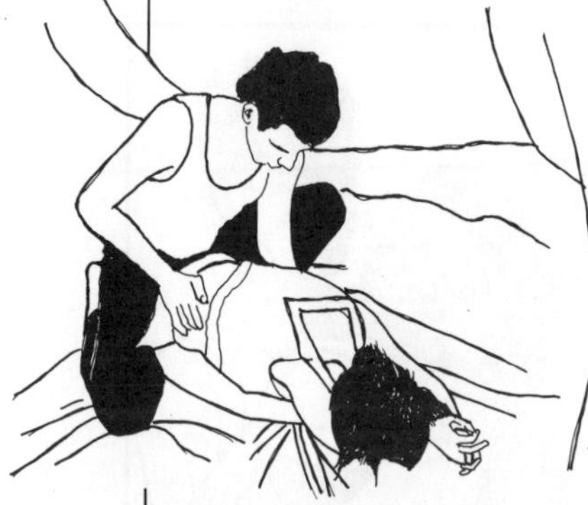

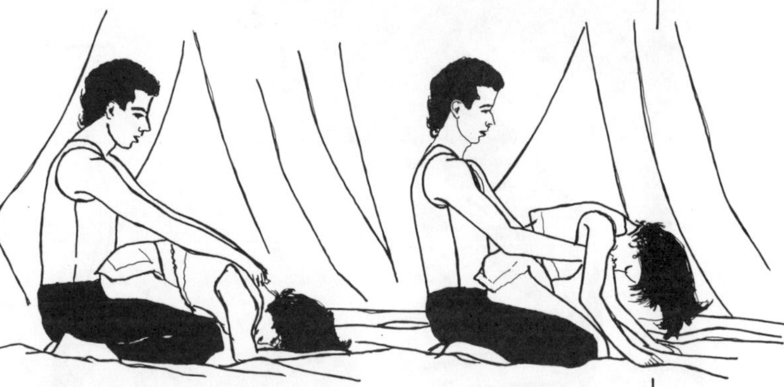

deitando-o sobre suas próprias pernas dobradas.

Jogando o corpo para trás, pressione tsubos dos ombros...

... e puxe seu par para a posição sentada...

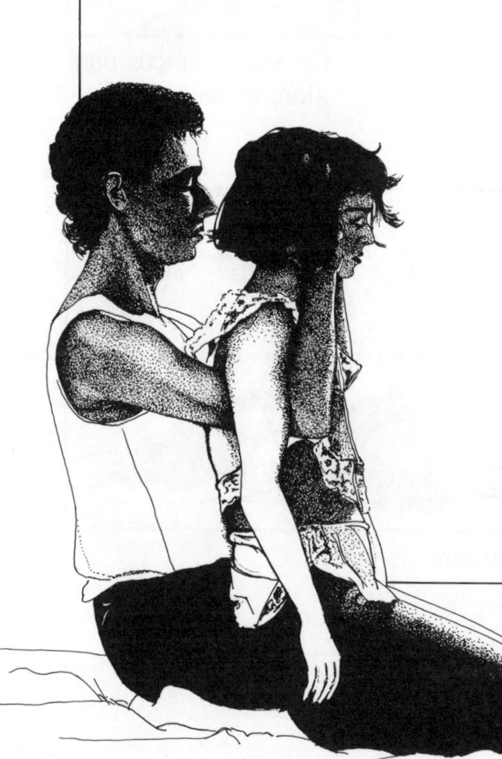

pressionando então com os polegares os tsubos da borda do occipital e alongando coluna cervical.

Mantenha o sacro do seu parceiro em contato com o seu ventre.

Contato...

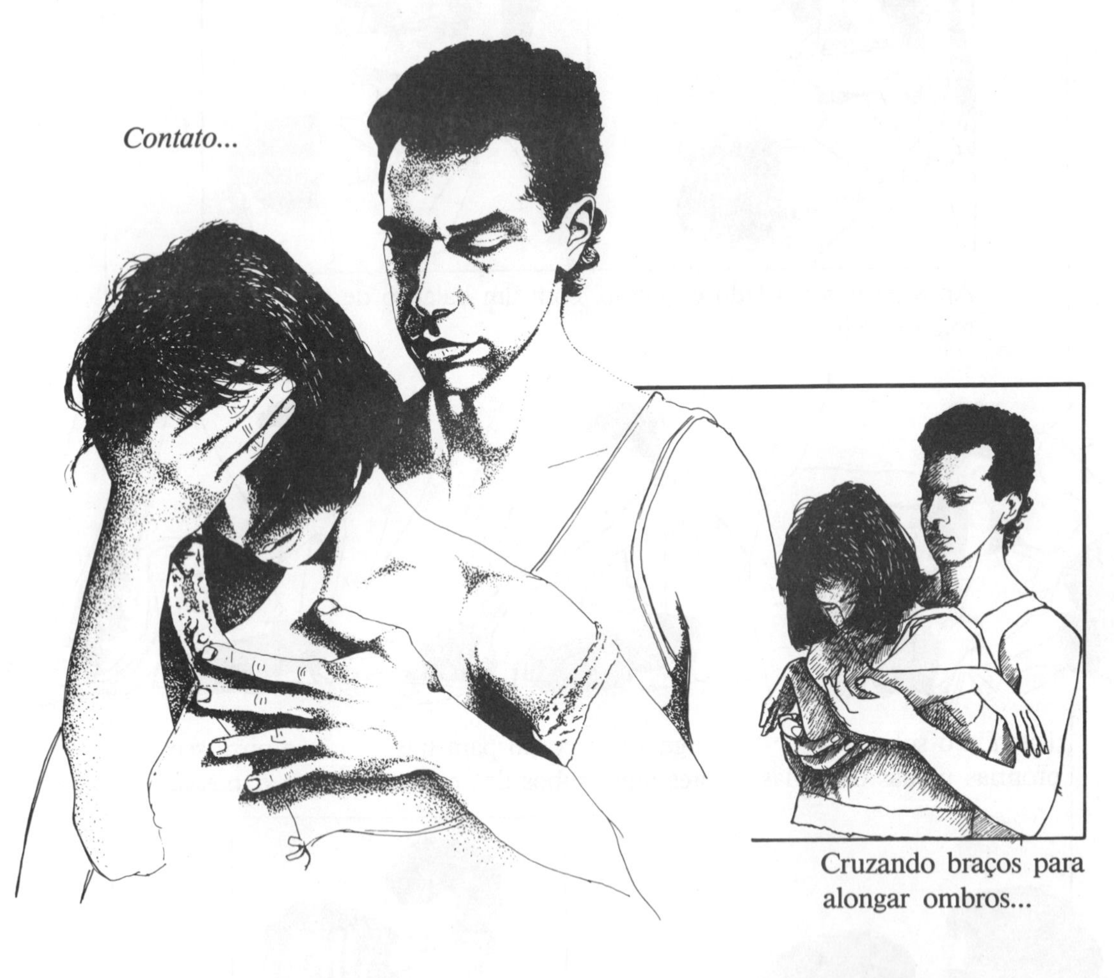

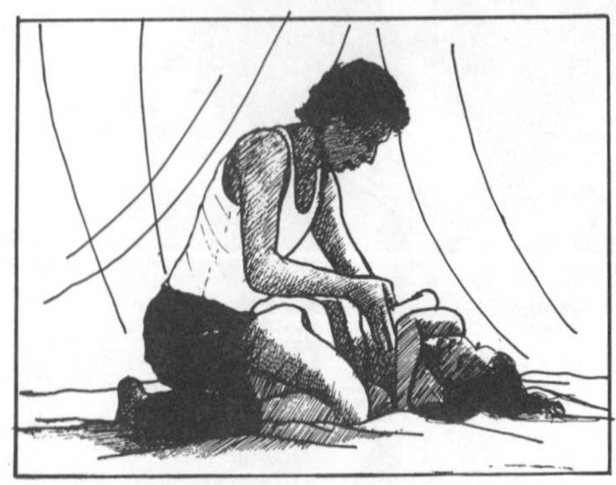

Cruzando braços para alongar ombros...

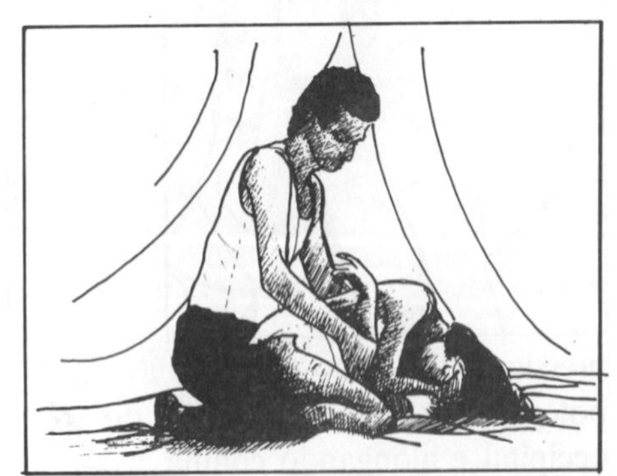

... e para deitar seu parceiro de lado.

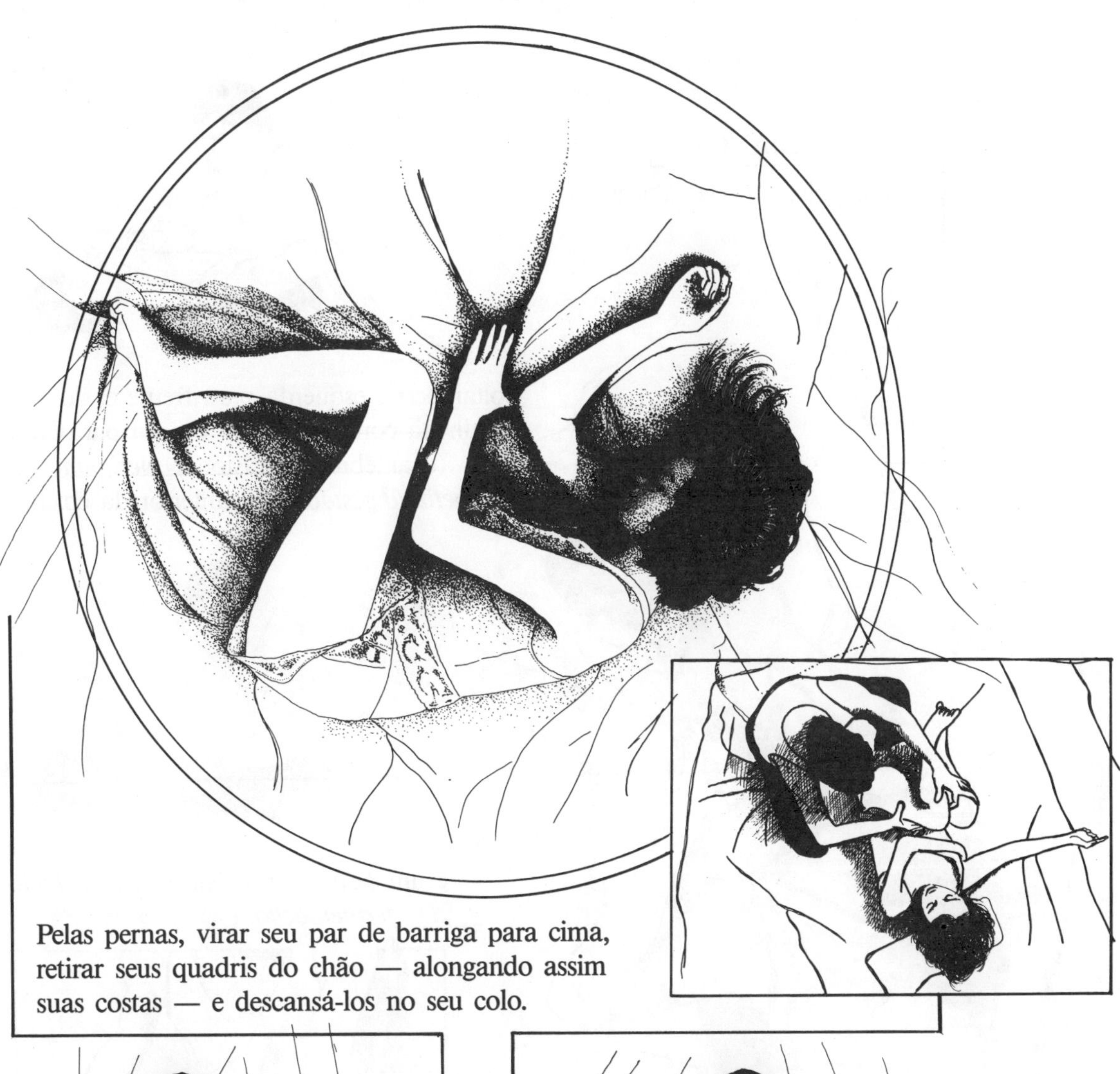

Pelas pernas, virar seu par de barriga para cima, retirar seus quadris do chão — alongando assim suas costas — e descansá-los no seu colo.

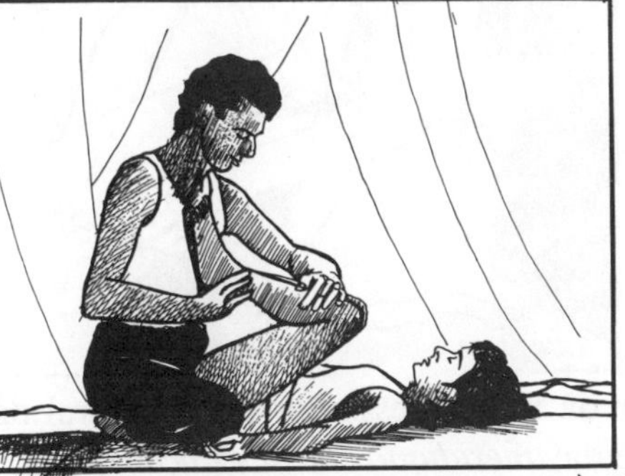

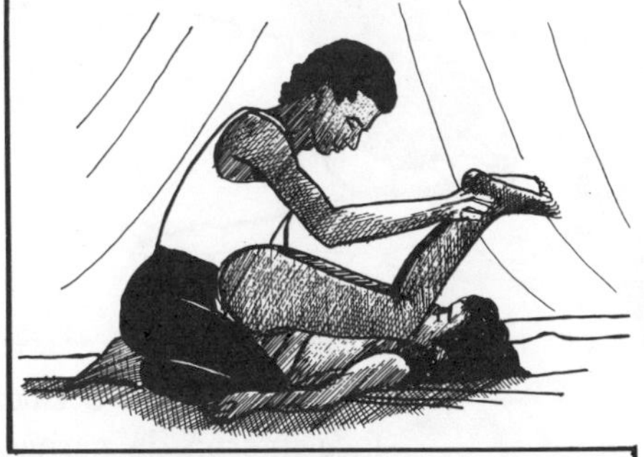

Abraçar pernas flexionadas e fazer rotações com o tronco, primeiro mantendo joelhos juntos...

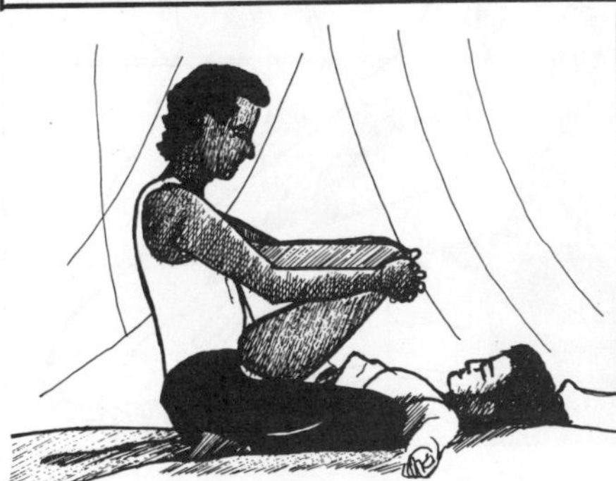

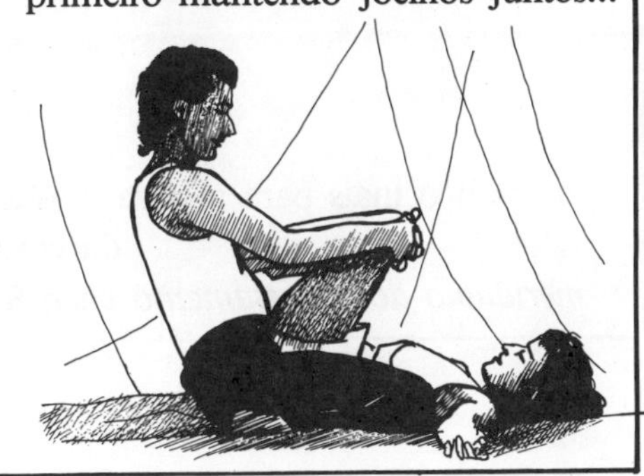

OS 9 MERIDIANOS DAS PERNAS

... e depois com eles afastados.

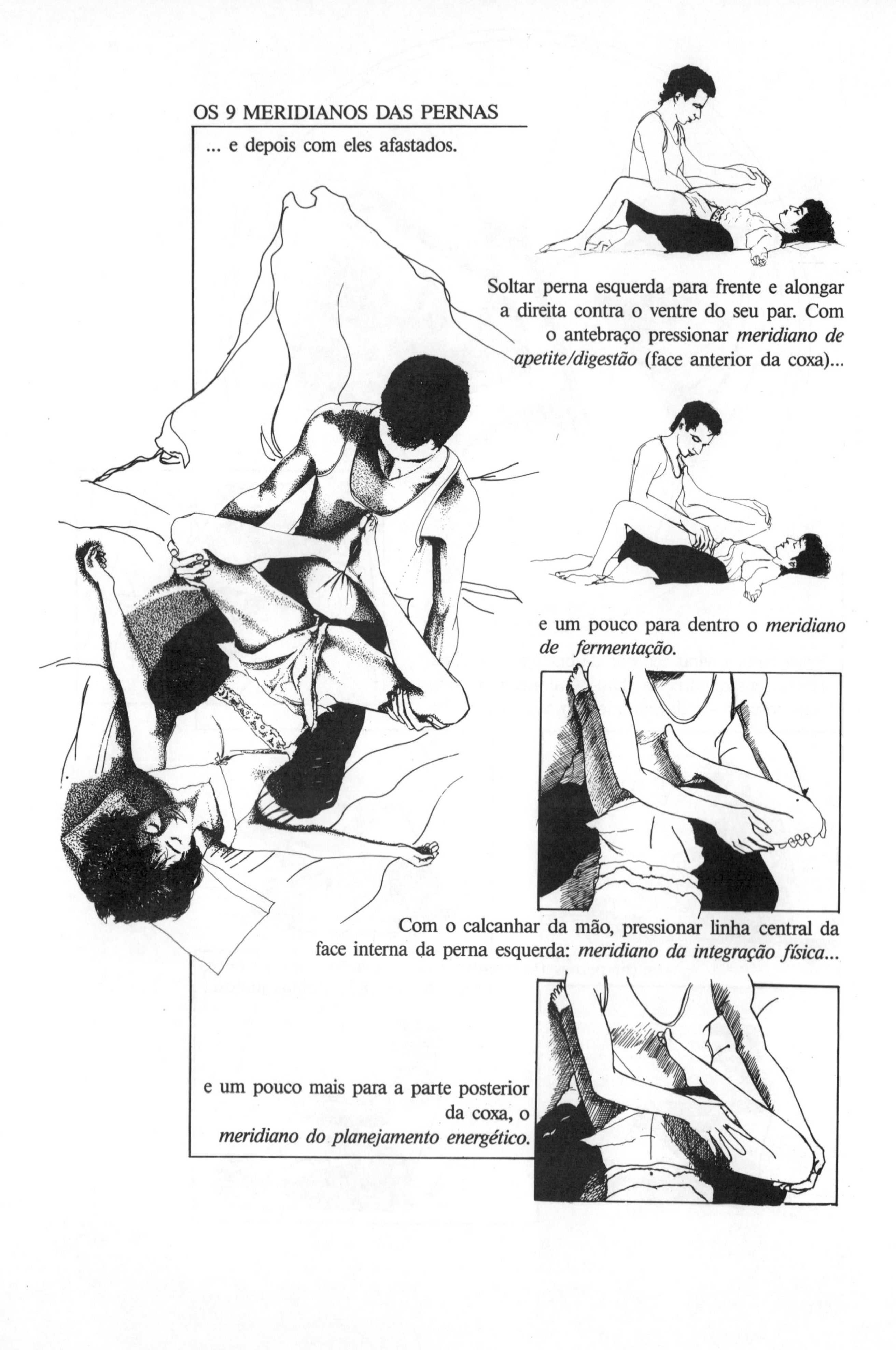

Soltar perna esquerda para frente e alongar a direita contra o ventre do seu par. Com o antebraço pressionar *meridiano de apetite/digestão* (face anterior da coxa)...

e um pouco para dentro o *meridiano de fermentação.*

Com o calcanhar da mão, pressionar linha central da face interna da perna esquerda: *meridiano da integração física...*

e um pouco mais para a parte posterior da coxa, o *meridiano do planejamento energético.*

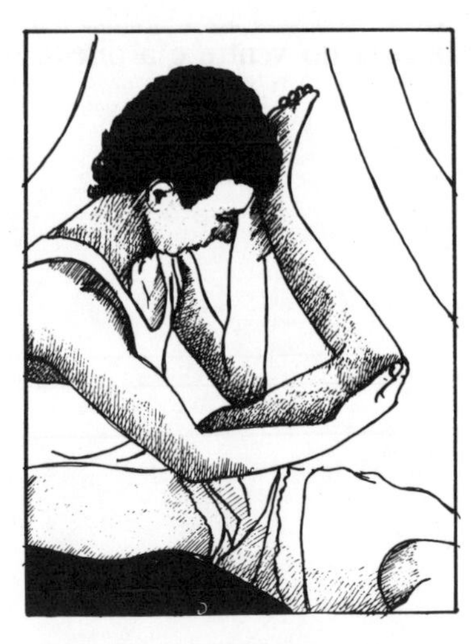

Na parte posterior da coxa, na linha central, o *meridiano da fluidez*...

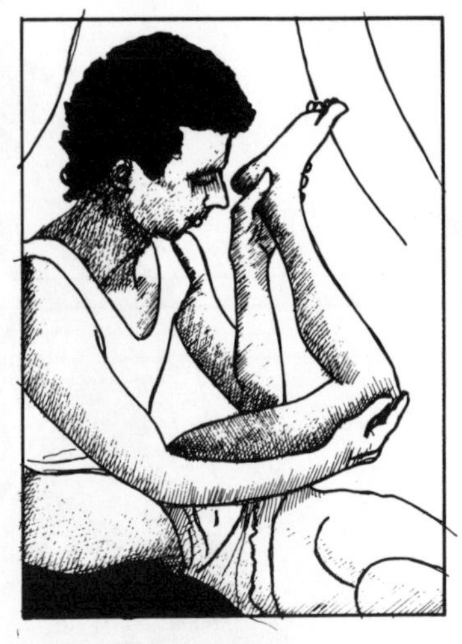

e um pouco para fora, o da *vitalidade*.

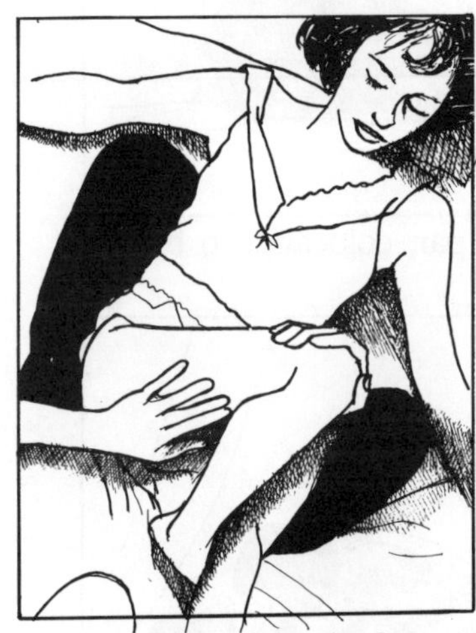

Continuando pela face externa da coxa, agora com o calcanhar da mão: *meridiano da eliminação*...

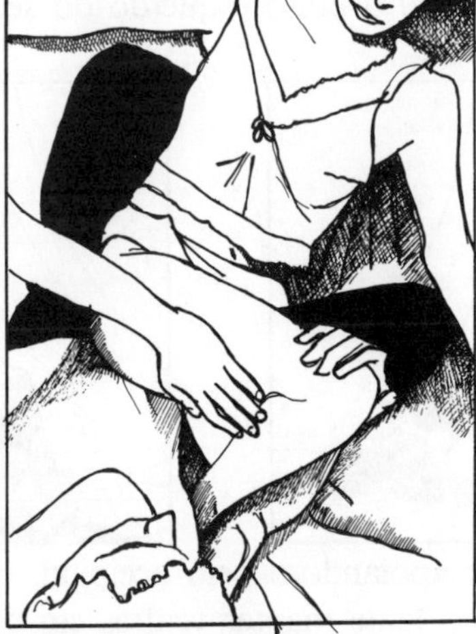

da *distribuição energética* (linha central)...

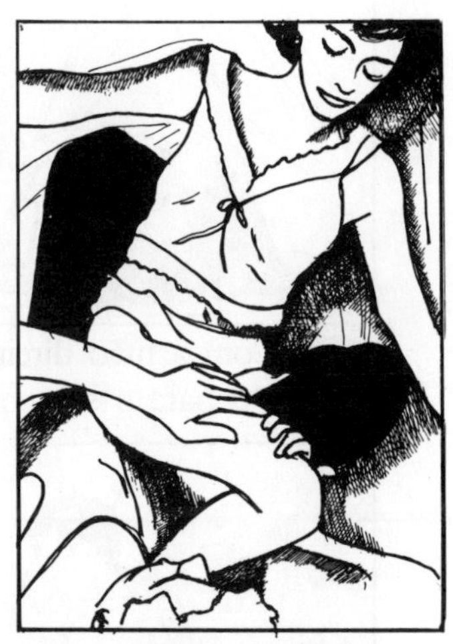

e da *proteção orgânica*.

INVERTER POSIÇÃO DAS PERNAS E TRABALHAR MERIDIANOS SIMETRICAMENTE.

Entrar novamente em contato, com a mão esquerda no ventre e a direita no centro do tórax.

Com a mão esquerda, pegue o pulso esquerdo do seu par, colocando o braço dele em torno de sua nuca.

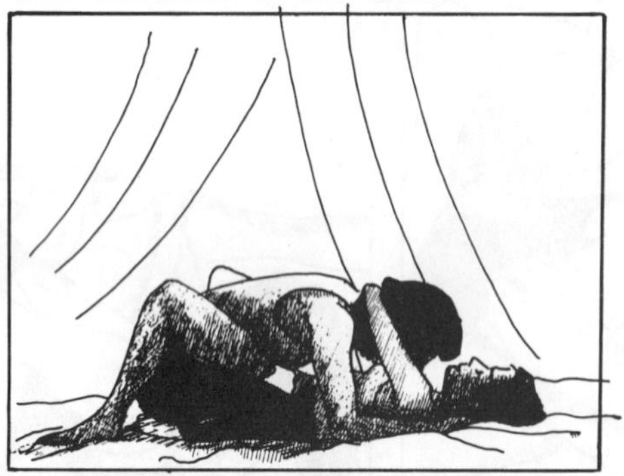

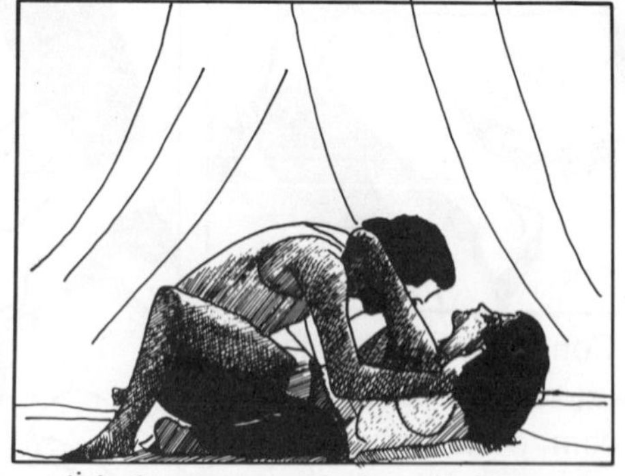

Com a mão direita apoiando-o pelo occipital, com um balanço de corpo, traga-o para o seu colo. Tente manter ventres em contato, sinta as respirações — sua e dele.

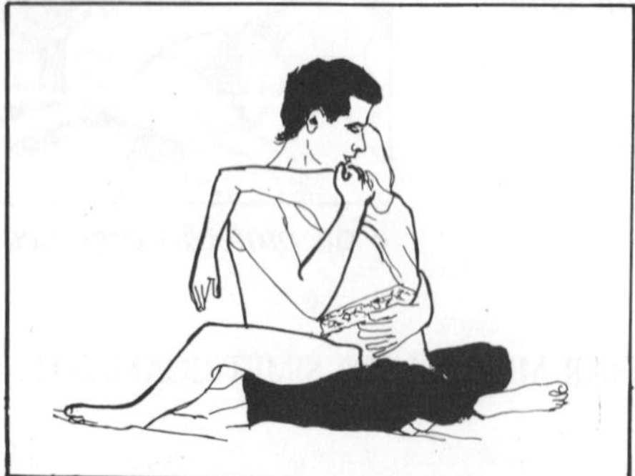

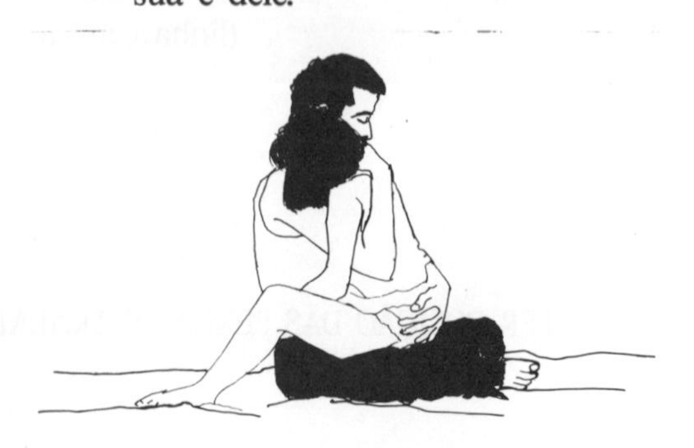

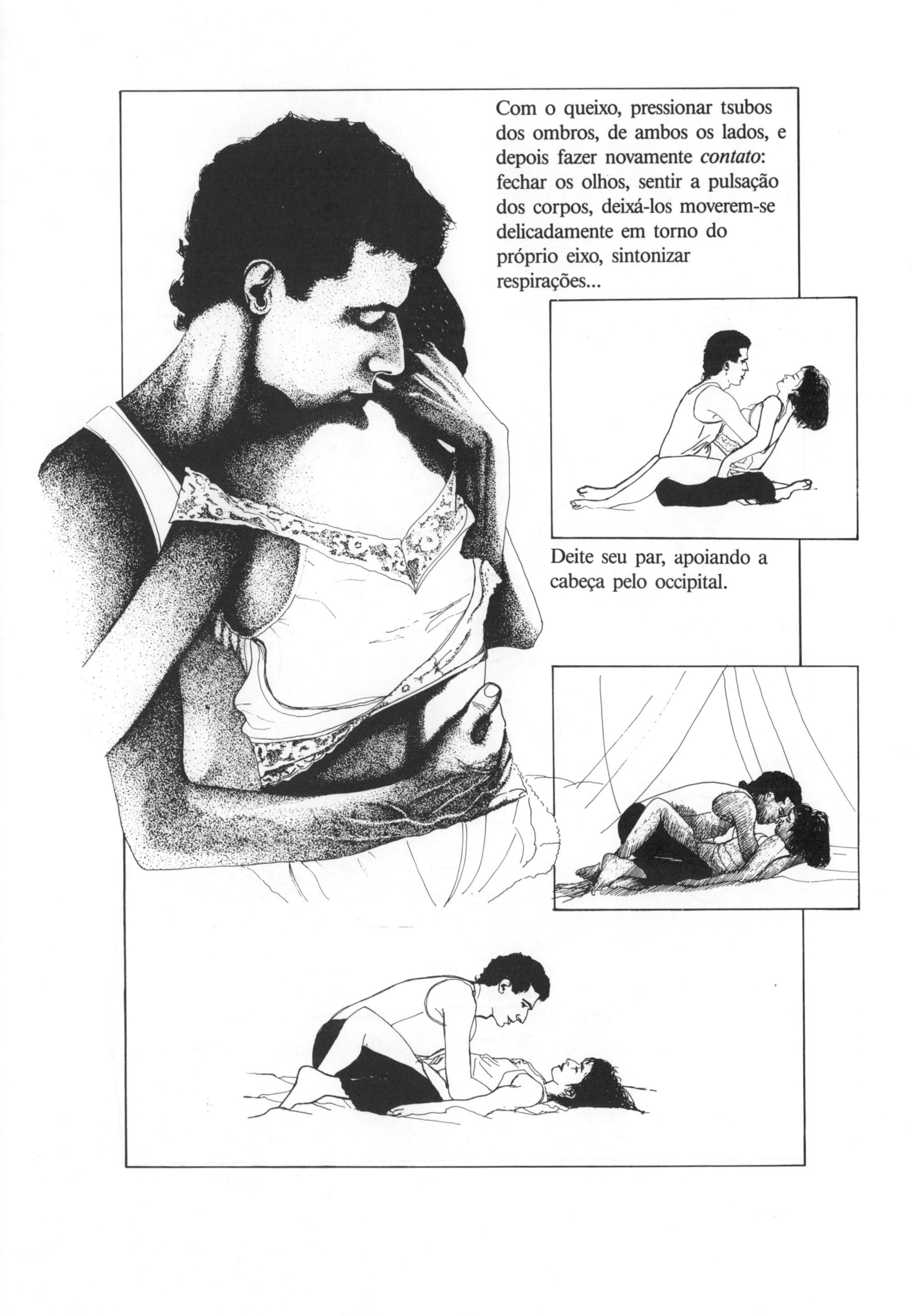

Com o queixo, pressionar tsubos dos ombros, de ambos os lados, e depois fazer novamente *contato*: fechar os olhos, sentir a pulsação dos corpos, deixá-los moverem-se delicadamente em torno do próprio eixo, sintonizar respirações...

Deite seu par, apoiando a cabeça pelo occipital.

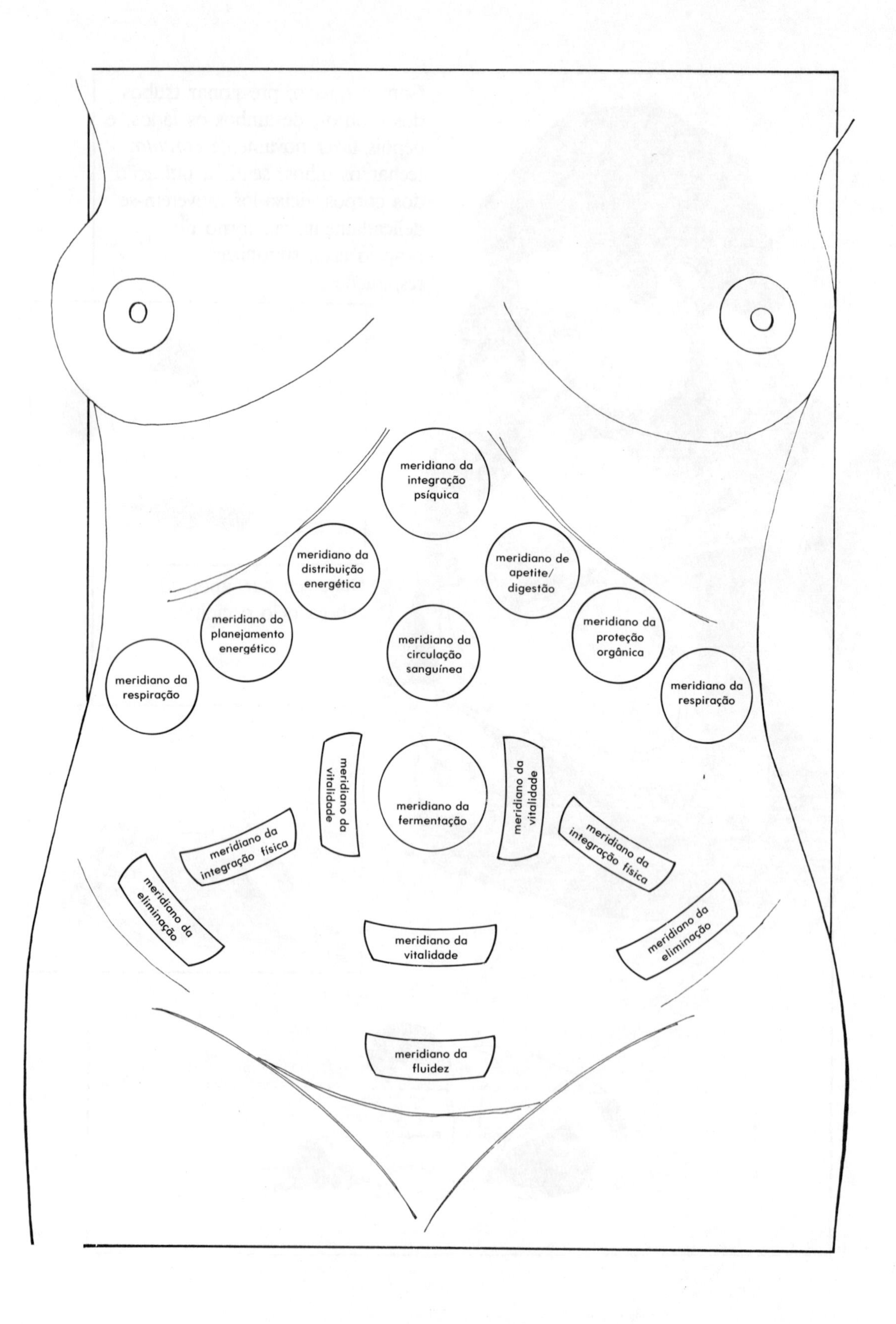
meridiano da integração psíquica
meridiano da distribuição energética
meridiano de apetite/ digestão
meridiano do planejamento energético
meridiano da circulação sanguínea
meridiano da proteção orgânica
meridiano da respiração
meridiano da respiração
meridiano da vitalidade
meridiano da fermentação
meridiano da vitalidade
meridiano da integração física
meridiano da integração física
meridiano da eliminação
meridiano da vitalidade
meridiano da eliminação
meridiano da fluidez

AS ÁREAS REFLEXAS DO HARA

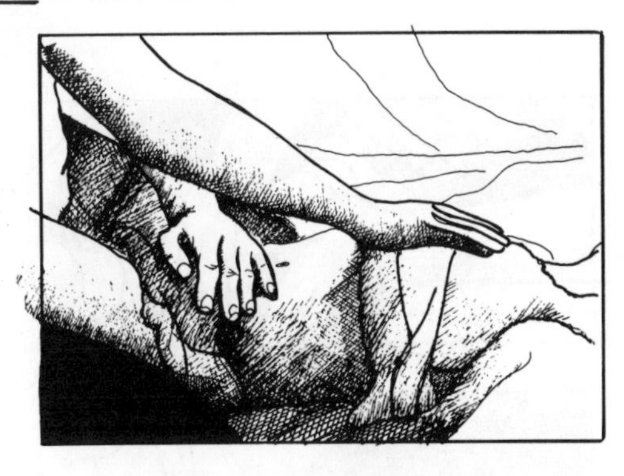

Novo *contato*...

e então trabalhe a região abdominal (*hara*): mão esquerda (mãe) no ventre, mão direita pressiona área reflexa do...

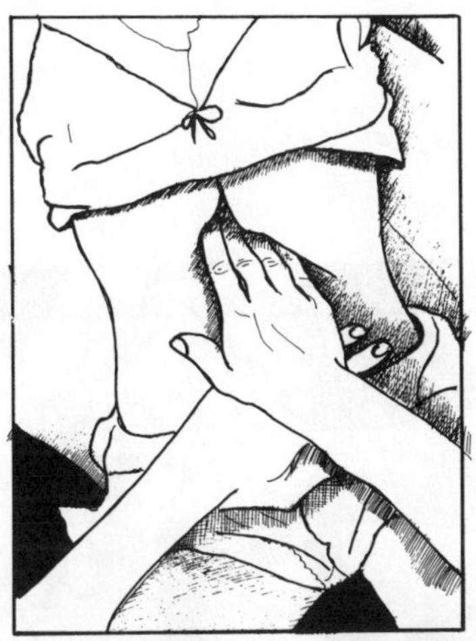

... *meridiano da integração psíquica*. Pressão *diagonal*, para dentro e para cima. *Sempre* use o peso do corpo!

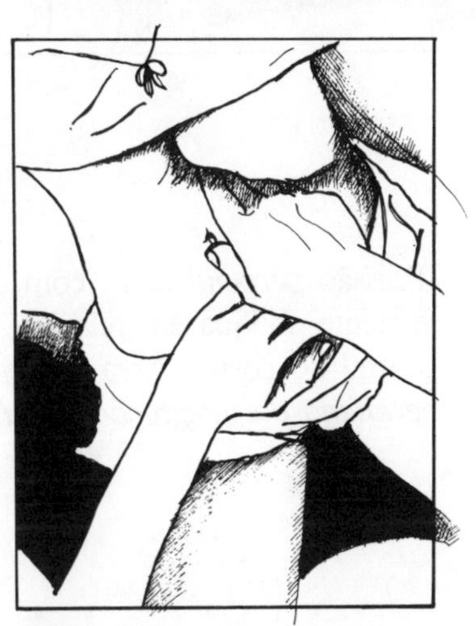

Área reflexa do *meridiano de apetite/digestão*. Pressão *perpendicular*.

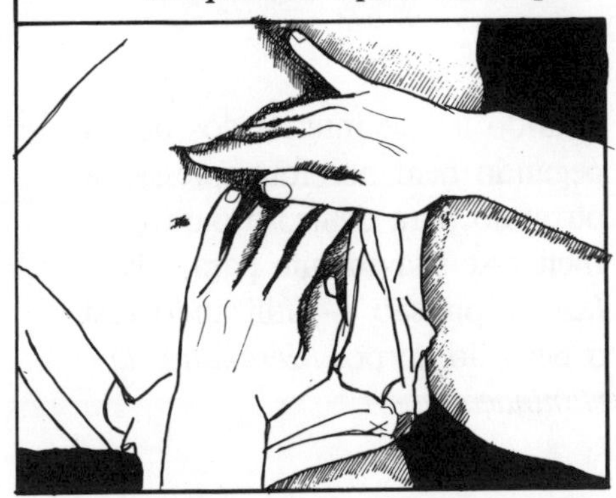

Área do *meridiano da proteção orgânica*. Pressão *diagonal*, para dentro e para cima, por baixo das costelas.

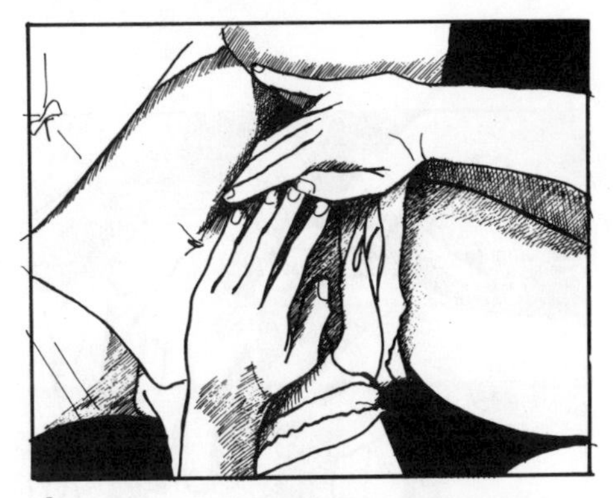

Área do *meridiano da respiração*. Pressão *diagonal*, para dentro e para cima, por baixo das costelas.

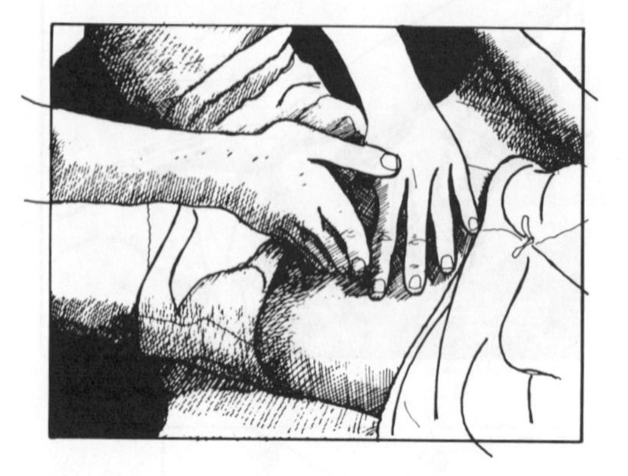

A mão esquerda (mãe) vai para a parte superior da região abdominal, logo acima do umbigo. Pressão *perpendicular* com a mão livre, que se coloca paralelamente à linha central do corpo, com os dedos relaxados suavemente se dobrando para trás. Área do *meridiano da vitalidade*.

Pressão *perpendicular*, com a mão levemente oblíqua em relação à linha central do corpo. Área reflexa do *meridiano da integração física*.

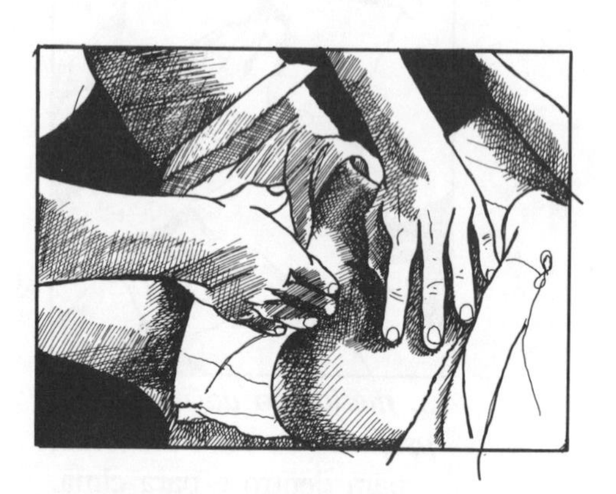

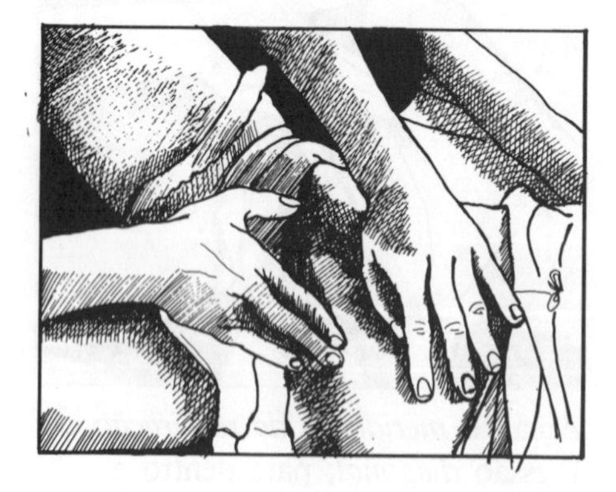

Usando a face interna dos dedos e pegando bem por fora, pressionar puxando para dentro e para baixo. Incline-se suavemente para trás para fazer a pressão — utilizando assim o peso do corpo. *Meridiano da eliminação.*

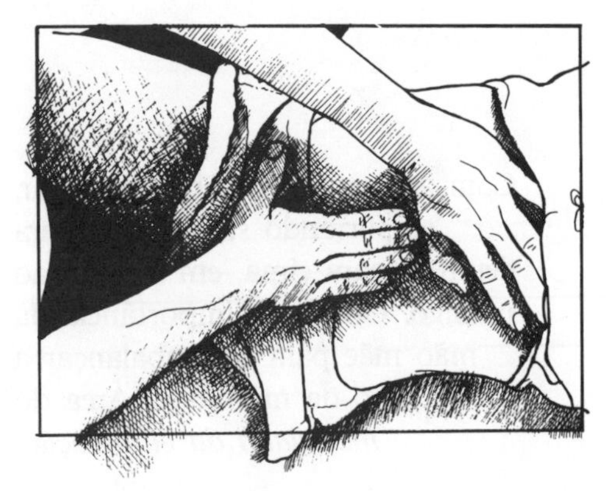

Mão levemente deitada, pressão *perpendicular* sobre a região do umbigo. Área reflexa do *meridiano da fermentação.*

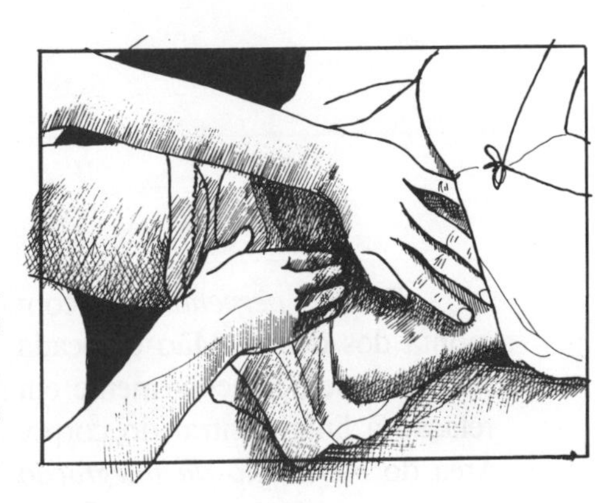

Pressão *perpendicular* com a ponta dos dedos — que sempre se dobram suavemente para trás, amortecendo a pressão. Área do *meridiano da vitalidade.*

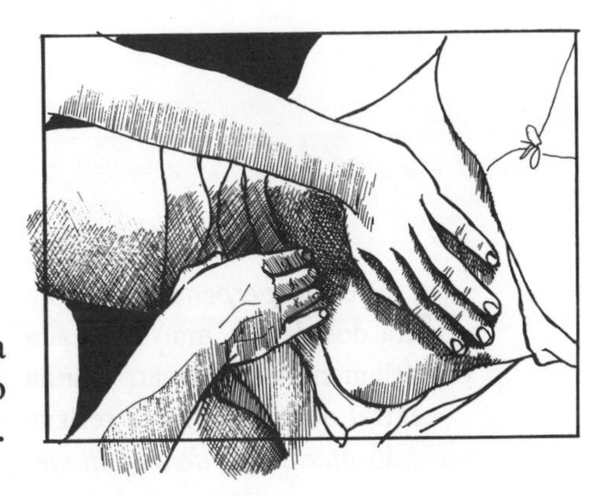

Pressão *perpendicular* com a ponta dos dedos. Área reflexa do *meridiano da fluidez.*

Com as costas da mão, pressionar, empurrando suavemente para dentro e para cima, em direção ao umbigo. Observe a importância da mão mãe para contrabalançar a ação da mão livre. Área do *meridiano da eliminação.*

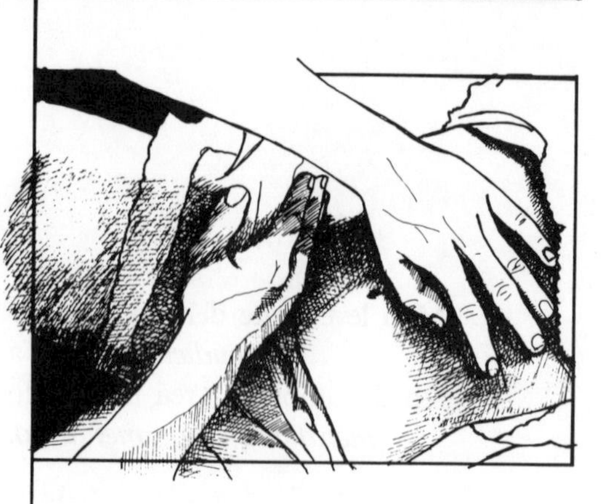

Pressão *perpendicular* com a ponta dos dedos. Mão colocada quase perpendicularmente em relação à linha central do corpo. Área do *meridiano da integração física*.

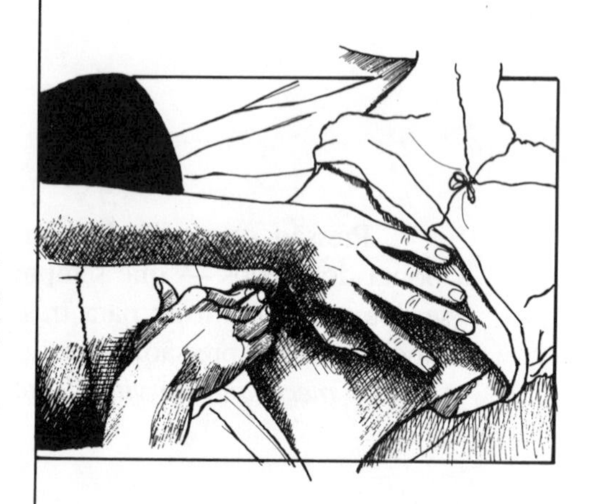

Pressão *perpendicular* com a ponta dos dedos, mão colocada paralelamente em relação à linha central do corpo. Área reflexa do *meridiano da vitalidade*.

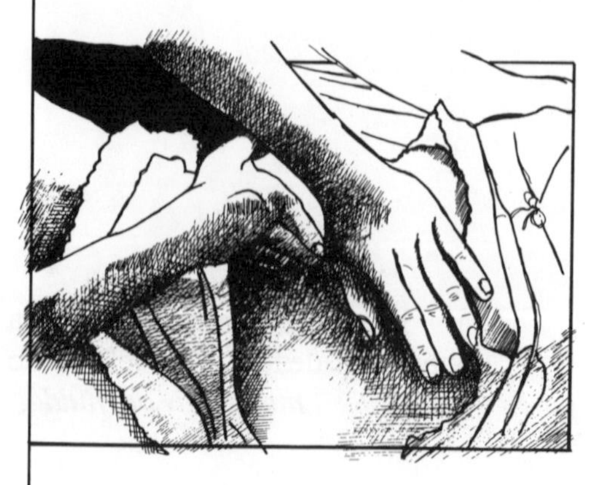

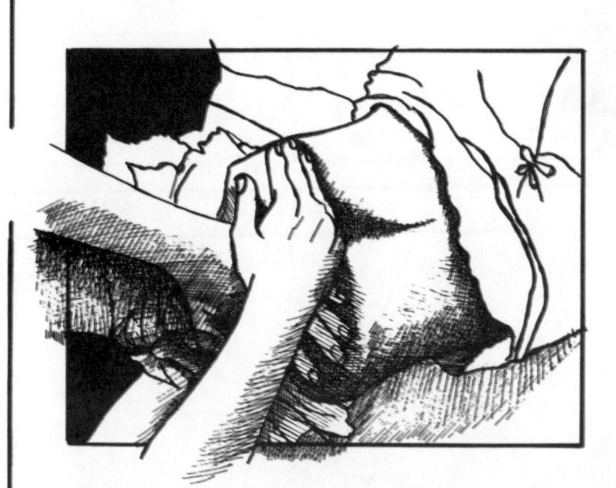

Nesse ponto, a mão esquerda mãe volta ao ventre, logo abaixo do umbigo. A pressão da mão livre é *diagonal*, para dentro e para cima, sob as costelas. Área do *meridiano da respiração.*

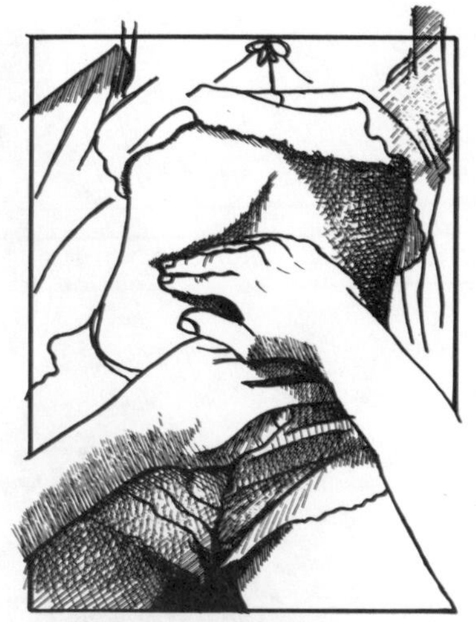

Pressão *diagonal*, sob as costelas, para dentro e para cima. Área reflexa do *meridiano do planejamento energético.*

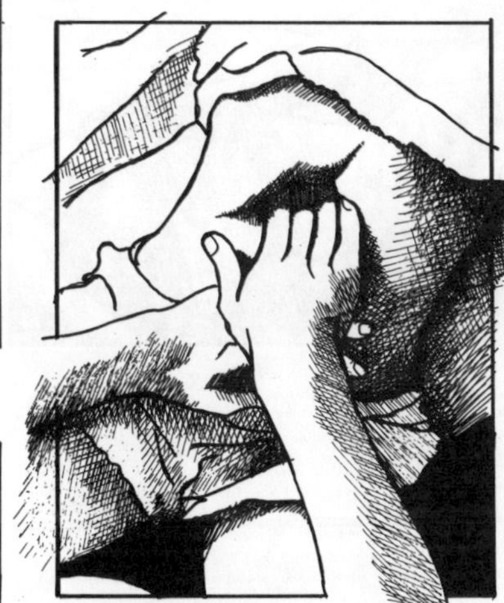

Pressão *diagonal*, sob as costelas. Área do *meridiano da distribuição energética.*

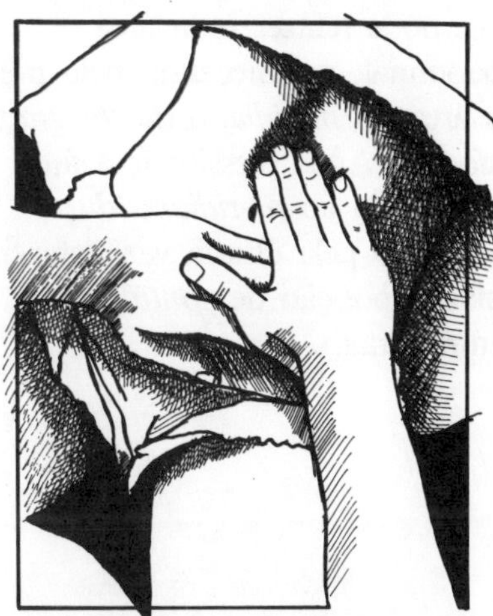

Pressão *perpendicular*, com a mão levemente deitada: *meridiano da circulação sangüínea.*

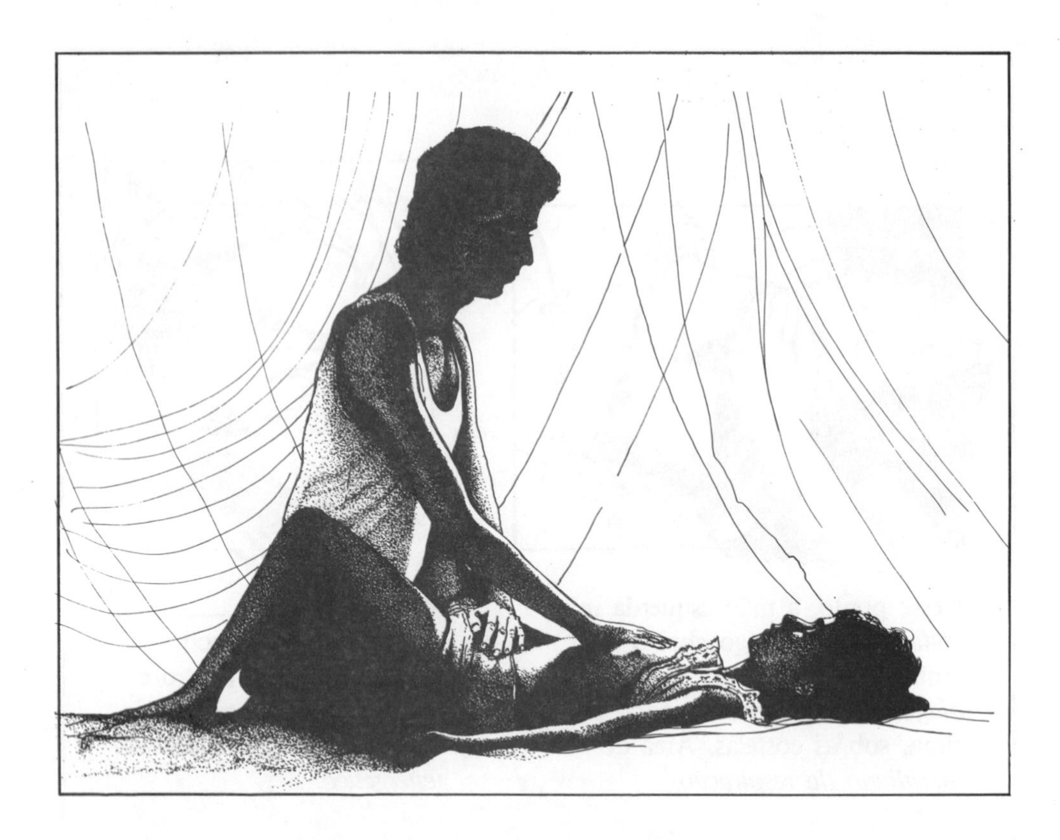

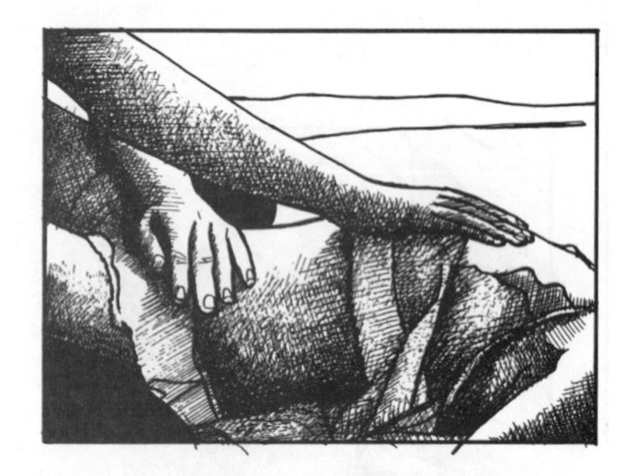

Após trabalhar a área reflexa do *meridiano da circulação sangüínea*, você pode refazer toda área abdominal, recomeçando pela pressão na área do *meridiano da integração psíquica*. Após pressionar a área relacionada ao *meridiano da circulação* pela última vez, refazer então a posição de *contato* ventre/tórax.

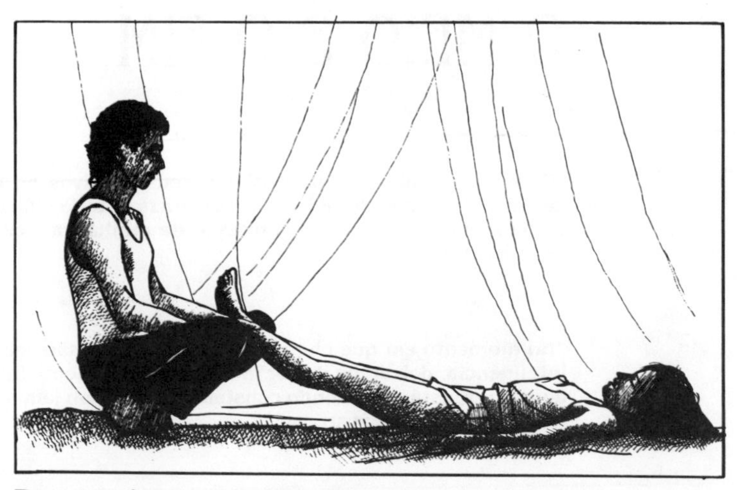

Para terminar, ao retirar os quadris do seu par do colo, alongar suavemente suas pernas (sempre usando o peso do corpo)...

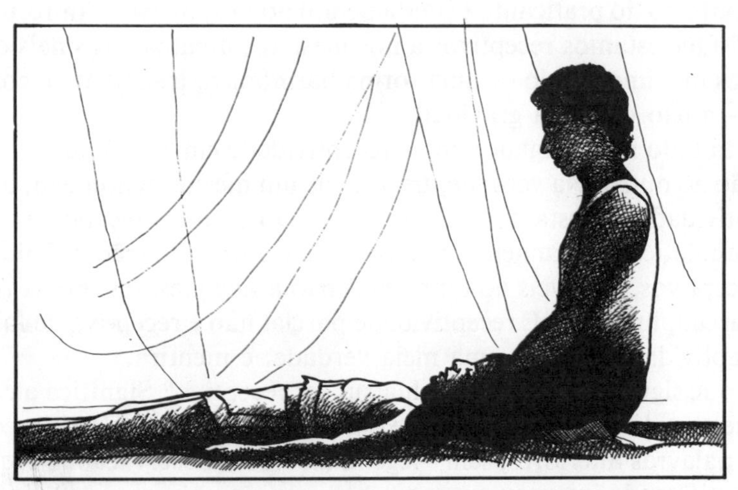

... e sua nuca, segurando com firmeza a cabeça pela borda inferior do osso occipital.

É HORA ENTÃO DE DEIXAR SEU PAR DESCANSAR E ASSIMILAR O TRABALHO QUE ACABOU DE RECEBER...

O MEIO É O FIM

"Na verdade, tratava-se, para atingir meus objetivos, de usar de força, de poder, e não de violência, e esmurrá-lo teria sido bem a prova da minha violência e a confissão da minha fraqueza."
— JEAN GENET (14)

"No momento em que chegamos a uma conclusão sobre o que é inteligência, deixamos de ser inteligentes... a mente inteligente é aquela que está aprendendo constantemente, sem jamais tirar conclusões." — KRISHNAMURTI (26)

— Mário, tenho uma pergunta: é sobre a posição em que ficamos na hora de aplicar o shiatsu, já que, às vezes, me sinto um pouco desconfortável.

O conforto do praticante é fundamental no tao shiatsu. Conforto significa o quê? Que estamos receptivos a nós mesmos, atentos aos sinais do nosso corpo, nos movimentando de uma forma harmônica, trabalhando com a gravidade — e não contra a gravidade.

E está tudo muito ligado: nossa receptividade em relação a nós mesmos, em relação ao outro. Na verdade, trata-se de um mesmo fenômeno, uma mesma receptividade: ou estamos receptivos ou não estamos receptivos. A receptividade autêntica é abrangente, não se prende a uma direção definida. Se estamos receptivos, sensíveis ao outro mas não a nós mesmos, nossa receptividade é parcial, limitada. E receptividade parcial não é receptiva de fato. Uma meia receptividade é como uma meia verdade: é mentira.

E o que significa, para o tao shiatsu, ser receptivo? Significa a capacidade de observar, de absorver aquilo que está acontecendo sem classificações mentais, sem palavras interiores, sem "legendar" nossa observação. Porque se estamos classificando internamente, nossa percepção vai estar sendo influenciada pelo nosso barulho interior; vai estar sendo colorida, tingida pelos "nossos" padrões mentais — "nossas" idéias a respeito das coisas. A receptividade está, então, relacionada aos nossos sentidos, à nossa percepção, e não ao nosso processo de "falação", de "pensação".

Ser sensível, receptivo, significa ser capaz de ouvir. Mas ouvir é algo difícil para nós. Porque para ouvirmos de verdade precisamos estar silenciosos

A palavra "sensível" vem do latim: *sensibile*. A origem de "sensível" é a palavra "senso" (do latim *sensu*), que significa "sentido".

Muitas vezes, utilizamos a palavra "sensível" para designar pessoas que se ofendem ou se melindram com facilidade, mas, basicamente, "sensível" refere-se às pessoas que têm o sentir apurado, os sentidos desenvolvidos.

Quase todas as pessoas se julgam sensíveis, mas sensibilidade é conseqüência direta da nossa capacidade de sair do processo mental e trazer a atenção para os sentidos. Sensibilidade (senso-habilidade) significa habilidade de sentir, de perceber, e não de pensar. Sensibilidade é uma faculdade passiva, receptiva; pensar é um fazer, é um processo ativo: a produção de signos mentais. No exato instante que estamos *pensando* que somos sensíveis, não estamos *sendo* sensíveis, porque estamos envolvidos com nossa produção mental, com nossa fantasia — e não com nossos sentidos.

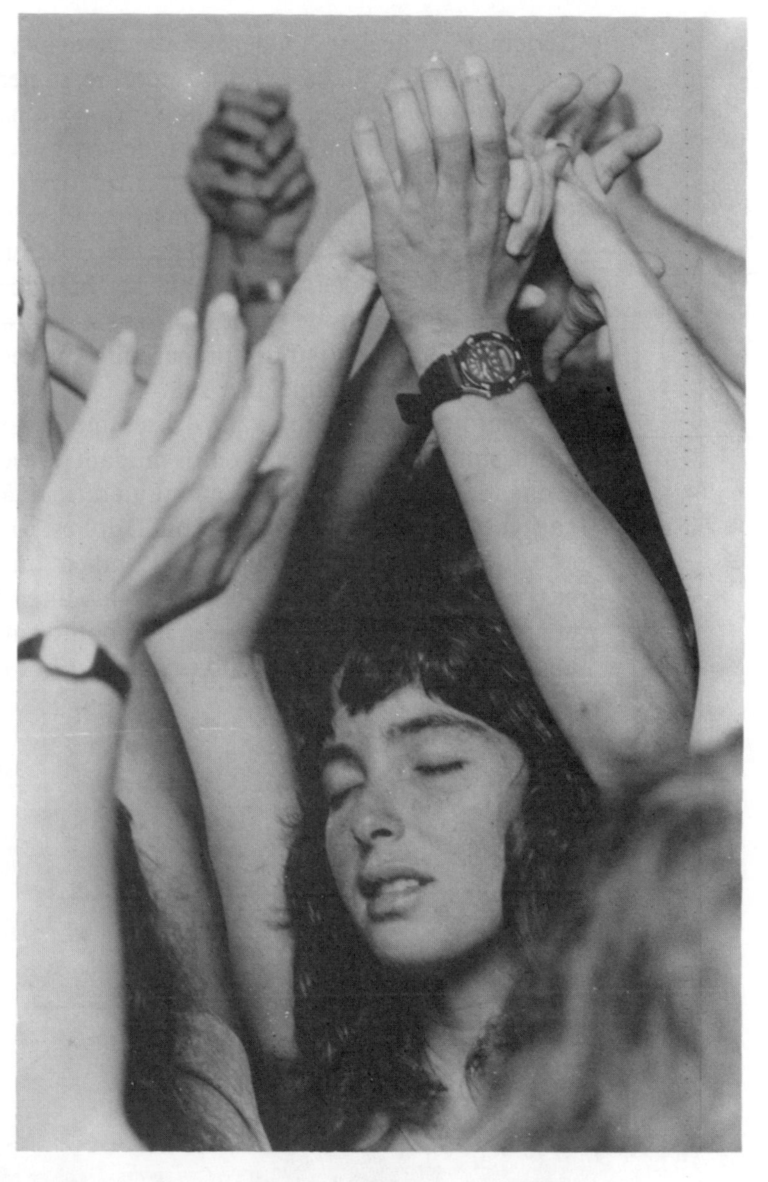

interiormente, ouvindo o que está sendo dito, sem concordar nem discordar. Estamos, porém, tão acostumados ao nosso barulho que, muitas vezes, sequer nos damos conta de que não temos nenhum silêncio interior. Então, normalmente, não nos permitimos simplesmente ouvir. Ou estamos ocupados com nossos próprios pensamentos ou, se ouvimos um pouco, temos pressa de chegar a alguma conclusão. Mas que aprendizagem existe em ouvirmos nossas próprias idéias? Não existe aprendizagem nenhuma — mas freqüentemente não queremos aprendizagem, queremos auto-afirmação.

Chegamos a conclusões rápidas, respostas instantâneas — essa é nossa defesa. Concluímos rapidamente — e o que significa "concluir"? Significa "terminar", "acabar". Chegar a uma conclusão significa esgotar nosso interesse, nossa capacidade de aprofundar nossa percepção sobre o fato em questão. *Não ouvir*, então, é a melhor forma de não nos sentirmos ameaçados, de defendermos nossa insegurança, de nossas convicções não serem abaladas. Mas sem movimento não há transformação, e sem transformação não há possibilidade de crescimento — permanecemos estagnados.

Vocês já observaram uma discussão? O que é uma discussão? É quando todos falam e ninguém ouve ninguém. Quando um dos contendores faz uma pausa, não há pausa de fato, essa pausa é só aparente, superficial: internamente, ele continua falando, preparando sua resposta. Espera uma brecha na fala do outro para reiniciar a sua.

Mesmo quando não estamos discutindo, a situação é, muitas vezes, em essência, similar. Os acontecimentos mudam de escala, de proporção — mas não de qualidade. Continuamos com muita dificuldade para ouvir. Observe a forma como as pessoas ouvem. Por um lado, estão ouvindo seu próprio processo pensante, por outro, estão tentando também ouvir quem está falando. E algumas pessoas, escancaradamente, não estão interessadas em ouvir nada — estão ouvindo a si mesmas, só a si mesmas e ponto final. Pode ser que estejam pensando *sobre* o que está sendo dito — mas não estão ouvindo *o que* está sendo dito.

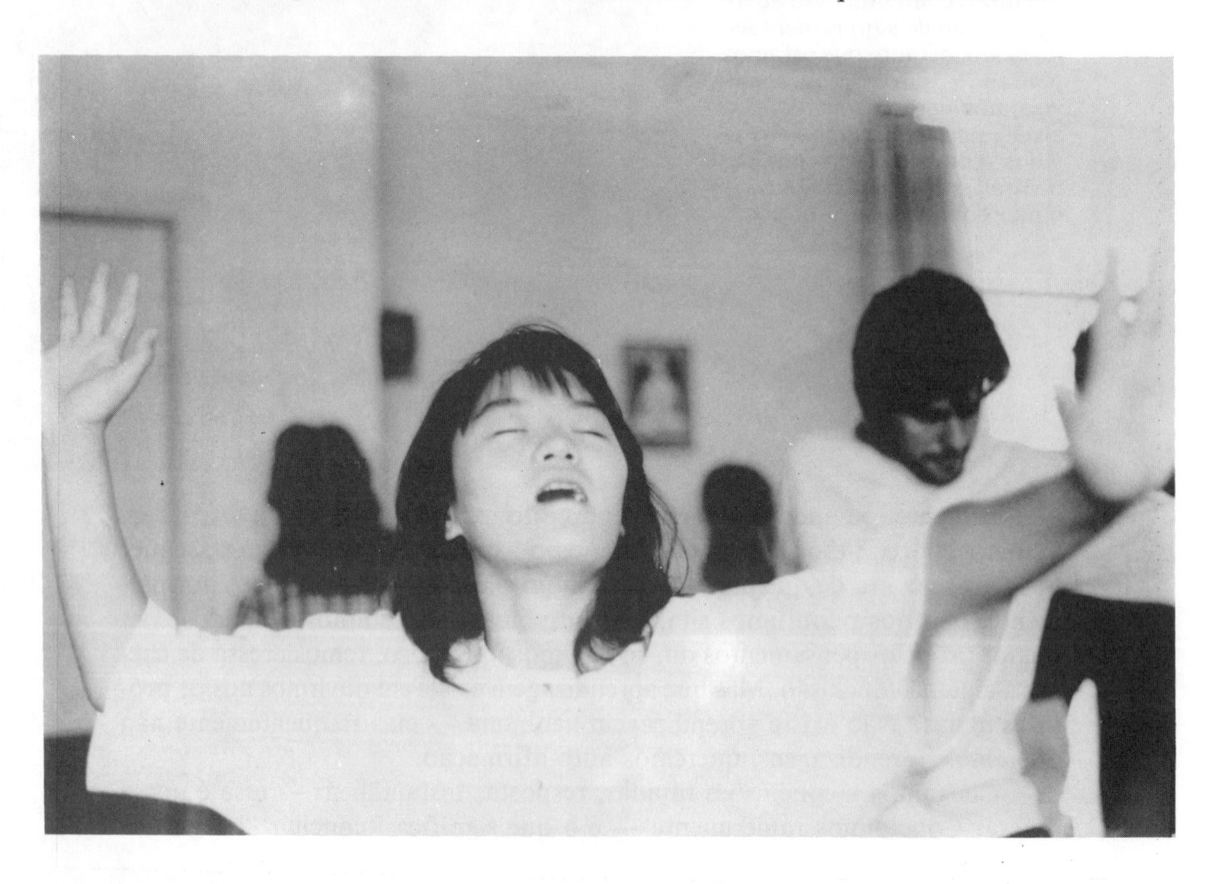

Ou podem ainda estar pensando em alguma outra coisa, algo que aconteceu naquela manhã — ou em alguma outra hora do dia. E na manhã, quando estava se desencadeando o fato sobre o qual agora pensam, provavelmente pensavam sobre outra coisa qualquer. Nessa simesmice, vivemos ausentes do que está acontecendo no momento — vivemos sem presença de espírito.

Nosso problema é que pensamos por compulsão, e não por opção. É mais forte do que nós. Não conseguimos parar de pensar por livre e espontânea vontade. Tente parar seu processo mental involuntário através da força de vontade: feche os olhos e pare a mente. Você vai observar que não temos domínio sobre nossa mente, que não conseguimos, voluntariamente, parar de pensar se-

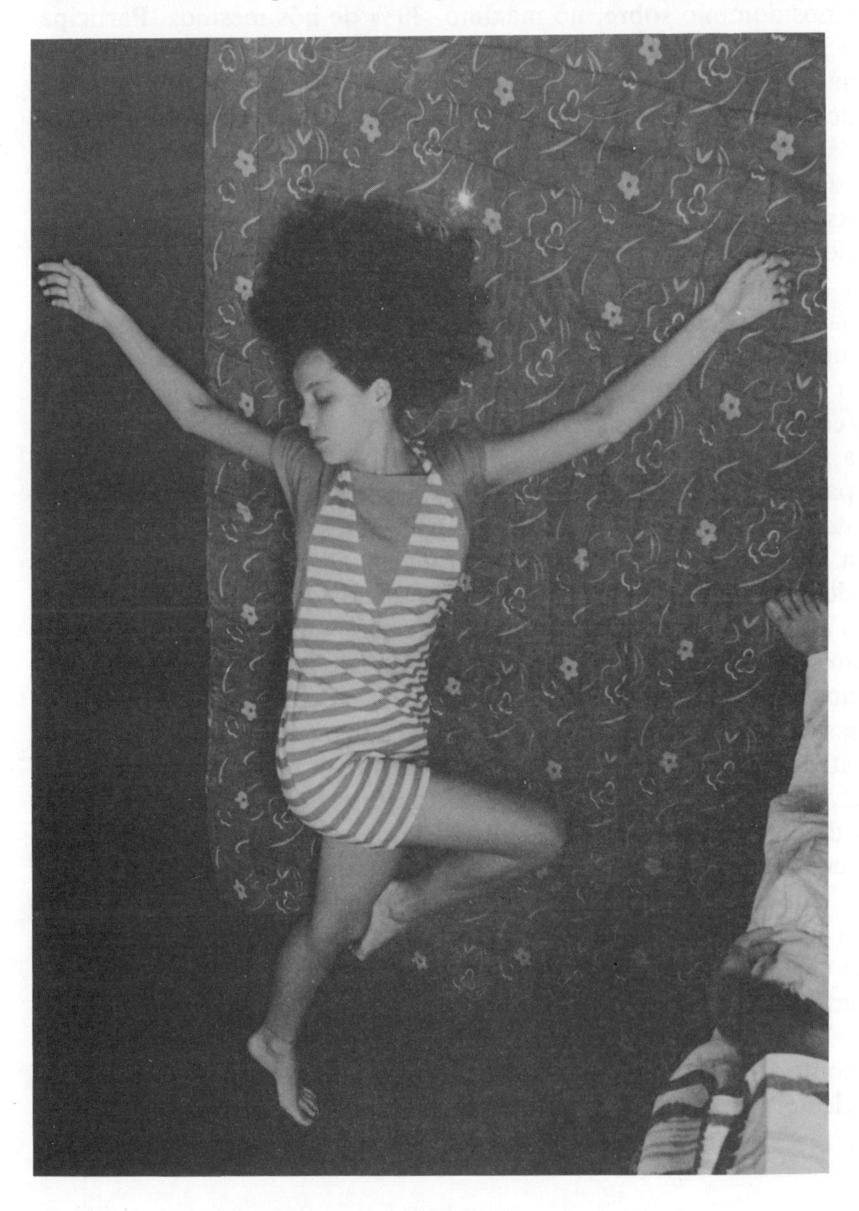

quer durante um minuto inteiro. O pensamento "eu não estou pensando" *é* um pensamento — pensar "eu não estou pensando" não é parar de pensar.

Nossa falta de controle sobre nosso processo mental associativo involuntário se torna dolorosamente clara quando estamos sofrendo, quando temos algum desapontamento. A mente dispara e não há como detê-la; podemos ter até insônia por excesso de atividade mental. Ou, se conseguimos dormir, temos pesadelos. Como, em geral, a observação dos mecanismos de funcionamento de nossa própria mente é muito limitado, nossa compreensão é pequena, e nossa influência sobre o processo mental involuntário é praticamente nula.

Outro dia, vendo televisão, ouvi um psicanalista fazer uma comparação interessante: ele disse que o ser humano é acionista minoritário do seu próprio ser, que temos domínio sobre, no máximo, 30% de nós mesmos. Participamos dos lucros e prejuízos dessa "empresa" que somos, mas não temos controle acionário. Para o tao shiatsu, não é bem uma questão de controle, mas de liberdade interior, e liberdade interior é conseqüência de uma profunda compreensão da natureza da nossa mente, da percepção/compreensão de que somos *além* da mente.

Por isso, a receptividade é tão importante no tao shiatsu. É através de uma atitude receptiva que desenvolvemos uma profunda percepção daquilo que somos. Para nos desenvolvermos, precisamos estar receptivos: receptivos ao que uma pessoa fala, ao que ocorre dentro de nós mesmos, ao corpo do outro, ao nosso próprio corpo. Hoje em dia se fala muito em "ouvir o corpo". Ouvir o corpo é estar receptivo às informações geradas pelo corpo. E ouvindo o corpo descobrimos coisas fantásticas: o corpo contém uma sabedoria infinita.

Mas para ouvir o corpo precisamos de silêncio interior, precisamos tranqüilizar nosso processo mental involutário. Precisamos ser suficientemente maduros para nos permitir uma passividade intelectual. Para nos permitir não necessitar defender internamente, a todo instante, nossas próprias idéias e convicções. Só necessitamos defender nossas fraquezas — nossa força se defende por si mesma. Internamente, só defendemos o que de fato não sabemos, pensamentos que não têm fundamento na nossa própria percepção/compreensão. Só uma pessoa madura consegue ouvir o que o outro fala, porque não se encontra identificada com convicções sem fundamento e, portanto, não tem nada a perder, nada a proteger. Só uma pessoa asssim não tem medo e pode relaxar suas defesas, pode relaxar a mente — pode relaxar por inteiro.

O aprendizado do tao shiatsu é o aprendizado da receptividade, da sensibilidade — e do conforto que surge em conseqüência do conhecimento que passamos a ter de nós mesmos. Conforto de movimento/postura, conforto psicológico-emocional é algo que se desenvolve quando passamos a viver em contato com nós mesmos — em harmonia com nossa natureza. Conforto, não no sentido de um abandonar-se inconsciente, não no sentido de uma supressão do desconforto, não num sentido anestésico — mas no sentido de um bem-estar consciente, responsável, conseqüente.

Muitos alunos novos me procuram e dizem: "Estou indo muito bem na minha prática de shiatsu, estou entendendo tudo, só tenho um problema, meu dedo dói, minhas costas doem, não me sinto confortável quando faço o shiatsu". O problema é *só* esse? *Só?!* Mas se essa é exatamente a essência, a base do trabalho! Isso poderia ser "só" num tipo de trabalho em que houvesse um objetivo, em que algo é feito para se conseguir algo, onde os meios são secundários — o que de fato importa são os fins. Então podemos terminar de aplicar um shiatsu precisando receber urgentemente um shiatsu para nos recompormos, ou podemos acabar tortos, aleijados depois de dez anos de prática — isto não seria tão relevante, tão importante assim. Mas para o tao shiatsu todos os fins são artificiais, são distrações que criamos para não enxergar o essencial, a realidade de nossa existência efêmera. Para o tao shiatsu, a vida não tem fim — só tem meio. O meio é o fim — o meio é exatamente o objetivo, a finalidade. É no meio que ocorre o aprendizado, a receptividade, a sensibilidade, a descoberta, o crescimento interior.

Esse aprendizado é infinito, se renova continuamente. Não é que aprendemos alguma coisa e passamos a não ter mais problemas, mais dores — e aí então vamos poder praticar shiatsu tranqüilos para o resto de nossas vidas. Não, o aprendizado é contínuo: a cada prática, cada momento que tocamos o outro ou que estamos sós — esse é o momento do aprendizado, esse é o instante de receptividade para o que acontece fora e dentro de nós mesmos.

Rio, 3/11/88

INSTANTE A INSTANTE

"Uma das maneiras de olharmos para a condição humana é considerarmos que estamos todos hipnotizados. Por hipnose entendo qualquer momento em que você aceite palavras como substituto de seu próprio experienciar." — JOHN O. STEVENS (42)

"Leonardo da Vinci, Goethe, Freud e Einstein partiam de uma estrutura de fatos e mantiveram contato básico com o mundo não-verbal, verbalizando só *posteriormente* o que tinham descoberto. Como é diferente a abordagem da maioria de nós! Nós *começamos* com as palavras." — FREDERICK S. PERLS (42)

— *O desenvolvimento da percepção interior tem a ver com meditação?*

O desenvolvimento da percepção interior fatalmente leva à meditação. Aliás, nossa sensibilidade só se desenvolve de fato, só se torna realmente intensa quando estamos num estado meditativo — que seria um estado de dissolução, de declínio da força hipnótica da atividade mental involuntária associativa. Um estado de esvaziamento de nosso tráfego mental involuntário. A percepção se desenvolve sempre nas brechas do nosso movimento mental. Por isso o ser humano, em geral, é tão pouco sensível: a atividade do processo mental involuntário é praticamente ininterrupta, deixa poucas brechas para percebermos com clareza o que está acontecendo instante a instante. Estamos constantemente ocupados mentalmente, continuamente pré-ocupados interiormente.

O que é uma preocupação? O nome é muito sugestivo. É uma *pré*-ocupação. E nós estamos sempre preocupados. O ser humano tem um extraordinário talento para a preocupação. Quando não temos nenhum motivo para nos preocupar, inventamos alguma coisa. Aí parece que ficamos mais à vontade. A natureza da mente parece ser a da preocupação. E isso é natural, porque a mente *é* um processo, uma atividade, uma ocupação. Um contínuo desfile interior de palavras — ou, se estamos mais relaxados, de imagens. Mas é sempre uma ocupação, que atrai a nossa atenção, que absorve nossa energia.

Alguém entra na sala preocupado. O que significa isso? Que não está totalmente aqui. Seu corpo está aqui, mas sua atenção está em outro lugar, está em sua "*pré*-ocupação". Eu estou aqui falando, e a pessoa está lá, *se* ouvindo. O que aliás é uma atitude pouco inteligente. É uma ação compulsiva e pouco inteligente. Porque aquilo que ela se fala, ela já conhece perfeitamente. Além do mais, ela tem todo o tempo do mundo para se falar coisas. Quando temos a oportunidade de ouvir outra pessoa falando, seria mais sensato dar um breve intervalo na nossa falação interna para ouvir o outro. Mas isso é algo que foge ao nosso controle, à nossa vontade.

Por isso, o ser humano tem tanta dificuldade de evolução espiritual. Tecnologicamente, evoluímos muito, mas espiritualmente a raça humana chega a ser de uma estupidez assustadora. Pessoas se matando, destruindo a si mesmas, umas às outras. Mas do jeito que as coisas estão, isso é natural: cada ser humano se ouve obsessivamente — está obsessivamente centrado em seu próprio ego — e mal ouve qualquer outra idéia que não esteja de acordo com as suas. Por mais que ele possa se acrescentar, se auto-alimentar, o mundo individual é extremamente limitado.

A *pré*-ocupação nos distrai daquilo que estamos fazendo. E no tao shiatsu esse estado de pré-ocupação é fatal. Porque nossa percepção precisa estar tão aguçada, tão refinada, que toda nossa energia é exigida. Toda nossa atenção e toda nossa receptividade — nossa capacidade de deixar o outro ocupar nosso ser, nossa sensibilidade.

Mas se estamos previamente ocupados, como o outro vai poder nos ocupar? Cadê o espaço? Vai haver um conflito. Por um lado, estamos tentando nos colocar disponíveis para o outro, mas, por outro, já estamos ocupados interiormente. Necessariamente vai ocorrer uma colisão.

Então todo trabalho de desenvolvimento da percepção é um trabalho de meditação — porque é um trabalho que visa criar um espaço interno, um espaço interior. Por esse espaço flui nossa percepção, por esse espaço se expande nossa *com*-ciência. Esse espaço nada mais é que uma breve ruptura da nossa relação de identificação com o ego.

CUTUCANDO O TAO COM VARA CURTA

São Paulo, turma avançada. Acabamos de fazer a técnica do rodopio, de origem dervixe — onde rodopiamos no mesmo lugar, cada vez com maior velocidade, até que eventualmente caímos no chão. Um aluno comenta:

— *Tive esta sensação por um instante, a sensação do meu próprio centro... e quando eu sentia mais o meu centro, me dava assim uma certa alegria, chegava até a sorrir em certos momentos. E vinha de dentro essa alegria, eu sentia o centro, assim... (toca o ventre com as mãos). Mas, no momento em que mais percebia essa alegria, me dava uma certa perturbação — aí eu perdia um pouco o centro. Acho que é esse entregar/não entregar, eu começava a me entregar e então...*

Humm... mas eu realmente simpatizo com você — não é fácil deixar de ser miserável: estamos tão acostumados. Vemos muito isso em trabalhos corporais. Nos contraímos muito em diversas partes do corpo: os pés, a região lombar, a nuca, os ombros. Quando uma pessoa é tocada e os dedos dos pés estão contraídos, a pessoa é tocada para relaxar os dedos, para deixar os pés se expandirem: os pés se expandem — imediatamente o tórax se fecha. Aí vamos, tocamos os ombros da pessoa — para o tórax relaxar, se abrir. O tórax se abre, tranca-se a área abdominal. Parece que não estamos dispostos a abrir mão assim tão facilmente de nossas contrações, de nossa miséria. Nós resistimos muito.

Por isso, na técnica de zen shiatsu sempre utilizamos as duas mãos: enquanto uma das mãos — a mão "livre" — trabalha para soltar, relaxar determinada parte do corpo, a outra — a mão "mãe" — toca e mantém relaxada a parte do corpo associada, que espontaneamente se contrairia para compensar o relaxamento da primeira área. Sempre trabalhamos simultaneamente em pelo menos duas áreas do corpo, para neutralizar esse nosso processo tão comum de compensação — uma espécie de auto-sabotagem, que inconscientemente utilizamos para não abrir mão de nossas tensões, de nossos "problemas".

Eu gostaria de sugerir às pessoas que realmente aproveitaram essa técnica do rodopio, que tiveram coragem de se lançar, que a utilizem mais vezes — é uma técnica muito bonita, e com um grande potencial no nosso trabalho de auto percepção. Para essas pessoas vou tentar esclarecer algumas coisas a respeito da forma de utilizarmos esta técnica.

O rodopio é utilizado para nos colocar em contato com o nosso centro — quando tudo está girando à nossa volta, o único ponto de apoio que pas-

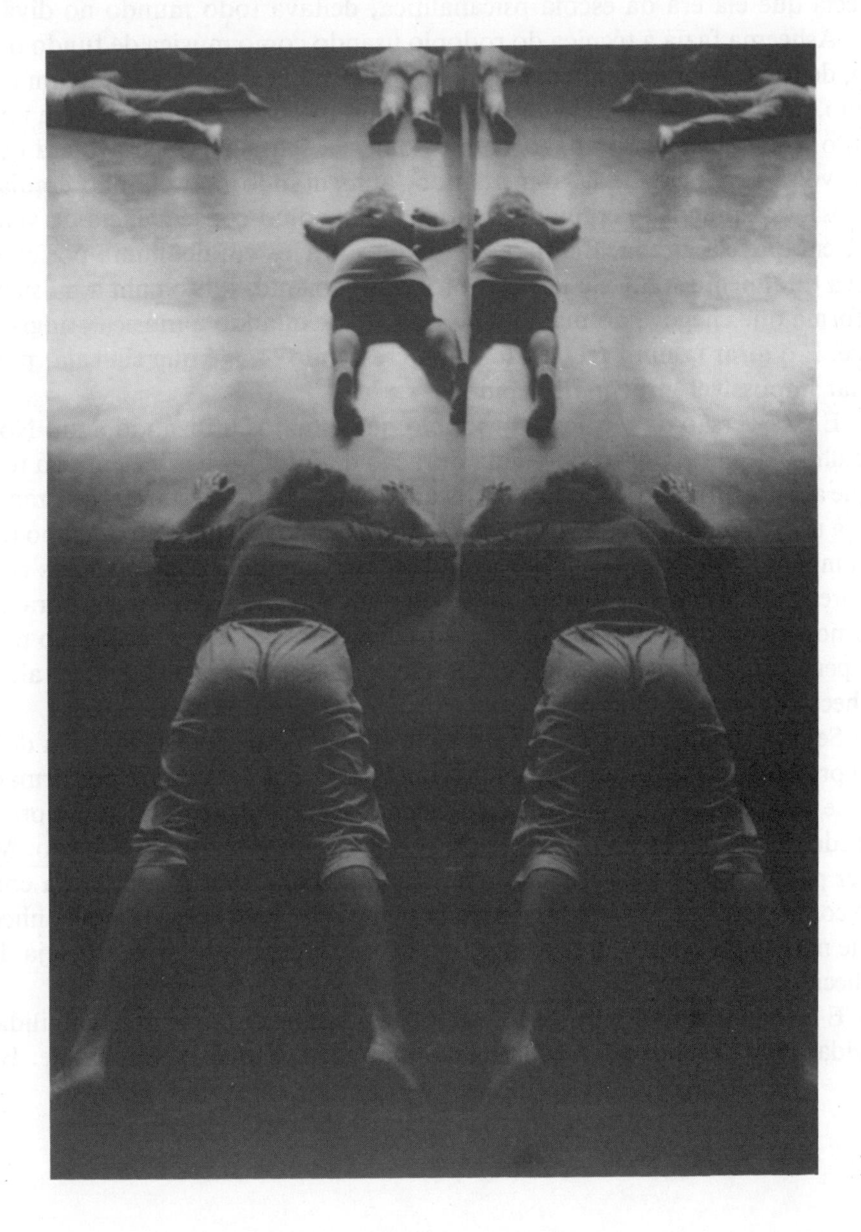

samos a ter é nosso centro interior. Tradicionalmente, os dervixes rodopiam durante muito tempo. Desligam-se do tempo: ficam ali, apenas presentes, conscientes do centro. Mas a versão que utilizamos é diferente — exige uma entrega mais passional, um crescendo ao longo do trabalho.

A primeira vez que vi essa técnica ser utilizada dessa forma foi há muitos anos, por uma amiga, uma chilena chamada Asheema. Além de ser uma pessoa extremamente luminosa, Asheema tinha também umas facetas muito curiosas. A primeira coisa que ela fazia, quando eu ia visitá-la em sua casa, era me fazer deitar. Antes que eu completasse minha segunda sentença, ela me mandava deitar — ficávamos conversando, ela sentada ou de pé, fazendo alguma coisa, e eu deitado. As pessoas iam conversar com ela — imediatamente ela deitava a pessoa: "Você está ansioso" — ela dizia —, "deita aqui". Até parecia que ela era da escola psicanalítica, deitava todo mundo no divã.

Asheema fazia a técnica do rodopio usando como música de fundo o *Bolero*, de Ravel — isso também era inédito para mim. Aquilo não era um espetáculo, um *show* — ela fazia o rodopio para si mesma. Mas o efeito era muito bonito. Ela começava devagar, com o som, e a sensação que dava era que a cada volta a velocidade ia aumentando, aumentando... E ela não erguia os braços — os braços se erguiam eventualmente como conseqüência da velocidade em que ela girava. Ela não segurava os braços em nenhuma posição — ficava totalmente solta. Se lançava progressivamente, junto com a música — de forma que chegava ao máximo de velocidade quando a música atingia seu ápice. E o girar ia num crescendo, num crescendo — até que ela caía, por se tornar impossível girar mais rápido.

É essa versão da técnica do rodopio que estamos utilizando aqui. Nosso trabalho é de curta duração — uma duração definida — e exige entrega total. O que acontece quando não nos entregamos à técnica que estamos utilizando? Não a usufruímos, ela não surte efeito. Controlamos o trabalho o tempo todo — também nada de especial nos acontece, continuamos controladores como sempre. Toda técnica de meditação procura um gancho, uma brecha para quebrar nosso controle — para que alguma coisa de fora, do desconhecido possa nos penetrar. Porque nós somos o conhecido — nosso processo mental, é o conhecido.

Se isso acontece, se nosso controle é abandonado, a técnica deixa de ser uma prática para se tornar um acontecimento. Deixa de ser uma performance para se tornar uma vivência. Podemos encontrar um verdadeiro artista na prática do rodopio, uma pessoa que o execute com grande primor e perfeição. Mas talvez para ela o rodopio seja só uma técnica, tenha sido incorporada como algo conhecido — e nós buscamos exatamente o desconhecido. Para conhecer o que não conhecemos, precisamos seguir por um caminho que nos seja desconhecido.

E a todo instante o mistério está presente, a cada instante a fragilidade da vida é uma realidade, a cada instante a morte é uma possibilidade. Esse é o mistério: a vida que vem da morte e retorna à morte, como a luz surge e se extingue no infinito vazio da escuridão. Esse é o mistério — a cada instante, a cada momento. E se temos a coragem de nos abrir para ele, um pouquinho que seja, esse pouquinho já é transformador, nos transforma.

Uma técnica de meditação que apenas reafirme o que já sabemos é uma técnica inócua. A técnica eficaz é a que nos abre, nos sensibiliza para um estado onde vislumbramos algo maior que nós, que nos ultrapassa, que está além de nossa lógica.

Às vezes, encontro esse tipo de pessoa, que pratica determinada técnica aparentemente com perfeição — mas que não coloca a alma, não arrisca nada de si no que está fazendo. Algumas se tornam *experts* em evitar, em *não* fazer técnicas de meditação. Por que *experts*? Porque "sabem tudo" (?) sobre a técnica em questão — só que nunca a experimentaram autenticamente. Ano passado eu tinha uma aluna assim — ela ficou comigo durante alguns meses, e já tinha passado por grupos de trabalho corporal e terapias diversas: bioenergética, processo Fischer-Hoffman, cursos de shiatsu, grupos sufi, etc. Quando eu dava alguma técnica para o grupo, ela não a fazia — ou fingia fazer — e depois comentava: "Ah, essa técnica é muito boa! Eu já a havia feito no grupo tal, no processo aquele, bláblábláblá, bláblábláblá". Só que ela nunca se entregava a nada do que fazia em aula — nunca tinha nenhuma experiência pessoal, nenhum *insight*. Nunca! Uma determinada técnica lhe havia sido proposta uma vez — e ela não a fez. Depois, uma segunda e uma terceira vez — e ela sempre não fazendo, não se lançando, controlando. Logo ela passava a se julgar uma "perita" na técnica — sem nunca, de fato, tê-la feito. Tornou-se uma especialista... em *não* fazer a técnica.

Quanto mais pensamos que conhecemos alguma coisa, mais fechados nos tornamos para ela. Mas se nos permitimos experimentar a vida com um pouco mais de profundidade, vamos observar que a sua lógica coincide com a lógica da mente. Por exemplo: outro dia, em aula, fizemos um trabalho que se dividia em duas partes. Na primeira parte, nos movimentávamos bastante, com bastante energia. Na segunda parte deitávamos e procurávamos relaxar profundamente. Poderíamos pensar que uma pessoa mais quieta, aparentemente mais calma, provavelmente teria dificuldades na primeira parte do trabalho — mas certamente faria a segunda parte com facilidade. E que uma pessoa mais agitada ficaria à vontade na primeira parte — e se sentiria inquieta na segunda. Mas, na verdade, não é isso que acontece. A pessoa que não participa na primeira fase, na hora de ficar quieta também não fica quieta. Quem não se entrega na hora do movimento, na segunda fase pode parar o corpo, mas internamente continua se mexendo: não há nenhum repouso interior. A questão não é a pessoa ser quieta ou agitada — é se entregar ou não se entregar à atividade proposta, participar ou não. O movimento da primeira parte desse trabalho serve para expressarmos nossas tensões psicofísicas, expressarmos à exaustão nosso movimento interior — para que possamos relaxar de fato na segunda parte. É como a técnica que utilizamos para provocar silêncio interior: numa primeira fase promovemos um verdadeiro escândalo sonoro em grupo, e quando, no auge do barulho, paramos bruscamente, o silêncio interior surge espontaneamente, nos invade.

Um outro exemplo: o de pessoas que sofrem de insônia. O que deve fazer quem sofre de insônia? Ficar parado em casa, na cama o dia inteiro — praticando relaxamento para quando a noite chegar? Provavelmente é melhor se entregar de corpo e alma às atividades do dia — ter uma vida bem ativa, bem criativa. Então, à noite, o sono pode chegar com facilidade. É uma questão de entrega. Se não nos entregamos na hora do movimento, não o usufruímos profundamente. E quando chega a hora de pararmos e relaxarmos, também não conseguimos. Fazemos tudo de forma parcial, com meio espírito, meio coração, divididos em nossa energia, dividindo nossa atenção entre a ação e o processo mental — e na meia ação não há meditação.

Quanto mais damos de nós na prática desse tipo de técnica, mais ela nos dá em retorno. A busca espiritual não é uma questão de fé, de crença. É uma investigação que só acontece através do nosso cometimento. É necessário correr riscos — cutucar o *desconhecido* com vara curta.

Se conseguimos nos entregar à técnica utilizada, excelente — aí o trabalho realmente acontece, surte efeito.

Se, por outro lado, resistimos, mas conseguimos nos tornar conscientes de nossas resistências, isso também é muito bom. O problema surge quando resistimos, não fazemos a técnica e sequer percebemos que estamos resistindo. Claro, podemos presumir que resistimos, porque não nos aconteceu nada, o trabalho não surtiu nenhum efeito — mas perdemos a oportunidade de observar e conhecer nossos mecanismos psicológicos de resistência.

São Paulo, 6/11/88

OS CINCO ELEMENTOS
(QUE NÃO SÃO ELEMENTOS)

"Chuang Chou sonhou que era uma borboleta, uma borboleta a esvoaçar e a borboletar aqui e ali, feliz consigo mesma, fazendo o que lhe agradava. Ele se esqueceu completamente de que era Chuang Chou. Subitamente acordou, e lá estava ele, o sólido e inconfundível Chuang Chou. Ele já não mais sabia, porém, se ele era o Chuang Chou que sonhara ser borboleta ou se era a borboleta sonhando ser Chuang Chou." — CHUANG TZU (59)

Turma avançada: acabamos de fazer um exercício no qual, numa postura relaxada e mediante determinado tipo de respiração, começamos a forçar um som parecido com o riso. O que aconteceu? Repentinamente todos começaram a gargalhar de verdade e durante quinze minutos tivemos muito riso e barulho na sala. Depois de pequeno relaxamento, sentamos para conversar: todos naturalmente animados, soltos, expressivos e gargalhando com muita facilidade. Pergunto então:

— Quem aqui não gosta de rir?

— (*Risos*)...

Pergunto, então, quem gosta.

— (*Mais risos*)...

Algo interessante que podemos perceber, é que não precisamos de razão, de motivo para sorrir — o sorriso é uma sensação interna que podemos produzir a qualquer momento. Tampouco precisamos de razão para gargalhar. Não precisamos de razão e não precisamos *da* razão — aliás, tudo o que fizemos hoje foi deixar a razão de lado e entrar no clima de gargalhadas do grupo. Tudo o que precisamos perceber é que podemos cair numa profunda gargalhada a qualquer momento. Não há nada que nos impeça — pelo menos, nada além de nós mesmos.

Outra coisa: gargalhar purifica — nos deixa mais leves, altera nosso estado de espírito. A tosse purifica (alguns alunos tossiam entre as gargalhadas): a tosse nada mais é do que uma tentativa do organismo de se livrar de substâncias nocivas que estão ali presas. Mas para essa purificação realmente ocorrer é necessário que o riso seja total, profundo — que o gargalhar seja convulso, produto de convulsões musculares do diafragma e da área abdominal.

Alguém sentiu vontade de chorar durante o riso? (Alguns alunos acenam ou respondem afirmativamente, outros negativamente.) Pois é, porque isso acontece, é natural. Se estamos rindo convulsivamente, facilmente podemos começar a chorar convulsivamente — a nos sentir tristes e chorar convulsivamente. É muito fácil passar do riso convulsivo para o choro convulsivo, e vice-versa, porque na origem os dois são a mesma coisa, os dois se originam nas convulsões das áreas abdominal e diafragmática. Essa facilidade de alternância entre riso e choro é facilmente observada em crianças pequenas — porque elas não controlam tanto, ainda não aprenderam a suprimir suas emoções, a reprimir sua respiração.

Esse é um engano básico na nossa educação: ao invés de aprendermos a aceitar nossas emoções — para que possamos compreendê-las e eventualmente amadurecer emocionalmente —, somos levados a reprimi-las. Reprimidas, elas se tornam inconscientes, e ganham força. Sua força reside no fato de que não as conhecemos, não sabemos o que são, como são, por que são. E não as conhecemos porque não nos foi permitido vivê-las livremente, sem culpa, sem mente. Reprimidas, as emoções se tornam desconhecidas — e o desconhecido, nós tememos. Algo que não é vivido não amadurece — e a psicologia moderna diz que, no fundo, todo homem é uma criança; que emocionalmente todos somos infantis.

A partir dos movimentos convulsivos do corpo, da respiração, todas as emoções se tornam disponíveis para nós, todas se tornam possíveis — todas. Por isso controlamos, por isso não gargalhamos intensamente, profundamente, convulsivamente com freqüência — temos medo de nossas próprias emoções reprimidas. Quando rimos assim, não somos *nós* que rimos: o *corpo* ri — é necessária uma entrega, precisamos nos entregar à convulsão, nos permitir a convulsão. O riso é uma convulsão, o choro é uma convulsão — o corpo

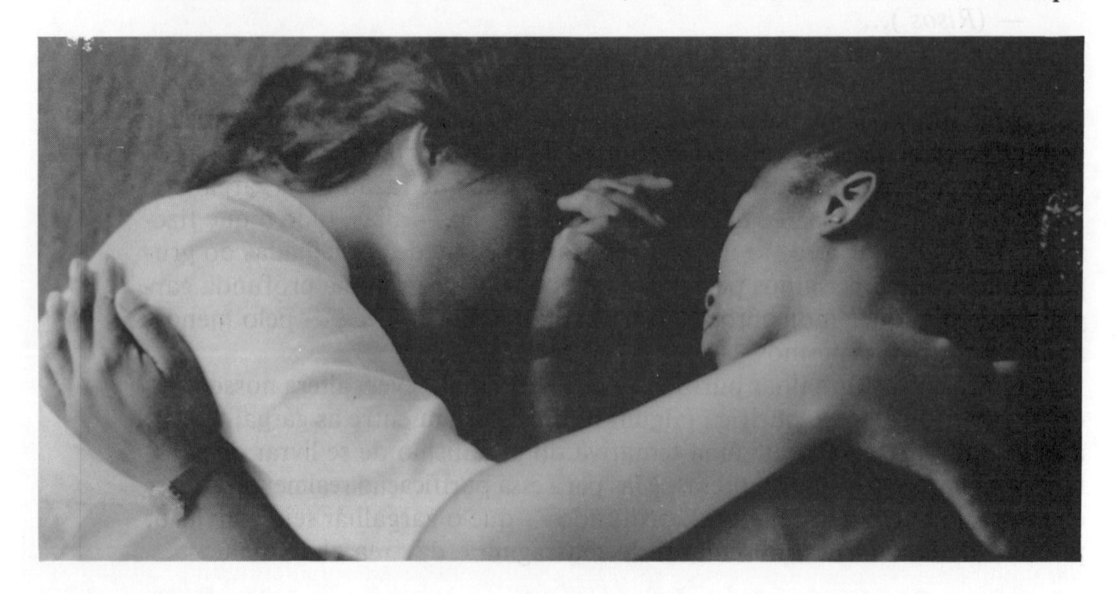

se contrai convulsivamente. E tão mais profundo vai ser nosso gargalhar quanto for profunda nossa entrega a essa convulsão. Mas se fazemos isso, se nos permitimos essa entrega profunda, então não sabemos o que vai acontecer: convidamos uma pessoa para nossa casa e, ao abrirmos a porta, uma multidão a invade. Por via das dúvidas, acabamos preferindo não convidar mais ninguém, não abrir mais a porta. Mas a vida assim se torna desvitalizada, miserável.

Há uma história sobre Chuang Tzu, um mestre do tao que viveu na China no século IX a.C. Era um homem totalmente despojado, livre, desapegado, que se movia com a mesma naturalidade na corte de um rei, entre pessoas pobres ou no meio da selva. Vivia assim uma vida cheia de alternâncias.

Um dia se encontrava no meio dos aldeões, com a roupa rasgada, as sandálias aos frangalhos, quando passou por ele o rei de Wei, que o conhecia da corte. O rei lhe falou: "Mas em que miséria o encontro, mestre!" Ao que Chuang Tzu replicou: "Pobreza não é miséria".

Pobreza é um fenômeno externo, material. Miséria é um fenômeno interno — um fenômeno psicológico, emocional, espiritual. Pobreza é uma contingência da vida, miséria é conseqüência de nossa desatenção interior. A pessoa miserável não é capaz de se entregar, de viver generosamente. A pessoa miserável não se dá, não se dá para o momento — é incapaz de se calar interiormente. Ela não se dá na risada, não se dá no silêncio. Miséria é uma relação com a vida, uma forma miserável de se relacionar com a vida. Gargalhar

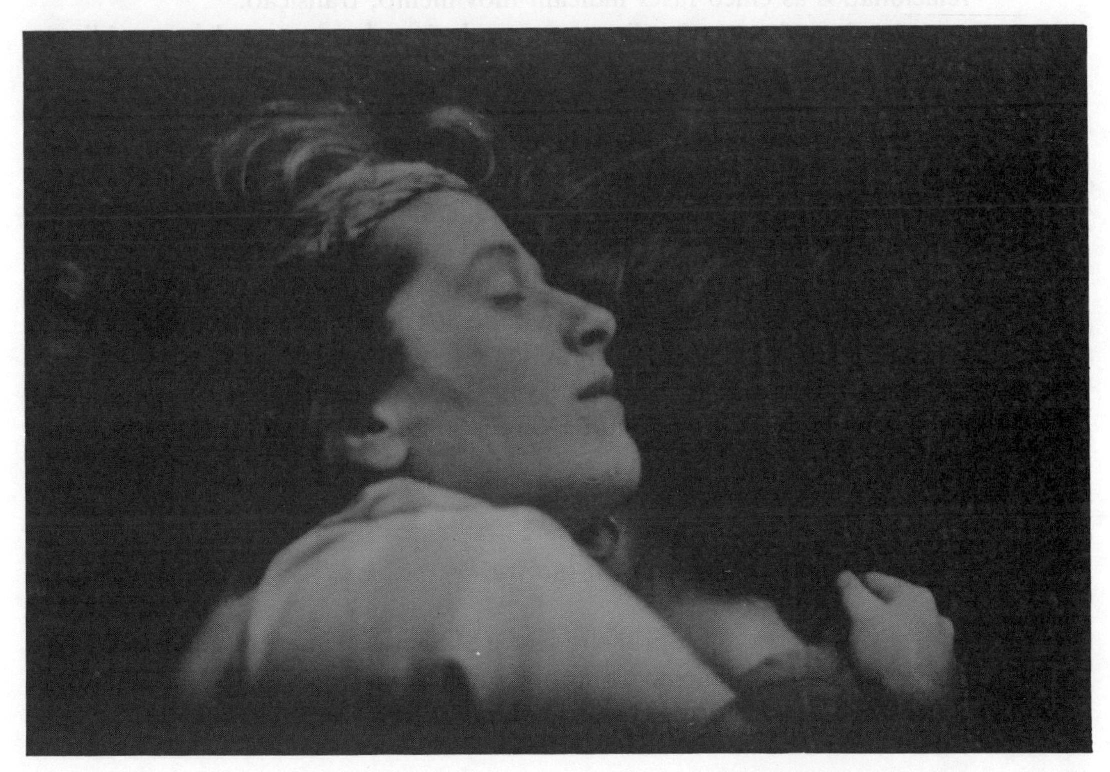

é um ato generoso, o choro é uma entrega — se não somos capazes de chorar convulsivamente, aos prantos, também não somos capazes de gargalhar. Para mim, a verdadeira miséria é estarmos aqui presentes, com uma energia dessas no ar — de riso, de gargalhada — e não nos desapegarmos de nós mesmos, de nosso ego, de nossas preocupações. Miséria é não nos permitirmos compartilhar dessa energia gostosa de riso. É não nos permitirmos compartilhar da vida; enfim, de tudo que ocorre na vida, a cada momento. Existe miséria maior do que essa? A existência chovendo uma energia gargalhante em cima de uma pessoa, e essa pessoa resistindo? Isso é miséria, e o oposto da miséria é o êxtase. Êxtase é a entrega, a participação total, celular — cada célula do corpo vibrando, participando intensamente do momento.

Nosso assunto de hoje são os *cinco elementos chineses*. Naturalmente, essa não é uma forma ortodoxa de introduzir os cinco elementos — mas é uma forma muito significativa. Porque vamos encontrar alguns desses fatores e emoções que acabamos de discutir e viver relacionados aos cinco elementos: fluidez, tosse, alegria, tristeza, riso, choro. Quero que vocês experimentem um pouco dos elementos em vocês, antes de começar a falar sobre eles.

Em primeiro lugar: madeira, fogo, terra, metal e água — os cinco elementos chineses — de fato não são elementos, mas fases, processos. As cinco fases não têm a característica estática que a palavra "elemento" sugere — são, na verdade, processos dinâmicos. Os próprios ideogramas chineses originais relacionados às cinco fases indicam movimento, transição.

As cinco fases estão diretamente relacionadas com os doze meridianos principais de energia do organismo humano. Mais especificamente, com os seis pares de meridianos acoplados: os meridianos principais acoplados, pelas suas funções, aos pares. No nosso trabalho estudamos os meridianos acoplados — e, consequentemente, as cinco fases — através de alongamentos e exercícios de expressão corporal, para chegarmos à compreensão do que realmente é a energia vital do organismo humano através da nossa vivência.

Cada uma dessas cinco fases naturais é relacionada com uma infinidade de características. Através da lógica podemos arrumar explicações para tudo, com um pouco de ginástica mental podemos criar relações improváveis entre características absurdas. Mas, aqui, não temos a menor intenção de praticar um contorcionismo mental inútil. Vamos simplesmente tentar compreender o significado das cinco fases em relação à nossa vivência, ao nosso trabalho prático em aula.

Madeira (*soma*)

A primeira fase é Madeira. O que é *ser* madeira? É um processo muito próximo ao do corpo humano. Podemos pensar em termos de uma árvore — isso vai nos ajudar a compreender as características de Madeira.

Quais são essas características? O crescimento, o nascimento vindo de uma semente: o crescimento para fora, e também para dentro — através de suas raízes. Outra coisa: as marcas desse crescimento se tornam presentes na árvore, na madeira da árvore — como se fossem rugas, cicatrizes. O mesmo não acontece com o fogo, por exemplo, ou com a água. O processo Madeira é o que mais se aproxima do nosso corpo (mente incluída), que também nasce de uma semente, cresce, se desenvolve externa e internamente, conserva as marcas de seu crescimento (memória genética). É o processo das coisas vivas, dos seres que amadurecem: água não amadurece, fogo não amadurece — madeira amadurece.

Madeira tem uma relação muito íntima com as estações: floresce na primavera, perde suas folhas no outono. E se alimenta de todos os outros processos: luz e calor, relacionados ao processo Fogo; comida, nutrientes, relacionados ao processo Terra; sais minerais, relacionados ao Metal; água.

A fase Madeira é associada à primavera e à cor verde. Os meridianos acoplados relacionados são Fígado e Vesícula Biliar. É associada à visão, à capacidade de decisão: um ser em amadurecimento vive em processo de decisão — decisões metabólicas estão sendo tomadas o tempo todo pelo organismo vivo. É associada aos olhos e às lágrimas. E às faculdades espirituais — um homem de visão é um homem que está se desenvolvendo espiritualmente: visão significa profundidade de compreensão, de percepção dos fenômenos que nos cercam, da vida/morte. Por isso, o processo Madeira é associado também à capacidade de controle num momento de crise, de mudança — à autoridade: liderança que é conseqüência do natural domínio das situações que um homem sábio, um homem de visão possui. Claro, um homem de visão, um homem que possui discernimento, que decide rapidamente, num momento de crise, é um líder natural.

Madeira está também relacionada às características opostas — ou à ausência das características já mencionadas: à falta de autoridade; à indecisão; à incapacidade de compreensão, de uma percepção mais profunda, mais espiritual da vida. A emoção associada é a raiva — raiva conseqüente de uma existência frustrada, sem visão, sem objetivo, sem auto-realização; raiva que se expressa através do autoritarismo — que é a tentativa de impor uma autoridade que não existe de fato, que não é legítima, uma liderança que não é natural. O processo Madeira também é relacionado ao mau humor, à pessoa biliosa e ao grito. Não necessariamente ao grito berrado em voz alta, mas, principalmente, ao grito que se esconde na voz de algumas pessoas enquanto elas falam. Aquela voz que, mesmo quando não é emitida em voz alta, soa meio gritada, irritada, como se escondesse um grito, ou estivesse reprimindo, abafando um grito. A voz da pessoa frustrada, raivosa, que reprime a sua raiva, que a está engolindo.

Fogo *(espírito)*

Vamos agora à fase Fogo. O que é fogo? Fogo é luz, calor, vitalidade, dinamismo — o Sol representa o processo Fogo. O Fogo está então relacionado ao calor humano, às emoções, à compaixão, à alegria e ao riso, e à tristeza e à dor. Também à instabilidade emocional: à passagem do riso para o choro e vice-versa, e às oscilações emocionais repentinas em geral — à pessoa cheia de altos e baixos. O Fogo é o que torna uma pessoa calorosa ou fria — e portanto é um processo determinante nas relações humanas: à capacidade ou à incapacidade de estabelecermos relações afetivas profundas, autênticas.

São dois os pares de meridianos acoplados da fase Fogo: Coração/Intestino Delgado e Circulação-Sexo/Triplo-Aquecedor. Fogo está associado à caixa torácica — centro da energia afetiva — e ao coração — significando não só o órgão, como também a energia central motivadora, o próprio espírito do ser. Está assim relacionado ao calor humano e ao verbo — o uso da palavra, que é expressão direta do espírito. A própria palavra "orador", inclusive, refere-se não só à pessoa que tem o dom da palavra, que fala bem em público, mas também à pessoa que ora, que reza — "orador" vem de "oração". A fase Fogo é também a cor vermelha (a tez avermelhada), o meio do dia, o verão e o suor (expressão do calor corporal).

Fogo é a consciência — a chama da consciência, o espírito — e gera os sentimentos, as emoções — as formas de expressão do espírito. Sua expressão máxima é o sentimento de amor/compaixão — fruto espontâneo de um ser consciente, de um ser com clareza interior. Se o processo madeira representa o soma, o processo fogo representa a energia psíquica.

Terra *(solo)*

O processo Terra nos remete ao planeta Terra, à "mãe Terra", à "mãe Natureza": é o nosso chão, nos oferece estabilidade e alimentos. Está relacionado à nutrição, à fertilidade, ao útero acolhedor, e está relacionado ao equilíbrio interior — à pessoa centrada, enraizada, que se sente bem, confortável consigo mesma. Está também relacionado aos apetites e necessidades — que desequilibram o homem, que o forçam para fora do seu centro. É o processo raiz: madeira, fogo, metal e água têm raízes na terra. Para nós a terra representa a base, o alimento, a inspiração.

Terra é relacionada ao processo de digestão/indigestão — dos alimentos e dos fatos da vida. Digerimos os acontecimentos da vida através do processo mental, por isso Terra está ligada aos pensamentos, às idéias e opiniões — e à obstinação, ao fanatismo, à obsessão por idéias e opiniões. Desequilíbrios no processo Terra podem trazer má digestão, e dar-nos a sensação de estarmos desenraizados, desestabilizados, com os pés fora do chão. Terra está assim relacionada à nossa sensação de segurança/insegurança, e à nossa atividade mental.

O processo mental, no homem, funciona como um mecanismo de defesa, de autoproteção. Foi por causa de sua capacidade mental que o homem, um animal relativamente frágil, conseguiu sobreviver e se desenvolver como espécie.

Freud dizia que a mente é nosso palco de ensaio. E por que ensaiamos? Para nos defender, para encontrarmos antecipadamente as melhores respostas às situações que vamos "enfrentar", para tentar controlar o que vai acontecer. Quanto mais inseguros somos, maior é nossa necessidade de controle. Sempre que nos sentimos ameaçados, nossa atividade mental se intensifica — e nos sentimos ameaçados na exata proporção de nossa insegurança, de nossa falta de centro, de nossa falta de contato com nós mesmos. Por isso, somente as pessoas intimamente maduras, seguras de si, conseguem relaxar o processo mental — *permitem* que o processo mental relaxe. Só a pessoa madura, *verdadeiramente* madura, segura, não necessita permanecer mentalmente na defensiva, pode relaxar. Quanto mais inseguros, mais mentais somos.

Terra é associada à cor amarela, ao gosto doce, à umidade, à saliva e ao paladar. Seus meridianos acoplados são Estômago e Baço-Pâncreas. É simpatia, consideração, acolhimento, aconchego, receptividade. A fase Terra está associada à pessoa naturalmente simpática, que exala simpatia; ou à pessoa antipática; ou, ainda, à pessoa que se esforça em parecer simpática — e assim por diante.

Metal (*cristalização*)

O processo Metal representa a intensidade da terra, a cristalização da terra: os metais, os sais, as jóias. Está relacionado portanto à resistência, durabilidade — às coisas estruturadas, com substância, que resistem à passagem do tempo.

No nível emocional é o processo que gera mágoa — a tristeza/dor profunda e prolongada. A palavra mágoa significa nódoa, marca que foi deixada na pele por pancada. Mágoa é aquele sentimento de dor, de não aceitação que nos marca com profundidade, que se estrutura no nosso corpomente — que temos dificuldade de superar, de eliminar do nosso sistema.

Os meridianos acoplados relacionados a Metal são Pulmão/Intestino Grosso — justamente os meridianos de troca e de eliminação (veja "Significado dos Meridianos"). Qualidades aparentemente opostas representam aqui essencialmente a mesma coisa, são dois pólos de um mesmo fenômeno: resistência é a ausência, a incapacidade de eliminação (prisão de ventre, por exemplo); eliminação é a dissolução da resistência.

O processo Metal está relacionado à pele — que é nosso limite corporal, que delimita o que está dentro e fora do corpo. Através da pele o organismo vivo respira e realiza trocas de substância e de energia com o meio ambiente — absorve e elimina. Por ser sua fronteira corporal, a pele simboliza a idéia de isolamento do homem — a idéia de que ele está separado do resto da existência —, o que justifica suas resistências psicofísicas e sua habitual relação de "pilhagem" com os outros seres e com o meio ambiente. Seu corpomente é sua "cidadela" e, como um pirata, ele faz investidas no mundo ao redor tentando sempre obter o máximo de vantagens para si.

O desequilíbrio do processo Metal gera a formação de muco (cristalização de substâncias orgânicas nocivas) e a tosse (física ou nervosa — tentativa do organismo de se livrar de emoções ou substâncias nocivas cristalizadas no seu interior). Metal está relacionado à parte superior das costas e ombros — e à tensão que acumulamos nessa área do corpo — e ao diafragma. Metal é também associado ao choro angustiado.

Outras relações de Metal: a cor branca (a tez pálida), o outono, o nariz, o olfato e o odor apodrecido, fétido, de coisa estagnada. Por fim, Metal está relacionado ao ar e à respiração — troca de ar e *prana* com o meio ambiente. A respiração é entendida no Oriente como a ponte que liga matéria e espírito — e prana é a energia que anima, que vitaliza o corpo dos seres vivos: a força que dá vida à matéria, o "espírito animal" básico da existência.

Água *(fluidez)*

Água é o processo que gera fluidez, mobilidade, maleabilidade. Água é a substância líquida, moldável, que não oferece resistência. Ela assume a forma do vasilhame em que é despejada: se é colocada num copo, assume a forma do copo; num jarro, a do jarro. A água dá vida, gera vida — é um processo essencial na vida (o corpo humano é 78% água). É o oceano e os rios — e simboliza o próprio "rio" da vida, o contínuo fluir e transformar do eterno momento presente, a impermanência de tudo que existe.

Água é o processo da força de vontade, da persistência (da persistência daquilo que não oferece resistência, da força daquilo que cede, que se molda, que consente: da "água mole em pedra dura tanto bate até que fura") e da ambição. A emoção associada ao processo água é o medo: medo do desconhecido, das mudanças, do contínuo fluir da vida/morte — medo da vida. Normalmente achamos que temos medo da morte, e não da vida — mas ter medo da morte é ter medo da vida, já que a morte é parte da vida. Quando uma mulher dá à luz, ela não está dando somente a vida a um ser, está dando também a morte — toda mãe dá vida e morte ao seu filho, já que não existe vida sem morte ou morte sem vida. O medo da morte é o medo da mudança, da transformação, do risco, do desconhecido — da vida, enfim. Risco só existe na vida — risco é sinônimo de vida. Toda nossa necessidade de segurança (segurança que de fato não existe, é impossível de ser alcançada) vem de nosso medo profundo e inconsciente do inesperado, do incontrolável — daquilo que é, em essência, a própria natureza desse processo que chamamos de vida/morte.

Os meridianos acoplados do processo Água são Bexiga e Rim — os que controlam o metabolismo líquido e a vitalidade do organismo. Água está dessa forma relacionada ao sistema nervosos simpático (à adrenalina, que é secretada pelas glândulas supra-renais) e à parte posterior do corpo. Também relaciona-se à cor azul, ao inverno, ao frio e, no corpo, aos cabelos, aos genitais e à urina. Gera tremores — libertação da tensão nervosa provocada pelo medo — e o som gemido — a voz que soa medrosa, tímida, como um gemido.

Esses são os cinco processos fundamentais, de origem chinesa e milenar: Madeira, Fogo, Terra, Metal e Água. Poderíamos também chamá-los de Soma, Espírito, Solo, Cristalização e Fluidez.

A teoria dos cinco processos foi desenvolvida a partir da observação da Natureza, dos processos da existência, e ela só se torna significativa a partir do momento em que nos provoca um *insight*, uma forma mais sensível de percebermos aquilo que é. Racionalizar não é compreender. Os cinco processos são signos, símbolos de uma realidade — e não a realidade. São abstrações de características que não existem isoladamente, em estado puro. São dedos apontando para a lua. Se limitamos nossa atenção aos dedos, não percebemos a lua.

São Paulo, 6/11/88

"Chuang Tzu e Hui Tzu caminham às margens de um rio. Chuang Tzu diz:

— Observe como as carpas nadam livremente! É disso que os peixes realmente gostam.

— Você não é peixe — diz Hui Tzu —, como sabe de que gostam os peixes?

— Você não é eu — replica Chuang Tzu —, como sabe que eu não sei de que gostam os peixes?"

— CHUANG TZU (19)

CRER É NÃO SABER

"Procuro despir-me do que aprendi,
Procuro esquecer-me do modo de lembrar que me ensinaram,
E raspar a tinta com que me pintaram os sentidos,
Desencaixotar as minhas emoções verdadeiras,
Desembrulhar-me e ser eu, não Alberto Caeiro,
Mas um animal humano que a Natureza produziu."
— ALBERTO CAEIRO/FERNANDO PESSOA — (43)

"Isso que vês não existe: e para o que existe, não dispões de palavras"
"A menos que vejas, não acreditas: não podes te fiar no que te dizem." — KABIR (56)

Uma vez, um professor de filosofia, homem culto — estudioso do caminho zen, inclusive — procurou Nan-in, um mestre zen japonês. Apesar de todo seu conhecimento, sentia-se descontente, ansioso — não tinha realmente prazer de viver. Queria portanto aprender mais, novos conhecimentos que o ajudassem a se desenvolver espiritualmente.

Nan-in recebeu-o cordialmente, e convidou-o a sentar-se. Pediu a um discípulo que chá fosse servido, e, de fato, um bule com chá e duas xícaras foram rapidamente assentados entre mestre e convidado. Nan-in pôs-se então a servir o convidado. E a xícara foi enchendo enchendo enchendo — encheu. Mas o mestre não parou de derramar chá na xícara que, naturalmente, começou a transbordar. Transbordou tanto que escorreu pela mesa e começou a cair no colo do convidado. Este, que estava ali sentado pensando grandes perguntas para fazer ao mestre — sobre Deus, sobre o caminho espiritual, sobre o zen —, repentinamente deu-se conta do líquido quente queimando-lhe as coxas e, percebendo o que estava acontecendo, surpreendeu-se: "Mestre!" — pensando intimamente que o homem talvez fosse meio louco — "o que está fazendo?!"

Nan-in respondeu: "O seu estado é similar ao dessa xícara: você também está transbordando. Só que a xícara transborda de chá, e você de informações, crenças, conhecimentos, idéias — pensamentos que você julga seus, e aos quais se apega. Não há espaço para aprender o zen".

Essa é uma famosa história zen, que reflete o estado dos homens — que reflete o *nosso* estado. Confundimos informação, cultura, com conhecimento próprio. Andamos não sobre nossos pés, mas através de conhecimentos emprestados.

Uma outra história, essa de origem sufi:

Há muito tempo, na praça central de uma pequena cidade turca, um dia apareceu um faquir com fama de realizar milagres. Tudo que ele precisava fazer era fechar os olhos, se concentrar, tocar a pessoa que desejava o milagre e este se realizava. Logo, muitas pessoas se reuniram em torno dele.

Nisso, aproximou-se do grupo Nasrudin, o legendário mestre sufi. Vendo o que se passava, dirigiu-se ao faquir: "Faquir, sei que sua fama é muito grande. Acontece que, embora seja o sábio da aldeia, sou um homem analfabeto, incapaz de ler uma linha. Prove o seu poder, e faça com que eu me torne capaz de ler pelo seu simples desejar".

O faquir pediu que Nasrudin se aproximasse, tocou-o na testa, fechou os olhos. Após um instante tornou a abrir os olhos e disse-lhe: "Vá para casa e leia o primeiro livro que encontrar no seu caminho".

E Nasrudin foi para casa. Meio desconfiado, mas disposto a conseguir um livro em algum lugar e testar sua nova capacidade. Passou-se uma hora, duas, três, e Nasrudin voltou para a praça, furioso! Buscava o faquir, mas ele já tinha ido embora. Em suas mãos um livro, que brandia com decisão. Logo reuniu-se uma pequena multidão em torno de Nasrudin, que bradava: "Esse faquir é um impostor, não acreditem nele, não dêem dinheiro a ele!". "Mas por que, Nasrudin? Você não aprendeu a ler? Ele enganou você?"

E Nasrudin respondeu: "Não, aprender a ler eu aprendi. E, exatamente, tenho nas mãos um livro que diz que não existem milagres, e que todo faquir é uma fraude. Cadê aquele impostor miserável?!"

Vivemos tão distraídos de nós mesmos, que muitas vezes não sabemos o que é nosso próprio conhecimento e o que é emprestado, cultural, social. Estamos tão comprometidos com padrões culturais, cremos com tal obstinação em idéias que nossa percepção não é clara, cristalina.

Falta-nos base para distinguir o que é fato e o que é pensamento. De onde vem essa base? De uma percepção aguçada, de uma visão penetrante. Do conhecimento que surge da coragem de olhar o que existe sem idéias, sem conceitos — sem as idéias e conceitos que enchem nossa xícara até a borda, que transbordam nossa xícara. Sem nossas crenças a respeito da vida, a respeito da morte. Crenças que revelam exatamente nossa ignorância. Só acreditamos no que não sabemos, porque se sabemos não precisamos acreditar!

Você acredita que tem um corpo? Que seu corpo tem dois braços, seus braços duas mãos e suas mãos cinco dedos cada uma? Isso é uma crença? Você vai discutir comigo por essa crença? Absolutamente, não há necessidade. Você *sabe* tudo isso. Se alguém quiser discutir com você a respeito da existência de seus braços, mãos e dedos você certamente não se dará ao trabalho.

Na praia, podemos olhar para a água do mar, e pensar: "A água *parece* fria, *creio* que essa água está fria". Mas assim que vamos até ela e mergulhamos, sabemos se a água está fria ou não. A crença se torna desnecessária, obsoleta, a partir do momento que sabemos pela nossa experiência própria.

Todo o trabalho do tao shiatsu objetiva uma percepção direta do que está acontecendo — interna e externamente. Essa é a essência desse trabalho.

Se nos sentimos no céu ou no purgatório, é irrelevante. Se durante o trabalho nos sentimos confortáveis ou desconfortáveis, relaxados ou angustiados, seguros ou inseguros — isso não importa tanto. O que nos interessa de fato, então? Nossa capacidade de perceber, em profundidade, aquilo que está acontecendo conosco. Sem máscaras, sem fantasias. Simplesmente acompanhando com atenção nosso processo interior.

Existe um grande obstáculo à nossa capacidade de auto-observação: nossa irresponsabilidade. Nossa tendência a nos justificar, a responsabilizar os outros pelo que sentimos, a acreditar que nossa insegurança é provocada por uma outra pessoa, que nossa angústia, nossa ansiedade vêm de fora, são provocadas pelos outros. Se não assumimos responsabilidade por nós mesmos, não há possibilidade de desenvolvimento pessoal. Nossa irresponsabilidade é um entrave na compreensão do tao shiatsu.

"Responsabilidade" é uma palavra belíssima. Geralmente, associamos responsabilidade a obrigação: a pessoa considerada responsável é aquela que "honra seus compromissos", que "cumpre com seus deveres". "Responsabilidade" deriva do latim, *responsum*, que significa "responso", "resposta" e *habilitate*, que significa "habilidade". Logo, responso-habilidade quer dizer, de fato, "habilidade de resposta": capacidade de responder conscientemente às diversas situações da vida, no preciso instante em que respostas são exigidas. Responsável por si mesma é a pessoa cujas ações são criativamente determinadas por sua própria compreensão pessoal, e não conseqüência de reflexos psicológico-emocionais condicionados.

Assim, responsabilidade emocional significa aceitar, assumir plenamente nossas respostas emocionais. É assumindo o que somos que nos tornamos *responsáveis por* e não *vítimas de* nossas emoções. É aceitando verdadeiramente o que somos que passamos a nos conhecer na nossa totalidade, e autoconhecimento, autodescobrimento, gera, necessariamente, transformação, maturação — uma maior "habilidade de resposta".

No tao shiatsu precisamos assumir tudo o que sentimos como nosso. Seja agradável ou não. Interessa-nos é observar, viver o que estiver acontecendo — sem interpretações. Viver o sentimento, a sensação que estiver acontecendo sem idéias preconcebidas a respeito — simplesmente ficando com o que estiver acontecendo. Esse é o nosso esforço de autopercepção, de autoconhecimento. Por isso trabalhamos tanto com os olhos fechados em nossas aulas. Não é só para observar as sensações corporais, musculares, etc. É para observarmos também as emoções, as sensações mais íntimas, a energia, a mente funcionando — mas sem focalizarmos, sem nos perdermos no processo mental, em seus meandros.

A intenção então é observar — observar e ter responsabilidade pelo que observamos. O que está acontecendo está acontecendo em mim. A angústia que sinto está acontecendo no meu peito. Sem tentar explicar o que se está sentindo. Simplesmente sentir o que estiver acontecendo. Em mim, em cada um de nós, no nosso organismo. Sem fugir — aceitando e estando presente ao que estiver acontecendo.

O trabalho de tao shiatsu tem por finalidade nos provocar de uma forma suave. Provocar sensações, sentimentos, aquilo que somos na nossa totalidade. Trazer suavemente à tona o que carregamos no fundo. Ou talvez nem tão no fundo — mas que escapa à nossa percepção, de qualquer forma. Provocar e sensibilizar, para que voltemos nossa atenção para nós mesmos, para o que somos, o que sentimos. Sem julgamentos, sem idéias de que isso é desejável, aquilo não é desejável. Sentindo de uma forma mais profunda. Sem conceitos, sem conhecimentos — com a "xícara vazia."

Por isso, cada tensão nos interessa no nosso trabalho. Quantas vezes, numa aula, durante um trabalho de relaxamento da máscara facial, peço a meus alunos que soltem a musculatura que mantém os maxilares cerrados: que permitam assim que a boca se entreabra. Em dois, três minutos, na seqüência do trabalho, as bocas estão novamente fechadas. Quem cerra nossos maxilares? Nós! O tempo todo, automaticamente, inconscientemente. Através da percepção do corpo desautomatizamos nossas tensões. Atentos, presentes ao existir do corpo, à vida, relaxamos. Distraídos, ausentes, fechados na mente, hipnotizados pelo processo mental — nos contraímos.

Na aula, quando toco um aluno, é para apontar uma tensão. Não é para "corrigir" sua postura. Em geral, ele se sente corrigido. Procura alterar sua postura. Age como se pensasse: "O que é que o professor quer que eu faça? Como será a postura correta?". *Não há postura correta!* O toque serve somente para alertar: "Olhe o que você está fazendo aqui! Observe essa tensão aqui! Por que você está fazendo essa tensão? Ela *não* está acontecendo sozinha!". Está acontecendo de uma forma inconsciente, automática, um padrão mental-corporal. Mas ainda assim é o *seu* fazer.

É como se não vivêssemos nossa própria vida — como se ela estivesse ligada em piloto automático. A boca se fecha sozinha. O corpo se tensiona sozinho. A postura se contrai sozinha. E nós, onde ficamos?! Onde está nossa liberdade? Ela pode ser conquistada através da nossa presença, da nossa atenção. Através da presença àquilo que estamos fazendo. Através da atenção àquilo que estamos fazendo, pensando, sentindo. Atenção e aceitação. Um encontro, um encontro conosco, vasto, pleno, não limitado ao nível de idéias, mas tão amplo e complexo quanto nosso existir.

No tao shiatsu nos interessa muito aquilo que fazemos a cada instante, a cada microinstante. Porque o instante contém tudo e todas as coisas. Até nossa possível angústia pelo futuro e lamentações pelo passado ocorrem nesse instante — só podem ocorrer no instante. Passado é memória, futuro é projeção que, como um filme, passa pela consciência. Angústias e lamentações passam — mas o instante continua. Continua sempre. Podemos entrar e sair do instante, estar no instante ou *nos* esquecermos totalmente. Mas o instante sempre é. Eternamente é. Tao.

Esse é nosso trabalho no tao shiatsu. Na prática individual, na prática com o outro. E ao outro nós levamos a profundidade de percepção que temos — através de nosso olhar, de nosso toque, de nossa presença. A técnica de massagem do tao shiatsu é magnífica, mas ela depende da intensidade de presença, da agudeza de visão do praticante. É impossível se desenvolver uma boa técnica de tao shiatsu de uma maneira automática, de uma maneira desatenta.

Tao shiatsu não é para ser explicado, mas para ser experimentado. Sua força e significado residem não em conceitos, mas na sua prática. Para a pessoa interessada em ver além do cotidiano, do aspecto social da existência, é um caminho infinito. A renovação da existência é infinita, constante, contínua. Nós podemos nos ligar ou nos desligar do fluxo da existência, do Tao. Mas sempre que nos ligamos, o tao está ali, presente. Sempre que ficamos atentos ao corpo, às tensões involuntárias ou à respiração, sempre que ficamos mais conscientes, sempre que saímos de nossos devaneios mentais para o que está acontecendo, encontramos o instante presente — infinitamente.

No decorrer de uma aula, dez, quinze, vinte vezes eu chamo a atenção. Chamo a atenção para o quê? Para aquilo que está ali, acontecendo. E cada vez que voltamos a atenção para o que está acontecendo, o que está acontecendo está 'aqui' — o presente continua 'aqui', o instante continua 'aqui'. Minha voz, meu toque, servem para tirar meus alunos do processo mental e trazê-los de volta ao corpo, ao que está acontecendo. O bastão é famoso na tradição zen: serve para os mestres baterem nos estudantes que estão distraídos durante a meditação. A *palavra*, o *toque*, são meus bastões zen.

Através da observação, o mecanismo que somos começa a se expor. Modificações começam então a ocorrer, naturalmente. Não é necessária a intenção de nos modificarmos. Simplesmente entendendo nosso mecanismo, começamos a nos libertar dele. Clareza de percepção e transformação são a mesma coisa — duas faces de um mesmo fenômeno. Agimos muitas vezes sem perceber o que estamos fazendo. Se o que percebemos é um padrão destrutivo, naturalmente paramos de alimentá-lo em nós mesmos, passamos a abandoná-lo. Mesmo uma ação destrutiva para terceiros é também uma ação autodestrutiva. Uma agressão ao outro é sempre uma agressão a nós mesmos. Se estabelecemos relações agressivas em nossa vida sofremos com isso — com o isolamento que esta atitude de vida produz. Tudo isso é tao shiatsu. O que acontece — dentro, fora — nos interessa profundamente.

Nossa intenção é estarmos eventualmente tocando uma pessoa com nossos olhos abertos mas profundamente presentes ao nosso centro e aos nossos movimentos internos — pensamentos, sensações corporais, emoções —, tão atentos ao nosso interior como estaríamos se estivéssemos de olhos fechados. E se tocamos uma pessoa assim, tão em contato com nosso centro, nosso toque passa a ter uma qualidade totalmente diferente. Passa a ser um toque com poder, energia, magia. Por que? Porque o toque vai estar impregnado de nossa atenção, de nossa *com*-ciência, de nossa *presença* — vai estar impregnado de *nós mesmos*.

Rio, 3/05/89

UMA VISÃO INTEGRADA DAS FUNÇÕES ORGÂNICAS

Devemos ter em mente, durante nosso estudo de anatomia e fisiologia, que o organismo humano é *um organismo*. Suas partes são completa e perfeitamente integradas. As divisões em sistemas são úteis para o estudo, para facilitar nossa compreensão — mas o organismo em si desconhece divisões. Os sistemas orgânicos são interdependentes — nenhum sistema pode existir isoladamente. Poderíamos dizer que, de fato, o corpo humano só tem um sistema: o sistema esquelético-muscular-circulatório-respiratório-digestivo-urinário-nervoso-glandular.

Uma dor lombar, por exemplo, é um problema ósseo ou muscular? Digamos que seja um problema no esqueleto: as articulações entre as vértebras lombares estão comprimidas. O sistema muscular vai estar necessariamente envolvido, os músculos dessa região do corpo vão estar deformados, adaptando-se à realidade corporal vigente, e desequilibrando todo o resto do sistema. Da mesma forma, qualquer área contraída muscularmente provoca desvios no sistema esquelético — a pressão muscular afeta o esqueleto. E mais: contrações musculares não só afetam o sistema esquelético, estão relacionadas aos sistemas nervoso, digestivo, circulatório, etc.

Vamos então, para nosso estudo, dividir o organismo em sistemas. E vamos falar sobre suas funções. Mas vamos, principalmente, falar sobre a forma que esses sistemas *interagem*, a forma que as funções orgânicas se complementam — como elas fluem uma nas outras. Nossa intenção é desenvolver uma visão geral do funcionamento do nosso organismo — uma visão integrada, que nos ajude a compreender nossos processos fisiológicos básicos.

Vamos partir do sistema digestivo — e daí emendar diretamente nas funções dos demais sistemas. O *sistema digestivo* é um longo tubo, que vai da boca ao ânus, se mantendo relativamente à parte do resto do organismo. Os alimentos ingeridos são umedecidos e triturados na boca e, após engolidos, são armazenados e preparados no estômago para serem enviados ao intestino delgado.

No intestino delgado continua o processo de "quebra" mecânico-química dos alimentos, com o auxílio de enzimas (fermentos) digestivas secretadas por alguns dos órgãos anexos ao canal alimentar, que também fazem parte do sistema digestivo (como o fígado e o pâncreas). É no intestino delgado que vai se dar a maior parte da absorção dos nutrientes pelo organismo. Já os líquidos vão ser absorvidos principalmente no intestino grosso.

Os nutrientes absorvidos através das paredes do intestino delgado entram na circulação sangüínea. As veias mesentéricas fazem a drenagem das paredes do intestino delgado. Das veias mesentéricas o sangue rico em nutrientes passa à veia porta, daí atingindo o fígado.

No fígado, esses nutrientes vão ser modificados (preparados para "consumo"), armazenados e, de acordo com as necessidades orgânicas, lançados na circulação sangüínea: através das veias hepáticas, alcançam rapidamente o coração, daí sendo distribuídos para todo o organismo.

Esse é o caminho de absorção de nutrientes pelas células. E o mecanismo de eliminação das substâncias desnecessárias às células do organismo? A mesma circulação que leva oxigênio e nutrientes para as células, remove resíduos e dióxido de carbono. As substâncias orgânicas e inorgânicas desnecessárias são removidas do fluxo sangüíneo pelos rins — junto com quantidades variáveis de água —, formando a urina, que vai ficar acumulada na bexiga até o momento de ser eliminada. A formação e eliminação da urina são funções do *sistema urinário*.

Podemos então observar que purificação celular orgânica é sinônimo de purificação plasmática orgânica — o que é simplesmente natural quando lembramos que o corpo humano é 78% líquido. Essa purificação ocorre principalmente nos rins, à medida que o fluxo sangüíneo passa por eles, mas também se dá através da transpiração.

E a evacuação, as fezes? As fezes não são resíduos celulares orgânicos, são resíduos alimentares. A matéria-prima das fezes, a matéria fecal, jamais ultrapassou os limites do tubo alimentar, jamais penetrou o plasma orgânico. É simplesmente matéria não aproveitada dos alimentos ingeridos.

Bom, os nutrientes e líquidos (com vitaminas e minerais) absorvidos nos intestinos delgado e grosso chegam ao fígado através da veia porta, daí finalmente ao coração — de onde são enviados para todas as partes do organismo. Os resíduos alimentares são eliminados pela evacuação e o excesso de líquido e resíduos plasmáticos são filtrados pelos rins e eliminados sob a forma de urina. Assim se dá a *troca sólida* e *líquida*.

E a *troca gasosa*? Através da ação de certos músculos — principalmente do diafragma —, ar é inalado pelo corpo e preparado, de forma que o oxigênio nele contido possa ser absorvido pelo sangue. Simultaneamente à absorção de oxigênio pelo sangue, dióxido de carbono se desprende — ocorrendo assim uma troca. Essa troca oxigênio/dióxido de carbono se dá nos pulmões, e é chamada *hematose*. A hematose é função do *sistema respiratório*.

O oxigênio absorvido pelo sangue é levado até o coração, e daí para todo o corpo pelas artérias. Dióxido de carbono é trazido das células para o coração — pelas veias —, e do coração é levado aos pulmões, para que ocorra a troca: absorção de oxigênio/desprendimento de dióxido de carbono.

A esse percurso pulmões/coração — coração/pulmões chamamos de *pequena circulação*. Ao percurso coração/corpo-corpo/coração chamamos de *grande circulação*.

Resumindo: o oxigênio é absorvido nos pulmões, de onde vai para o coração, para daí ser distribuído para todas as células do corpo. O dióxido de carbono recolhido das células é levado até o coração, para daí ser enviado aos pulmões — onde se dá a purificação gasosa do sangue: a hematose.

O *sistema circulatório*, então, cuida da nutrição sólido-gasosa, da proteção (glóbulos brancos) e da purificação celular.

O *sistema linfático* atua como auxiliar do sistema circulatório, escoando para dentro das veias os líquidos do corpo que não se encontram dentro do sistema vascular. Além dos vasos linfáticos, que têm a função de fazer a linfa orgânica manter-se em circulação (drenagem/purificação), fazem parte desse sistema também os gânglios linfáticos, que através da produção de anticorpos têm importante função imunológica.

O *sistema nervoso* capta informações internas e externas ao organismo e comanda a ação dos músculos em resposta. Tudo isso se dá através de estímulos eletroquímicos — os impulsos nervosos. Dessa forma o sistema nervoso comanda e regula os movimentos esqueléticos do corpo/processo psíquico/vida vegetativa — tudo assim, intimamente interligado. Comanda/regula os movimentos/pensamentos voluntários e involuntários — ou seja, as funções de todos os sistemas orgânicos.

O *sistema glandular* atua quimicamente no organismo. Através da secreção de certas substâncias, ele interfere no metabolismo (transformação para o aproveitamento orgânico de certas substâncias, como gorduras, açúcares, etc.) e na composição química plasmática. Atua em sintonia, sob o comando do sistema nervoso central, influindo dessa forma sobre todas as funções orgânicas.

Para terminar, vamos rapidamente observar as funções de alguns órgãos anexos do sistema digestivo. O *fígado*, além da função já citada, produz a bílis, que lançada no intestino delgado atua no metabolismo de gorduras. O *pâncreas* é uma glândula mista, que secreta internamente (diretamente no plasma) e externamente. Sua secreção externa é o suco pancreático que, lançado no intestino delgado, atua na digestão, e a interna é a insulina (metabolismo do açúcar).

A *vesícula biliar* armazena e libera a bílis, que no momento necessário é lançada no intestino delgado (duodeno).

Já o *baço* produz glóbulos brancos, que têm função imunológica. Por isso, é também considerado um órgão do sistema linfático. Assim, no caso de certas doenças infecciosas, o baço pode inchar — por sobrecarga de trabalho na produção de glóbulos brancos. Atua também filtrando o sangue, absorvendo impurezas e glóbulos vermelhos envelhecidos. Colabora ainda na formação da bílis.

São Paulo, 5/11/88

O SIGNIFICADO DOS MERIDIANOS

O SENTIDO LITERAL NÃO É O SENTIDO ORIGINAL

São doze os meridianos principais do corpo humano. Esses meridianos de energia se agrupam, por função, aos pares. Os meridianos que formam um par são chamados meridianos acoplados. Em cada par, um dos meridianos se relaciona à energia yin — feminina, interior — e o outro à energia yang — masculina, superficial — da mesma função básica comum aos dois. Assim, temos seis pares de meridianos acoplados, e seis funções orgânicas básicas às quais eles se relacionam.

Todo nosso trabalho no curso de tao shiatsu gira em torno dessas funções orgânicas. Quando uso a palavra "orgânicas" não me refiro somente às funções físicas, mas também às funções psíquicas dos meridianos em questão. Aliás, no nosso trabalho de observação e compreensão das características funcionais energéticas de uma pessoa, vamos nos interessar mais pelos aspectos psicológico-emocionais do que por aqueles normalmente chamados de "fisiológicos".

Trabalhamos esses meridianos através de alongamentos, alongamentos com pressão simultânea e movimentos de expressão corporal. Esses exercícios práticos são fundamentais para o desenvolvimento de uma percepção própria e de uma compreensão "viva" do fenômeno energético no corpo humano. Sem a experiência da energia, no máximo podemos nos limitar a desenvolver uma compreensão intelectual dos conceitos relacionados à teoria dos meridianos. Sem a capacidade de percepção da energia, nossa compreensão será sempre vazia, desonesta.

A maioria dos meridianos tem nome de órgãos do corpo. Assim, temos os seguintes pares: 1. Pulmão/Intestino Grosso; 2. Estômago/Baço-Pâncreas; 3. Coração/Intestino Delgado; 4. Bexiga/Rim; 5. Circulação-Sexo/Triplo-Aquecedor; 6. Vesícula Biliar/Fígado. No entanto, essa nomenclatura não é muito feliz, muito adequada. Ela mais do que restringe nossa compreensão das funções dos meridianos: ela confunde. Na verdade, os meridianos são muito mais relacionados a *funções*, a *processos* psicofísicos do que a órgãos do corpo. O que devemos lembrar é que esses nomes datam de milhares de anos, e que são traduções de uma escrita virtualmente intraduzível para a nossa língua. Só para exemplificar a dimensão das diferenças, das dificuldades de tradução: a escrita chinesa não é, como a nossa, associada a sons. Isso significa que a mesma escrita ideográfica pode ser utilizada por povos que falem línguas diferentes! Na prática, isso significa que duas pessoas que não conseguem se comunicar verbalmente, que não falem o mesmo idioma, poderiam ler e escrever utilizando os mesmos caracteres. Assim, elas seriam capazes de ler o mesmo jornal sem depois conseguir comentar verbalmente entre si as notícias que acabaram de ler.

Supor que a mente chinesa de três, quatro mil anos atrás utilizava os mesmos símbolos que a mente ocidental contemporânea é de uma ingenuidade alarmante. Ser literal, nessas circunstâncias, significa fugir totalmente às idéias originais, à compreensão original. Nesse caso, o sentido literal *não é* o sentido original. O sentido original só é resgatado através do exercício da inteligência e do desenvolvimento da capacidade de percepção da energia vital.

Através dos movimentos de expressão corporal podemos começar a entender a razão da localização dos meridianos no corpo humano. Os meridianos não se localizam onde estão por acaso: o local onde um meridiano ocorre está intimamente relacionado a suas funções psicofísicas. A localização dos meridianos está associada aos movimentos esquelético-musculares e às necessidades e funções vitais do organismo. Pela sua localização, poderíamos classificar os meridianos acoplados da seguinte forma: 1. meridianos *de abertura dos braços e tórax*; 2. meridianos da *frente*; 3. meridianos *internos dos braços e pernas*; 4. meridianos das *costas*; 5. meridianos das *áreas interna e externa dos braços e pernas*; 6. meridianos dos *lados*. Os meridianos 3 e 5 são funcionalmente muito próximos — apresentam funções complementares. São os únicos pares de meridianos a compartilharem de um mesmo elemento — o processo Fogo. Essa proximidade funcional se reflete na proximidade de localização desses meridianos.

Aliás, a idéia de que um meridiano se *localiza* numa determinada parte do corpo não é das mais precisas: um meridiano não se localiza, um meridiano *ocorre* sistematicamente no corpo, produzindo trajetos determinados. Em vez de falarmos em *localização* dos meridianos, faríamos melhor se falássemos em *ocorrência* dos meridianos. A palavra "ocorrência" nos sugere um dinamismo que considero mais apropriado à natureza dos meridianos de energia.

O que é um meridiano? Um meridiano é um *fluxo* de energia, e não um *canal* de energia. Muitas pessoas comparam o sistema de meridianos do corpo humano a um sistema de tubulação de água, ou a um sistema elétrico de uma casa. Por esse sistema fluiria energia no corpo, como se fosse água ou eletricidade. Mas a comparação não é adequada. No corpo humano, quando a energia vital pára de fluir — na morte — não sobra nenhum "cano" ou "fio" como resíduo. Prefiro comparar a energia vital ao vento encanado: uma porta aberta aqui, uma janela aberta lá e o vento passando, soprando, correndo pelo trajeto determinado pelas posições da porta e da janela. Fecha-se a porta ou a janela, não há mais vento, não há mais movimento, não há mais energia, não há nenhum resíduo da corrente de ar que ali corria.

Se é através dos movimentos de expressão corporal que vamos compreender a razão dos locais de ocorrência — e do próprio significado — dos meridianos, é através dos alongamentos que podemos sentir com grande clareza a energia vital do corpo — e, por conseguinte, os locais de ocorrência dos meridianos.

Vamos então conversar um pouco sobre os significados dos meridianos, para ilustrar intelectualmente o trabalho com movimentos de expressão corporal que fazemos em aula.

Meridianos de Intercâmbio

"Um organismo vivo é um organismo que consiste em milhares e milhares do processos que requerem intercâmbio com outros meios fora da fronteira do organismo." — FREDERIK S. PERLS (41)

Para determinar o "sentimento" do movimento, freqüentemente recorremos a imagens mentais. Na primeira imagem que utilizamos, partíamos de carro do centro da cidade em direção ao campo. Viajávamos, viajávamos, a cidade ficando para trás, começávamos a subir uma serra e, repentinamente, sentíamos uma mudança no ar. O ar da serra, mais puro, rico em oxigênio, nos invadia, trazendo uma profunda sensação de bem-estar. Parávamos o carro na beira da estrada, num ponto com vista de cima da serra e das nuvens, saíamos do carro, caminhávamos em direção à vista e, jogando os braços para cima e para trás, abríamos o tórax e inalávamos aquele ar que nos fazia sentir mais leves e mais vivos, ar que renovava nossas energias — nosso corpo, nossa mente e nossas emoções.

Nesse exercício, devemos particularmente observar como o meio ambiente afeta a profundidade de nossa respiração e determina o posicionamento aberto/fechado de nosso tórax e ombros.

As linhas dos braços e da frente do corpo envolvidas nesse movimento de inalação profunda correspondem ao nosso primeiro par de meridianos: Pulmão/Intestino Grosso. Esses são os meridianos da função de *troca de energia com o exterior*, de troca de energia entre o organismo e o meio ambiente. Por troca, *intercâmbio*, entendemos absorção e eliminação, inalação e exalação. São os meridianos relacionados à respiração e à evacuação, os meridianos que lidam com o exterior, absorvendo energia ki do ar e eliminando resíduos — substâncias desnecessárias ao organismo — através da exalação e da evacuação. Cada inalação é um pequeno renascimento, cada exalação uma pequena morte. Na inalação, flui energia do meio ambiente para o organismo; na exalação, flui energia do organismo para o meio ambiente.

Esses meridianos se relacionam, no corpo, às vias respiratórias, ao nariz, à garganta, à pele (que também respira), aos poros, ao ânus. Para que haja troca entre exterior e interior, é necessário que algo separe o que está dentro do que está fora, que haja uma fronteira — só assim se caracteriza a existência de interior e exterior. Sem fronteira não há troca — é a existência de fronteiras que gera intercâmbio. No organismo humano, essa fronteira é representada pela pele. Esses meridianos vão então se relacionar ao estabelecimento de limites, de fronteiras — não só no plano físico, mas também no psicológico/emocional.

O estado desses meridianos vai então refletir como estamos nos relacionando com o meio ambiente — com a cidade em que habitamos, com nosso ambiente de trabalho e o ambiente doméstico. Vai refletir se estamos nos abrindo para o exterior, permitindo que o meio ambiente nos penetre, trazendo-o para dentro de nós, ou se estamos tentando nos fechar para ele, tentando nos isolar, nos proteger. Um meio ambiente agressivo, freqüentemente, causa desequilíbrios nos meridianos de intercâmbio. A vida urbana, o ar poluído, o tráfego agressivo, o desajustamento no ambiente de trabalho e/ou doméstico são fatores capazes de afetar a harmonia do fluxo de energia desses meridianos. Viagens — trocas de meio ambiente — também afetam o seu funcionamento.

Considerando os meridianos de *intercâmbio* isoladamente, vamos perceber que o meridiano yin (meridiano da *respiração*, ou do Pulmão) vai lidar com uma forma de energia mais essencial, mais sutil, enquanto o meridiano yang (meridiano da *eliminação*, ou do Intestino Grosso) lida com uma energia mais "grosseira". Podemos observar uma relação semelhante também entre os meridianos yin/yang dos demais pares acoplados.

Na linguagem clássica, as funções do meridiano da respiração são comparadas às funções de um primeiro-ministro de Estado: lidar com assuntos externos e manter a harmonia interna. Nossos estados emocionais são nossas respostas internas às situações externas. As emoções estão intimamente relacionadas aos ritmos (profundidade e velocidade) respiratórios — cada emoção tem um ritmo respiratório característico e, sem ele, não há a emoção. Por isso, os atores aprendem que podem mais facilmente "sentir" determinadas emoções forçando o ritmo respiratório adequado. E as crianças, cedo e inconscientemente, aprendem que a forma de controlar suas emoções é reprimir a respiração, é "engolir" o choro.

O meridiano da *respiração* está então relacionado aos estados emocionais. É considerado o receptor de energia ki e o ritmador orgânico. Depressão, peito congestionado, perda de vigor, melancolia, tendência exagerada ao isolamento são possíveis sintomas associados ao desequilíbrio desse meridiano. A tentativa de reequilíbrio se dá através da tosse e da eliminação de muco. O equilíbrio é simbolizado pela *exalação* solta, profunda — pela capacidade de deixar o organismo relaxar, de deixar as emoções passarem, de se entregar, de deixar o ar sair completamente do corpo, até o fim, para abrir espaço para ar fresco, novo, entrar.

O meridiano da *eliminação* tem por função a criação de espaço, a criação de vácuo (evacuação) — assim permitindo o fluxo de energia vital orgânica. É a criação de vácuo, de espaço vazio que possibilita transformações, mudanças. Esse meridiano está portanto relacionado a apego, a situações de impasse — situações em que queremos algo novo sem abrir mão do *status quo*, em que queremos o novo sem deixar o velho ir. Eliminação é o meridiano do *let go* — do desapego de nossas tensões, de nossos problemas, de nossa "merda" —, do processamento/eliminação dos resíduos sólidos do organismo. Segurar emoções, escondê-las, e falta de movimentação corporal (exercícios físicos) afetam o bom funcionamento desse meridiano. Sintomas possíveis associados ao desequilíbrio do meridiano da eliminação: mágoa, mentalidade negativa, dificuldade de auto renovação, pele sensível a infecções, prisão de ventre/diarréia.

Meridianos de Assimilação

"Mas, em um organismo vivo, a fronteira do ego tem quer transposta por nós, porque existe alguma coisa lá fora que é necessária. Existe comida lá fora: e eu quero esta comida, eu quero torná-la minha, torná-la *como eu*." — FREDERICK S. PERLS (41)

"Você tem sede de quê?
Você tem fome de quê?
A gente não quer só comida,
A gente quer comida, diversão e arte...
A gente quer comer e quer fazer amor." — TITÃS

No nosso movimento seguinte, nos imaginávamos um homem pré-histórico, selvagem e faminto, participando de uma caçada. Hoje em dia, quando temos fome, vamos até a geladeira, mas as coisas não foram sempre assim, tão fáceis, tão imediatas. Na nossa caçada, então, abatíamos um animal. Com fome, nos abaixávamos, com as duas mãos pegávamos um pedaço grande, pesado, de carne do animal e levávamos à boca. Ou então, como alternativa, podemos nos imaginar correndo meio agachados — e famintos — atrás de um pequeno animal: um coelho ou uma galinha, por exemplo. Ou podemos ainda — opção vegetariana — agachar para arrancar um legume do solo para, na seqüência, levá-lo à boca. Todo esse movimento de abaixar e erguer algo para levar à boca deve ser feito usando as pernas, dobrando as pernas — e não as costas. O principal grupo muscular envolvido nesse movimento vai ser então o da musculatura anterior das coxas e do abdômen.

Os meridianos que ocorrem na parte frontal das coxas são os do Estômago/Baço-Pâncreas. São os meridianos de *assimilação*. "Assimilar" significa "tornar similar", "assemelhar", "tornar semelhante". Esses são os meridianos do apetite, da ingestão e da digestão — do movimento de ir buscar algo fora do nosso corpo e tornar esse algo matéria do nosso próprio corpo, matéria "similar" à de nosso próprio corpo. Trata-se, enfim, do processo de alimentação do corpo: obtenção, ingestão e digestão dos alimentos.

Esses são, então, os meridianos do apetite e da digestão. Mas o que é apetite? Não é só a necessidade de obtenção de alimento sólido ou líquido, não é só o apetite fisiológico — temos muitos apetites, muitas necessidades. E tudo que se refere a apetite tem relação com esses meridianos: nossas buscas, necessidades, nosso "abocanhar" psíquico de fatos e situações da vida, de pessoas — nosso movimento, nossa iniciativa, nossa *agressividade* para alcançar aquilo que necessitamos para nosso desenvolvimento físico-espiritual.

A agressividade está, pois, associada aos meridianos de assimilação. A vida urbana contemporânea nos faz esquecer que todo organismo vivo, para subsistir, necessita matar, destruir outros seres vivos — animais e/ou vegetais. A morte alimenta a vida — sem morte não há vida. A vida está subordinada à morte: rejeitar a morte é rejeitar a vida. E a agressividade é fundamental para a vida: se não somos agressivos em relação à comida que ingerimos, por exemplo, se a engolimos sem mastigá-la convenientemente, teremos problemas digestivos.

Geralmente consideramos a agressividade algo negativo, mas ela tem sua função: desorganizar, desestruturar material físico/psicológico para que o organismo possa assimilá-lo. Minha definição de agressividade saudável, positiva e de agressividade doentia, negativa, é a seguinte: a positiva desagrega para possibilitar a assimilação orgânica; a negativa desagrega, destrói inutilmente, e assume a forma de tensão, de hostilidade injustificada, de agressividade reprimida.

O que é assimilado é modificado — é desestruturado e "assemelhado". Intelectualmente, por exemplo, a não assimilação gera a cópia, o plágio, a repetição vazia, destituída de qualquer entendimento mais profundo. Se assimilamos a informação, no entanto, ela se transformará e ressurgirá de nós como algo novo, pessoal.

Todo equilíbrio/desequilíbrio relacionado a apetite (fisiológico e psicológico) e à digestão se relaciona aos meridianos de assimilação. E digestão aqui também não se restringe à função fisiológica: para nós, digestão é um processo muito mais abrangente. O processo digestivo que vai nos interessar particularmente é a digestão da vida — a digestão dos fatos da vida, das situações da vida. Digerimos, remoemos as situações da vida através do pensamento. Por isso, os meridianos de *assimilação* estão diretamente relacionados ao processo mental, às idéias, às opiniões. E, no caso de desequilíbrio, às obsessões, à energia psíquica descontrolada, super-ativa.

Quando nosso processo mental se acelera? Quando pensamos demais, a ponto de termos insônia ou dor de cabeça? Quando não conseguimos absorver, compreender, digerir alguma situação da vida. O que acontece, por exemplo, quando temos uma desilusão amorosa, temos nosso coração partido, quando nos sentimos traídos? Nossa mente dispara. É mais forte que nós: deitamos para dormir, mas a cabeça não pára de remoer os fatos, as imagens que nos causam dor. A atividade mental se descontrola — e nos achamos impotentes diante de nosso barulho interior.

"Digerimos" a vida pensando. A digestão daquilo que temos dificuldade em aceitar ou compreender se dá através da intensificação do processo mental/emocional. É como uma comida que o organismo tem dificuldade em digerir. Comida boa é aquela que, após ingerida, não marca presença: comemos e esquecemos dela. Ela passa pelo organismo sem causar nenhum transtorno. A comida que resiste à intervenção do aparelho digestivo, aquela que tem "personalidade própria", que não quer se dissolver no "meio ambiente", essa é a má comida — a comida que chama nossa atenção, que não nos deixa esquecer de sua presença.

E os meridianos do Estômago/Baço-Pâncreas são os meridianos de assimilação. Então, sempre que temos qualquer tipo de dificuldade de assimilação — física ou psíquica — estamos nos referindo à energia desses meridianos. E nossa capacidade/incapacidade de "digerir" o conteúdo da vida vai estar intimamente relacionada com nossa capacidade/incapacidade de lutar, de agir de forma a alcançar nossos objetivos e necessidades pessoais. Os meridianos de assimilação estão relacionados com a auto-realização — e a ausência de realização pessoal em qualquer nível (profissional, sexual/afetivo) pode afetar nosso apetite e capacidade de digestão, tornando doentia nossa relação com a comida.

Consideradas em conjunto, as funções dos dois meridianos de assimilação se complementam. Enquanto o meridiano yang (Estômago) se relaciona ao canal digestivo superior, da boca ao início do intestino delgado (jejuno), o meridiano yin está relacionado às secreções digestivas — e aos órgãos que produzem essas secreções: boca, estômago, vesícula biliar, intestino delgado, etc. Na mulher, os meridianos de assimilação também se relacionam a certas funções reprodutoras: o meridiano yang à lactação e ao funcionamento dos ovários; o meridiano yin à secreção de hormônios relacionados aos seios e ovários.

Também, enquanto poderíamos considerar o meridiano yang mais associado ao *mecanismo de apetite* e ao *processamento de alimentos*, podemos considerar o meridiano yin associado ao *processo de fermentação* (ebulição química que provoca decomposição, ou seja, digestão química) e ao processamento do dia-a-dia da vida. De qualquer forma, tanto o meridiano de *apetite/digestão* quanto o meridiano da *fermentação* estão relacionados ao excesso de preocupação, à neurose detalhista, à atividade mental exagerada, à agressividade, à tensão nos maxilares, à falta de iniciativa, ao apetite irregular ou excessivo, ao desejo por alimentos doces e macios, à acidez estomacal, à consciência do estômago, às feridas labiais e à lactação.

Meridianos de Integração

Nosso terceiro movimento é muito delicado, sutil — quase uma postura. Sentamos no chão de pernas e braços cruzados: os braços na frente do tórax, como se acalentássemos alguma coisa — um bebê, ou algo delicado e precioso — de encontro ao nosso peito, ao nosso coração. Sentamos assim, de olhos fechados, sensíveis, recolhidos, centrados na nossa sensação interior, introspectivamente sentindo o aconchego proporcionado pelo contato das áreas internas dos braços e pernas com nosso próprio corpo.

Os meridianos relacionados às faces internas dos braços e coxas são Coração/Intestino Delgado — os meridianos de *integração*, de transformação e integração. O meridiano yin (Coração) é o meridiano da *integração psíquica*; o yang é o meridiano da *integração física, material*.

"Integrar" significa "tornar inteiro", "tornar um". O meridiano do Coração transforma as informações, os estímulos externos absorvidos através dos cinco sentidos, integrando-os no nosso organismo, criando uma unidade, um centro — que somos *nós mesmos*, na nossa essência. É através desse meridiano que se dá nossa nutrição psíquica — e que se cria nosso perfil, nossa individualidade psíquica. Somos o que comemos — reza o ditado. Se nossa alimentação faz nosso corpo, a integração dos alimentos psíquicos determina nossa psique.

O contrário de íntegro é fragmentado, dividido. O ser fragmentado não tem centro próprio e, freqüentemente, projeta seu "centro" em elementos externos. Um exemplo claro seria o dos corretores e grandes acionistas da bolsa de valores americana que se suicidaram por causa do *crash* de 1929. O centro dessas pessoas estava projetado no dinheiro, no mercado financeiro — destruído o mercado, não havia mais razão para viver. Se não temos centro próprio, estamos sempre — mais ou menos sutilmente — buscando apoio ambiental, aprovação externa. Estamos sempre dependentes de circunstâncias externas para sentirmos que nossa vida tem algum valor ou significado.

Através de sua função de transformação e integração, o meridiano do Coração controla nossa energia psíquica (a consciência, a inteligência, a intuição, a vontade) e, a partir daí, todo o corpo-mente. Por isso, na linguagem clássica, o meridiano da integração psíquica é considerado o "supremo controlador" da vida humana, a "casa do espírito". Controla espírito e emoção, vivacidade e afetividade — nosso "fogo" vital. Reflete nossa vitalidade e nosso estado psicológico/emocional através do batimento cardíaco. Sua função integradora, unificadora de nosso sistema psicofísico é sentida no corpo como a pulsação gerada pelo batimento cardíaco, que permeia todo o organismo.

O meridiano do Coração desempenha a função de uma espécie de *centro integrativo psíquico*, que transforma estímulos e informação em ação. Logo, está relacionado à nossa expressão corporal e verbal. No corpo, está relacionado ao coração — centro da pulsação orgânica — e aos vasos sangüíneos — que levam essa pulsação ao organismo inteiro.

O meridiano da *integração psíquica* está relacionado à falta ou excesso de vivacidade, à excitação e instabilidade emocional, à inquietação, à falta de centro, à depressão, à tensão nervosa por choque ou fadiga, à ansiedade, a palpitações e dificuldades respiratórias, à rigidez na área do plexo solar, à transpiração excessiva, a palmas suadas e faces afogueadas, à tensão nos ombros, à tensão e pontadas no peito.

Se o meridiano yin integra estímulos externos transformando-os em *ação*, o meridiano yang (Intestino Delgado) integra os alimentos transformando-os em nutrientes, em *energia* para o organismo — e, naturalmente, sem energia orgânica não há ação.

Classicamente, a função do meridiano da *integração física* é "separar o puro do impuro" — ou seja, absorver os nutrientes necessários ao organismo e rejeitar o que não for necessário, que vai se tornar matéria fecal. É no intestino delgado que se dá a maior parte da absorção dos nutrientes que ingerimos. Assim, esse meridiano exerce controle sobre o organismo através da nutrição.

Mas o que é "puro" e o que é "impuro"?

Falando sobre o significado dos meridianos, sei que cada pessoa vai aproveitar de forma diferente o que está sendo dito. Essa seleção natural de absorção de informações é um exemplo — no nível psíquico — do que chamamos "separar o puro do impuro". O "puro" e o "impuro" são circunstanciais, relativos — e não noções absolutas. Se estamos resfriados e tomamos vitamina C, ela é absorvida, ela é bem-vinda pelo organismo — mas só em certa quantidade. Se tomamos demais, o excesso passa a ser imediatamente eliminado. O "puro" de um momento é o "impuro" do momento seguinte.

Se o meridiano do Coração funciona como centro integrativo psíquico, a área do ventre — associada ao meridiano do Intestino Delgado — é considerada o centro do corpo físico e da energia vital/sexual orgânica. Logo, não só nossa vitalidade mas também nosso equilíbrio físico/psicológico está relacionado ao meridiano da integração física.

Desequilíbrio na energia desse meridiano pode gerar falta de vitalidade, inquietação (sensação de estar descentrado), propensão à anemia, magreza, mau funcionamento intestinal, rigidez e sensibilidade na área do ventre, dor lombar.

Esses são os meridianos de integração: no nível yin/profundo, *integração psíquica*; no nível yang/superficial, *integração física* — os meridianos que integram os diversos estímulos que recebemos, criando a unidade psicofísica que somos.

Meridianos de Equilíbrio Líquido (Plasmático)

Para nosso quarto movimento, nos imaginávamos selvagens, perdidos no meio de uma selva, bebendo água à beira de um córrego, quando, repentinamente, ouvíamos o ruído de algum animal se aproximando. Nos sobressaltávamos — e imediatamente nos colocávamos numa posição de atenção, semi-agachados, prontos para dar um bote sobre o animal, ou, caso ele fosse mais forte do que nós, fugir em disparada. Essa posição de atenção é mais ou menos parecida com a posição de largada dos corredores dos cem metros rasos: agachados, com toda a musculatura posterior das pernas e costas contraída, pronta para nos lançar à frente num salto repentino.

Os meridianos da parter posterior do corpo são Bexiga/Rim: os meridianos de *equilíbrio líquido* do corpo. Atuam na formação (Rim) e eliminação (Bexiga) da urina. A urina é formada através da filtragem do sangue feita pelos rins — que dessa forma controlam a quantidade e o equilíbrio químico (qualidade) do plasma orgânico. Esses meridianos controlam ainda a produção de certos hormônios, que são secretados pelas glândulas endócrinas diretamente no plasma. Hormônios são agentes químicos que influem no funcionamento dos órgãos. *Através do controle do equilíbrio químico plasmático esses meridianos suprem energia vital para o organismo — determinam a vitalidade orgânica*. Os meridianos de equilíbrio líquido são especialmente relacionados ao sistema urinário, ao sistema nervoso autônomo, às glândulas supra-renais e aos órgãos reprodutores — aos hormônios sexuais e à adrenalina.

Produzida pelas glândulas supra-renais, a adrenalina é lançada na corrente sangüínea nas situações de perigo, de emergência, em que ocorre uma *reação orgânica de alarme*. São as situações conhecidas como as de *síndrome de emergência de Cannon*: situações de "luta ou fuga" (*fight or flight*).

Esses meridianos são, portanto, relacionados ao medo — ao medo da perda, da mudança, das transformações. Esses meridianos estão associados ao processo Água. E o medo é exatamente a reação a esse processo: a tentativa de evitar as contínuas transformações da vida/morte, o desejo de "congelar" o processo Água para interromper sua fluidez, para manter as coisas como estão, para evitar surpresas — para evitar o que nos é desconhecido. O medo tem a função de preservar a vida, mas o medo de correr riscos razoáveis paralisa a vida — impede-a. Uma pessoa que tenha parado de crescer internamente, que leve uma vida estagnada, paralisada pelo medo, quase certamente apresenta desequilíbrios relacionados aos meridianos das costas — os meridianos de metabolismo líquido.

O meridiano yang (Bexiga) está relacionado ao funcionamento do sistema nervoso autônomo, que atua em conjunção com o sistema glandular endócrino. Dessa forma, relaciona-se com todas as demais funções orgânicas. Controla a eliminação de urina, complementando assim a função de formação de urina (purificação plasmática) dos rins. Está especialmente associado à função reprodutora e aos órgãos geniturinários.

Desequilíbrios no meridiano da Bexiga aparecem na forma de tensão nervosa, mau funcionamento do sistema nervoso autônomo (vida vegetativa), pouca flexibilidade na parte posterior das pernas (dificuldade de tocar os pés com as mãos dobrando o corpo para a frente), costas rígidas, desordens urinárias, caráter medroso.

O meridiano yin (Rim) controla o equilíbrio homeostático líquido do corpo — ou seja, quantidade e qualidade plasmática. O sangue, ao passar pelos rins, é filtrado, dessa forma sendo purificado, formando-se a urina. O sangue supre as células de todo o corpo de seus componentes essenciais e as purifica de seus resíduos. Através do controle da constituição sangüínea (equilíbrio químico dos líquidos corporais) e das secreções endócrinas, o meridiano do Rim controla a energia essencial de todo o corpo, determinando sua vitalidade e impetuosidade. Ou seja, sua função é a homeostase (equilíbrio do meio ambiente orgânico atingido por *auto-regulação*) líquida do corpo. Exerce assim influência sobre a vitalidade orgânica através do controle do equilíbrio químico dos líquidos corporais.

O meridiano da *vitalidade* está relacionado à resposta ao estresse, às fobias e medos, à falta de motivação, ao desejo sexual (falta-excesso), à impetuosidade, à determinação (ou falta de), aos distúrbios hormonais, às dores lombares, ao inchaço corporal, aos órgãos sexuais, à tez enegrecida.

Meridianos de Regulamentação

Nosso par de meridianos acoplados seguinte pertence, como o par Coração/Intestino Delgado, ao processo Fogo. Portanto, os movimentos de expressão corporal desses dois pares vão ser intimamente relacionados.

Partimos da posição utilizada para os meridianos de *integração*: pernas e braços cruzados, segurando os braços contra o tórax, com a atenção voltada para nosso interior, para nosso centro. Mas aí então começamos a sentir frio, começamos a sentir um vento frio que chama nossa atenção para fora, para a parte externa do corpo, vento que distrai nossa atenção — que antes repousava na nossa sensação do interior, na sensação do nosso centro. Bom, esse frio vem, interrompe nosso contato com a sensação interior, e faz com que comecemos a nos esfregar: com as mãos, esfregar as partes externa e interna dos braços e pernas na tentativa de nos aquecer.

Os meridianos das áreas interna e externa dos braços e pernas são Circulação-Sexo/Triplo Aquecedor. O trabalho desse par de meridianos seria levar a cabo a "vontade" dos meridianos do Coração/Intestino Delgado — suas funções são consideradas complementares, auxiliares às dos meridianos de integração. Seriam funções de *circulação* e *proteção* — circulação plasmática e proteção celular (sistema imunológico). Colaboram para a integração orgânica através da circulação plasmática que leva nutrientes e células protetoras (anticorpos) a todas as partes do corpo. Controlando a circulação, colaboram para regularizar — harmonizar e resguardar — as funções dos meridianos de integração. Controlam a manutenção das funções vitais através da nutrição e proteção das células do corpo. Assim, regulamentam todo o funcionamento orgânico, harmonizando tudo o que foi "integrado" por Coração/Intestino Delgado.

Os meridianos de integração agem, naturalmente, para nos "integrar" — para criar em nós uma unidade, um centro, uma individualidade. "Individualidade" vem da palavra "indivíduo" — que significa "indiviso": que não pode ser dividido, que constitui uma unidade distinta em suas características psicofísicas particulares. Dessa forma, é através dos meridianos de integração que vai se caracterizar em nós uma essência psicofísica — a essência daquilo que somos, *nossa* essência. Os meridianos da regulamentação expressam a "vontade" dos meridianos de integração — o que equivaleria à expressão da nossa própria natureza, da nossa própria essência. Por representarem a expressão daquilo que somos (nossa expressão pessoal), os meridianos de regulamentação orgânica estão relacionados às relações humanas — à forma como nossa individualidade, como nossa "unidade" se relaciona com as demais "unidades", com os demais seres humanos.

Considerado isoladamente, o meridiano yin (Circulação-Sexo) está associado à circulação sangüínea central do corpo — ao coração e às grandes artérias e veias, como a artéria aorta e a veia cava. Já o yang está associado à circulação sangüínea periférica e ao fluxo linfático.

O meridiano da *circulação central* é diretamente relacionado ao meridiano do Coração: cabe-lhe transmitir ao corpo a "vontade" do meridiano da integração psíquica. Em outras palavras: está relacionado não só à circulação sangüínea, mas também às nossas respostas emocionais — mais especificamente, à expressão das emoções, o que corresponderia a transformar em ação o nosso "coração", o nosso sentimento interior profundo. Está relacionado então à forma como expressamos nossas emoções — ou à nossa dificuldade em expressá-las.

Está assim associado à taquicardia, à sensação de falta de ar, à inquietação, à emotividade, à insociabilidade — e também à pressão alta ou baixa, à má circulação e à tensão na área do plexo solar.

O meridiano da *circulação periférica* complementa a função do meridiano da *integração física*: os nutrientes absorvidos pelo intestino delgado são levados às mais longínquas células do corpo pelas funções de circulação plasmática, controladas pelo meridiano do Triplo Aquecedor. Dessa forma, o organismo se torna mais vitalizado e resistente às doenças. Está também relacionado às funções imunológicas associadas ao sistema linfático.

Mas o que é, afinal, um "aquecedor"? O que são esses "três aquecedores" que dão nome ao meridiano? Aqui, aquecedor é um centro de *atividade metabólica* — assimilação de substâncias necessárias à vida através de reações químicas que, por sua ação, geram energia, geram calor orgânico. No corpo humano, são três os "aquecedores" relacionados ao meridiano da *circulação periférica* e *proteção orgânica*: o superior, relacionado à função cardiorrespiratória (área do tórax); o médio, relacionado à função digestiva (área do plexo solar); e o aquecedor inferior, relacionado à função geniturinária (área do ventre). A relação do meridiano do Triplo Aquecedor com essas funções orgânicas se dá, naturalmente, através do controle que ele exerce sobre a circulação de nutrientes/energia no organismo humano. Logo, esse meridiano exerce influência sobre o controle da temperatura do corpo — que também é importante elemento de proteção orgânica.

Um fato interessante a ser observado é que grande parte dos sintomas que sentimos numa série de doenças — uma gripe, por exemplo — não é provocada, como imaginamos, pelos vírus invasores. Os sintomas que sentimos são reações de defesa do organismo — a elevação de temperatura, a moleza, a tosse... Grande parte do desconforto que sentimos é conseqüência da ação de nossos próprios mecanismos de proteção orgânica — e não da ação direta dos microorganismos invasores. *Muitos sintomas são exatamente ações do organismo para se livrar das causas da doença.* Por isso nem sempre a eliminação pura e simples de sintomas é uma boa idéia: combatendo certos sintomas poderemos estar combatendo nossas próprias defesas.

Com esse raciocínio não quero defender a não utilização de remédios, mas sim alertar para o uso indiscriminado, insensível, de medicamentos. Uma febre muito alta é perigosa, e deve ser controlada, mas uma febre dentro de certos limites tem uma função, tem uma razão de ser.

O meridiano do Triplo Aquecedor está relacionado à dificuldade de relacionar-se com os outros, ao caráter defensivo, à falta de calor humano na expressão pessoal, à constituição frágil ou alérgica, à tendência a ter inflamações e febre, ao intumescimento dos gânglios linfáticos, à sensibilidade nervosa, às alterações climáticas, à tensão/rigidez generalizada pelo corpo.

Meridianos de Decisão

No nosso sexto e último movimento, nos imaginávamos vivendo um processo intenso de dúvida: ameaçávamos ir para a esquerda e para a direita — alternadamente olhando para um lado e para o outro —, como se não conseguíssemos decidir a direção a seguir.

Os meridianos relacionados — os meridianos dos lados do corpo — são os da Vesícula Biliar/Fígado. São os meridianos de *decisão* — ou melhor, de *decisão/indecisão*. Vesícula Biliar/Fígado determinam a distribuição de energia vital para as diferentes partes e funções do organismo, através do procedimento de guardar e liberar as substâncias essenciais nos momentos necessários. Ou seja: esses meridianos estão relacionados ao contínuo processo de decisão que ocorre nos níveis fisiológico e psicológico do organismo humano. Esse processo de decisão se materializa na permanente ação de armazenamento/liberação/distribuição de nutrientes (energia) que se dá no sistema Vesícula Biliar/Fígado.

Esses, então, são os meridianos de *decisão*. Observe-se que o processo de decisão, ao contrário do que normalmente pensamos, não acontece em alguns momentos importantes da nossa vida — é algo que acontece o tempo todo, sistematicamente. O tempo todo estamos escolhendo, decidindo — cada movimento, cada ação nossa é fruto de um processo interno de opção, consciente ou não. E mesmo nas funções de vida vegetativa, que são involuntárias, existem decisões para a manutenção do equilíbrio orgânico constantemente sendo tomadas: a cada instante temos um ritmo respiratório apropriado para a atividade do momento, um ritmo cardíaco, secreções diversas sendo produzidas e lançadas no organismo pelo sistema glandular, infinitos impulsos nervosos cruzando o corpo em várias direções, etc.

Os meridianos de decisão são também relacionados aos olhos e à visão. Visão no sentido literal — capacidade de enxergar — e figurado — capacidade de discernimento. São também relacionados à vitalidade — e, por conseguinte, à resposta sexual.

O meridiano yin (Fígado) é classicamente considerado o "estrategista" orgânico, que determina como a energia vital deve ser usada. O meridiano yang é considerado um "oficial combatente", que, atuando no *front*, toma as resoluções necessárias para realizar o plano traçado pelo meridiano yin.

O meridiano da Vesícula Biliar é, assim, o "tomador de decisões" — o que encontra as respostas apropriadas para as necessidades do momento, é fonte de "garra", de determinação. Sua função é a *distribuição de nutrientes para o organismo*. Atua no equilíbrio da energia total do corpo através dessa distribuição de nutrientes e também através do controle da produção/liberação de secreções como a bílis, a insulina e outras contendo enzimas digestivas. Está assim relacionado ao sistema endócrino e ao processo digestivo. Está também relacionado ao processo de decisões sobre situações práticas.

O meridiano do Fígado controla a vitalidade orgânica — o fígado e os rins são considerados os "órgãos da vitalidade". Sua função é o *armazenamento/planejamento energético*: ele armazena sangue nutritivo e libera-o nos momentos apropriados. Esse meridiano atua então sobre a vitalidade orgânica através do aumento do fluxo sangüíneo nutritivo e também através da sua função de dissolução de substâncias tóxicas — desintoxicação do sangue para a manutenção da energia psicofísica.

O meridiano da Vesícula Biliar está associado à dificuldade de tomar decisões, à falta de energia e determinação, à irritabilidade, à impaciência, à sensibilidade à luz e a problemas visuais, à boca com gosto amargo, ao cansaço ou dor nas pernas, à dificuldade em digerir alimentos gordurosos.

O meridiano do Fígado está associado à falta de vitalidade, à diminuição da potência sexual, ao mau humor, à cólera, à sensibilidade à luz, à tendência a elevar a voz, aos olhos sem brilho, à náusea e perda de apetite, à tontura e febres ocasionais, ao temperamento agressivo/obstinado.

Resumo e razões da ordem de ocorrência dos meridianos

Vamos então fazer um pequeno resumo do que acabamos de ver. Em relação às suas funções, poderíamos denominar os meridianos acoplados da seguinte forma:

1. (Pulmão/Intestino Grosso) meridianos de *intercâmbio* (de troca, de relação com o meio ambiente).
2. (Estômago/Baço-Pâncreas) meridianos de *assimilação* (física e psíquica. Relacionados a apetite e digestão.)
3. (Coração/Intestino Delgado) meridianos de *integração* (daquilo que foi assimilado, formando uma unidade, uma individualidade psicofísica.)
4. (Bexiga-Rim) meridianos de *equilíbrio líquido*. Através da purificação plasmática e do controle hormonal determinam a vitalidade orgânica.)
5. (Circulação-Sexo/Triplo Aquecedor) meridianos de *regulamentação* (de ordenação daquilo que foi integrado por Coração/Intestino Delgado. Atua através da circulação sangüínea/fluxo linfático. Nutrição e proteção celular.)
6. (Vesícula Biliar/Fígado) meridianos de *decisão*. (Relacionados ao planejamento energético orgânico: armazenagem/distribuição de nutrientes.)

Tomando os meridianos isoladamente, podemos assim denominá-los quanto às suas funções:

1. (Pulmão) *meridiano da respiração.*
   (Intestino Grosso) *meridiano da eliminação.*
2. (Estômago) *meridiano de apetite/digestão.*
   (Baço-Pâncreas) *meridiano da fermentação* (secreções digestivas.)
3. (Coração) *meridiano da integração psíquica* (controle central.)
   (Intestino Delgado) *meridiano da integração física* (ou material. Conversão da comida em nutrientes/energia.)
4. (Bexiga) *meridiano da fluidez* (eliminação da urina, sistema nervoso autônomo.)
   (Rim) *meridiano da vitalidade* (equilíbrio químico/sistema hormonal.)

5. (Circulação-Sexo) *meridiano da circulação sangüínea.*
(Triplo Aquecedor) *meridiano da proteção orgânica* (circulação periférica.)
6. (Vesícula Biliar) *meridiano da distribuição energética* (decisões.)
(Fígado) *meridiano do planejamento energético* (armazenamento e planejamento: o "estrategista" energético).

A partir da compreensão das funções dos meridianos acoplados, vamos tentar entender a razão de sua ordem de ocorrência no organismo — e, conseqüentemente, porque sempre os estudamos dentro dessa seqüência fixa: primeiro Pulmão, depois Intestino Grosso, Estômago, Baço-Pâncreas, Coração, etc.

Todo esse sistema de meridianos energéticos foi desenvolvido a partir da observação/compreensão dos fenômenos naturais. Se os conceitos dos *cinco processos chineses* se relacionam ao funcionamento da Natureza em geral, os conceitos dos *doze meridianos de energia* se relacionam ao funcionamento do organismo humano em particular. E o que vai, em primeiro lugar, caracterizar o surgimento de um organismo? O estabelecimento de fronteiras, de limites. Todo organismo existe dentro de um certo perímetro. Sempre vai haver um "dentro" e um "fora". Então, o primeiro passo é o surgimento de fronteiras, de um limite — é o passo básico. Antes disso, não existe organismo: ele passa a existir a partir do momento que está "limitado", que existe isolado do resto da existência. Aí, imediatamente, passa a haver intercâmbio, troca com o meio ambiente. Fazem-se os limites, cria-se a interação. Isso no nível mais básico, mais elementar, celular. Mas mesmo considerando-se um organismo complexo, já formado, como o de um ser humano recém-nascido do útero materno, vamos observar que sua vida independente começa exatamente com a primeira ação de intercâmbio, com a primeira respiração, a primeira inalação. Estabelecer fronteiras e troca com o meio ambiente são exatamente as funções básicas do primeiro par de meridianos: Pulmão/Intestino Grosso. Os meridianos de *intercâmbio* caracterizam, assim, o início da vida orgânica.

A partir do momento em que existe o perímetro, que existe o organismo, há necessidade de alimentação — cria-se a necessidade de alimentar esse organismo. Já existe a fronteira — então é através da alimentação que esse organismo vai se desenvolver. Aí a *assimilação*, a digestão torna-se significativa — e aqui entram os meridianos seguintes: Estômago/Baço-Pâncreas.

Então, estabeleceu-se um perímetro, criou-se um "fora" e um "dentro", e se trouxe alimento para dentro — que foi assimilado, "assemelhado". A etapa seguinte é *integrar* o que está sendo assimilado de fora — de forma a caracterizar, a fortalecer a unidade, a individualidade do organismo. Criou-se o limite, alimentou-se o limite — é hora de se desenvolver um "centro", um controle central de integração que vá cada vez mais caracterizar, individualizar a existência desse organismo. Coração/Intestino Delgado. É o momento de consolidação do centro.

Temos o perímetro, temos o processo de assimilação do "fora" pelo "dentro", e temos um controle central. O básico está assentado, agora podemos começar a pensar em ações mais sutis. Bexiga/Rim. Estamos entrando no processo de refinamento — de refinar as substâncias/informações que foram integradas ao organismo. É a hora do "controle de qualidade" — de cuidar do equilíbrio do que está sendo continuamente integrado. Para manter o equilíbrio, é necessária uma purificação — eliminação das substâncias desnecessárias.

Com o plasma refinado, com os componentes vitais plasmáticos equilibrados, pode-se levar a bom termo as funções seguintes, de nutrição e proteção orgânicas — que ocorrem mediante a circulação plasmática. É a função de *regulamentação*, de ordenação dos elementos integrados ao organismo. Dessa forma se cumpre a "vontade" do Coração/Intestino Delgado: pelo transporte dessas substâncias integradas e refinadas para todas as partes do organismo. Os meridianos são Circulação-Sexo/Triplo Aquecedor.

Com tudo correndo bem até agora — com as células do organismo sendo convenientemente alimentadas e protegidas —, com as decisões básicas em relação à distribuição energética sendo cumpridas, torna-se possível um "armazenamento" desses nutrientes/energia. Havendo sobra, pode-se começar a administrar o excesso para necessidades futuras. É a função de *armazenagem* e *distribuição* de substâncias essenciais para as diversas necessidades do organismo — onde o Fígado funciona como uma espécie de planejador/acumulador energético e a Vesícula Biliar executa a estratégia do Fígado, cuidando da distribuição energética.

Essa é a visão funcional dos meridianos de energia no nosso trabalho. Nossa idéia é utilizar essas informações sobre meridianos em conjunção com nossa percepção de energia, para podermos aprofundar nossa compreensão/conhecimento da nossa própria natureza — da natureza humana.

São Paulo, 5 e 6/11/88

DA RAIZ AO SINTOMA (TONIFICAÇÃO E SEDAÇÃO)

— Na prática, na nossa prática, qual a diferença entre sedação e tonificação?

Em primeiro lugar, é preciso esclarecer que tonificação *não* significa excitar, estimular, e sedar *não* significa tranqüilizar. Quando falamos em tonificação e sedação, estamos nos referindo à energia vital do organismo humano: tonificar significa acumular, e sedar, dispersar energia. Assim, um toque tonificante é basicamente lento e profundo, e um toque de sedação é mais rápido e superficial.

Vamos ver um exemplo. A tonificação lida com o fenômeno orgânico *kyo*, sedação com o fenômeno orgânico *jitsu*. As áreas de característica jitsu são aquelas que normalmente apresentam sintomas bastante aparentes. A área dos ombros, quando está tensa, dura — o que acontece freqüentemente — é um bom exemplo de desequilíbrio jitsu. Geralmente, as técnicas de massagem e de shiatsu tradicional atuam fisicamente *contra* esse tipo de tensão. Concentram ação em cima do enrijecimento muscular encontrado para — manualmente — tentar dissolver a tensão, o bloqueio, o nó do grupo muscular em questão. Seria a típica ação-resposta ao popular pedido: "Aperte um pouco meu ombro, que está tenso, está duro, está doendo".

E muitos massagistas profissionais fazem, de certa forma, exatamente isso: eles vão dar tempo, dar gás, dar energia precisamente para essas áreas obviamente tensas. Mesmo dentro da técnica tradicional de shiatsu, isso acontece também com freqüência: o praticante fica trabalhando em cima dos grupos musculares tensos, duros — apertando, insistindo bastante naquelas áreas. É o que chamamos de técnica de sedação — a técnica que lida com o fenômeno jitsu, o fenômeno de concentração energética. E a técnica de sedação utilizada isoladamente funciona — até de forma bastante razoável. Ela tem, todavia, um inconveniente: o tempo de duração de seu efeito é curto.

Em nossa perspectiva, a perspectiva do tao shiatsu, o que tentamos fazer? Não nos preocupamos, não nos ocupamos muito com os sintomas aparentes, com os bloqueios musculares, com os nós musculares: vamos buscar aquilo que chamamos de desequilíbrio kyo — que viria a ser a raiz do desequilíbrio jitsu em questão. Se jitsu é o excesso, kyo é a falta, a insuficiência energética. Todo desequilíbrio apresenta um lado kyo — que é sua raiz — e um lado jitsu — que é o sintoma aparente.

Para o tao shiatsu, todo bloqueio, toda tensão aparente é sintoma de um problema estrutural do organismo. E esse desequilíbrio estrutural atua em diversos níveis — e afeta *todos* os níveis de existência de um organismo.

No plano psicológico, todo desequilíbrio muscular/postural é gerado num nível inconsciente, relacionado às características do ego da pessoa. Pois os desequilíbrios musculares, articulares, ósseos, são em grande parte provocados por comandos do sistema nervoso que nos passam desapercebidos. Ou seja: nós mesmos atuando à nossa revelia, atuando involuntariamente, sobre nosso sistema muscular *voluntário*. Nós nos contraímos continuamente — e nos surpreendemos quando começamos a trabalhar com exercícios de soltura, de entrega e percebemos exatamente isso: o quanto e quão constantemente nos prendemos, nos travamos muscularmente. Só quando aprendemos a relaxar, só quando aprendemos a sentir nosso corpo se expandindo, os grupos musculares se soltando, só então vamos realmente nos dar conta das nossas tensões — tensões inconscientemente autoprovocadas.

Então *não* fazer tensão é muito mais difícil: exige muito mais consciência, muito mais responsabilidade do que fazer. Porque fazemos nossas tensões inconscientemente e, para deixar de fazê-las, precisamos estar muito atentos, conscientes. Enfim, precisamos estar *responsáveis por nós mesmos*.

No plano de estrutura do esqueleto, considerando o exemplo de uma pessoa com os ombros tensos, vamos observar que essa tensão muscular no ombro pode ser causada — e provavelmente será — por um mau alinhamento da pelve e uma rotação para dentro da articulação do tornozelo. A estrutura do pé entra em colapso, isso modifica toda a estrutura do corpo e vai se refletir numa tensão, num enrijecimento do trapézio — o músculo da parte superior/posterior do ombro. Esse enrijecimento é o fenômemo jitsu — sintoma de toda uma situação de desequilíbrio orgânico.

Certo dia, uma aluna comentou: "Ah! meu namorado é muito tenso. Por recomendação minha, ele foi numa massagista de shiatsu. Achou gostoso, ótimo — mas disse que não adiantou nada, não melhorou em nada suas tensões. E quando ele reclamou com a massagista, ela respondeu que ele precisava de um praticante de shiatsu homem, mais forte — que ela não tinha força suficiente para ficar ali 'futucando' as durezas musculares dele, para dissolver seus nós musculares".

Naturalmente, tudo isso é um grande equívoco — se não fosse, teríamos de incluir musculação no currículo do nosso curso de shiatsu. Mas, em essência, esse é o enfoque de um trabalho eminentemente de sedação — que não é, em absoluto, o enfoque do tao shiatsu.

Porque, se dissolvemos manualmente alguma tensão muscular do corpo, aliviamos momentaneamente o desconforto provocado por essa tensão — mas a pessoa continua com os mesmos problemas orgânicos estruturais. Ou seja, ela recomeça imediatamente a produzir as mesmas tensões — que acabarão gerando os mesmos desconfortos.

No tao shiatsu, buscamos o fenômeno kyo, tentamos localizar e compreender a raiz do sintoma. O sintoma é aparente, fácil de perceber. Mas o que nos interessa é algo que não está aparente, não é óbvio — mas que está causando aquele problema, aquele sintoma aparente. É aí que entra a "mão mãe" da técnica de zen shiatsu — de onde vêm os fundamentos técnicos do tao shiatsu. A "mão mãe" busca a área desenergizada, fraca, flácida, e procura, através de um contato profundo e prolongado, reenergizá-la, restabelecer seu tônus energético/muscular: *tonus*ficá-la. A "mão mãe" é a mão que tonifica: equilibra, dá suporte, busca a causa, o eixo, o centro do desequilíbrio que, numa espiral, gera sintomas em outros pontos do organismo.

Na nossa prática, a "mão mãe" é sempre central; o trabalho, as manobras, partem sempre dela. Essa é uma característica técnica fundamental do tao shiatsu: o trabalho feito em cima do fenômeno kyo, em cima da raiz do desequilíbrio. Por isso, em nosso trabalho, não nos preocupamos em ficar amassando a rigidez muscular de ninguém. Trabalhamos também com sedação, mas sempre dando atenção especial às técnicas de tonificação. Esse o objetivo do tao shiatsu: um trabalho profundo, que traga luz, consciência à mecânica dos nossos desequilíbrios em todos os níveis — da raiz ao sintoma.

FLUINDO ESTÁ VIVA, PARADA APODRECE

— *Como não absorver negatividade, como não absorver energia negativa da pessoa que estamos tocando?*

Acontece com todo praticante de shiatsu ou de massagem. Vai acontecer com vocês, num momento ou outro, profissionalmente ou não: vai chegar o momento em que você vai precisar tocar uma pessoa extremamente tensa, extremamente bloqueada, difícil de ser trabalhada. Esse momento sempre chega.

Algumas pessoas que já têm uma certa experiência na prática de massagem acabam desenvolvendo, inclusive, um certo receio de trabalhar pacientes muito tensos, "carregados" energeticamente. O medo é de absorver a energia negativa do outro — de absorver a dor de cabeça, a dor muscular, o peso psicológico do paciente.

Esse é um medo justo — porque isso pode de fato acontecer. Quando tocamos outra pessoa com uma atitude aberta, receptiva, na verdade comungamos energeticamente com essa pessoa. Por isso, a medida de defesa mais comum entre os praticantes de massagem é trabalhar com uma atitude não-aberta, distante, "profissional", evitando um contato mais profundo com seus pacientes.

Para o tao shiatsu, todavia, energia é energia — a energia, em sua essência, não é nem positiva nem negativa: é neutra. O que torna a energia negativa ou positiva é a forma como a utilizamos. A natureza da energia é movimento — portanto, energia em movimento, energia fluindo é positiva; energia estagnada é negativa. A natureza da energia é como a da água: fluindo, ela está viva, parada apodrece.

Para o tao shiatsu, então, a questão não é como não absorver *energia negativa:* a questão é como não prender, não segurar *essa energia dentro de si*. Tudo é uma questão de mobilidade: absorver deixa de ser perigoso se permitimos uma eliminação imediata. Dessa forma nos transformamos numa passagem, num veículo para o fluxo energético. O problema só surge como conseqüência de nosso apego: inconscientemente nos apegamos à energia negativa que recebemos. Se nos tornamos conscientes desse mecanismo de acúmulo energético, imediatamente ele começa a se desfazer e a energia novamente a fluir em busca de um estado de equilíbrio.

Absorver é OK — ruim é acumular, segurar.

E como não acumular? Para o tao shiatsu, trata-se de uma questão de técnica — de uma técnica bem executada, bem compreendida. *Técnica*, dentro do tao shiatsu, abrange várias dimensões, não é uma simples seqüência de manobras e movimentos, uma simples coreografia. Ou até é uma simples coreografia, já que a coreografia vai revelar a profundidade da relação que o praticante estabelece com a técnica que está utilizando. Em outras palavras: a maneira como o praticante executa os movimentos da técnica vai refletir sua atitude interior durante a execução do seu trabalho.

Para o tao shiatsu, qualidade técnica é sinônimo de clareza interior.

É como no t'ai-chi chuan. O t'ai-chi é uma arte marcial, mas mais parece uma dança, extremamente bonita, feita quase que em câmera lenta. A base de seus movimentos é a expansão e o recolhimento, a captação e a doação, a troca de energia com o cosmo. Assim também é no tao shiatsu — só que, no t'ai-chi, o praticante atua sozinho, enquanto no tao shiatsu essa troca de energia com o cosmo se dá *através* do outro, através do nosso paciente.

O t'ai-chi, então, quando bem feito, é muito bonito de se ver — seus movimentos expressam harmonia, equilíbrio e plasticidade. São movimentos relativamente simples, mas quando observamos um mestre e um iniciante praticando lado a lado, a diferença é brutal. Os dois estão executando os mesmos movimentos, movimentos simples, ninguém está dando saltos de cinco metros ou fazendo acrobacias — são movimentos suaves, delicados, simples gestos corporais. Mas, enquanto no mestre observamos leveza, graciosidade, no iniciante os movimentos são mais quebrados, parece que falta óleo nas juntas. O iniciante parece fazer t'ai-chi sentindo o efeito da força da gravidade, enquanto o mestre nos dá a sensação de ter ultrapassado a atração da gravidade, de estar numa dimensão onde a gravidade não atua.

Mas se os movimentos do t'ai-chi são aparentemente tão simples, tão fáceis, por que isso acontece, por que essa diferença de qualidade tão grande entre a prática do mestre e a do iniciante? É uma questão de atitude interior: o espaço interior do mestre é diferente daquele do iniciante. O iniciante está consciente do corpo, ele move o corpo. O mestre está consciente da energia interior: ele move a energia interior, e o corpo acompanha. Por isso seu corpo move-se com tanta fluidez, com tanta redondeza, sem cantos, sem pontas, sem arestas.

Também no tao shiatsu a técnica é vista como um reflexo da nossa atitude interior. A técnica correta contém então, necessariamente, a atitude interior correta. Técnica e atitude interior são uma mesma coisa. Assim, para o tao shiatsu, uma avaliação técnica é uma avaliação da atitude interior, a aprendizagem da técnica é o aprendizado da atitude interior. E a não absorção de energia negativa é, fundamentalmente, uma questão de técnica/atitude interior.

Por que é assim? O que caracteriza uma técnica evoluída de tao shiatsu? Bom, quando estamos desenvolvidos na técnica de tao shiatsu trabalhamos centrados, equilibrados, relaxados, receptivos. Logo, nossa abertura, nossa receptividade, permite que captemos todas as reações, todos os processos do nosso paciente. O que estiver acontecendo com o outro, nós sentimos — às vezes no nosso próprio corpo.

Isso de sentir as sensações do outro no nosso próprio corpo pode nos parecer algo extraordinário, mas na verdade não é — só nos parece extraordinário porque é algo de que não nos damos conta. Acontece, mas não percebemos. Mas, a partir do momento em que nossa sensibilidade, nossa capacidade de percepção se desenvolvem, sentir as sensações do outro em si se torna um fenômeno comum, banal.

Bem: se, por um lado, nossa receptividade nos permite absorver livremente a energia do outro, por outro lado, o fato de estarmos trabalhando equilibrados — psicológica/fisicamente —, centrados, alertas interiormente, evita que nos apeguemos àquilo que estivermos sentindo, que estivermos recebendo do outro. Ou o que estiver sendo despertado dentro de nós pelo outro. Tudo o que sentimos, sentimos como uma onda passando, como uma nuvem que estivesse passando pelo céu azul num dia de vento — a nuvem chega de um lado e sai pelo outro. Deitamos e ficamos olhando o céu, está ventando e as nuvens vão passando — é assim que acontece. Não há estagnação.

Mas isso tudo é uma questão de técnica — e esse é o treinamento de tao shiatsu, desde o primeiro momento. A técnica é a percepção de si, a *com*-ciência do nosso próprio equilíbrio. Se estamos trabalhando atentos, equilibrados, relaxados, nunca acumulamos nada: a energia entra e sai. Por fim, essa sensação se torna muito clara: literalmente, sentimos a energia entrando pelas mãos e saindo pelos pés, ou pelos ombros, ou pela cabeça.

Rio, 2/11/88

AONDE VAMOS QUANDO DORMIMOS?

"Além de consciência nada existe." — FREDERICK S. PERLS (42)

— *O que é que você quer dizer com "nós somos uma consciência?"*

Isso é uma simples constatação, simples observação da natureza das coisas. Mas somos tão complicados, tão desarraigados da realidade, que jamais admitimos o óbvio — sempre preferimos nossas fantasias, nossas crenças, nossas idéias.

Outro dia, perguntei: "Para onde vamos quando dormimos?". Tínhamos acabado de fazer o exercício de levar nossa atenção primeiro para a respiração do corpo, depois para os ruídos da rua, etc. Tínhamos acabado de fazer um "passeio" com a nossa *com*-ciência, de forma que essa pergunta me pareceu apropriada. Para onde vamos quando dormimos? — uma pergunta tão simples, e recebi as respostas mais disparatadas. Um disse que íamos para um outro plano; outro, que saímos viajando; um terceiro falou alguma outra coisa do mesmo tipo. Nem sequer um honesto "não sei" me responderam. E ninguém mencionou o fato mais óbvio que é que, quando dormimos, nós simplesmente sumimos, nos tornamos inconscientes. O corpo continua lá, respirando, a mente continua lá, pensando, sonhando — mas nós, aonde estamos? Se estamos inconscientes, simplesmente estamos em lugar nenhum.

Podemos, em alguns momentos, nos tornar difusamente conscientes de nossos sonhos/pesadelos — mas dificilmente chegamos a ter consciência do corpo deitado, dormindo, respirando, pulsando, sonhando.

Essa é nossa experiência comum, ordinária — por que não admiti-la? Por que a tolice de afirmar o que não vivenciamos, o que não sabemos, o que lemos em algum lugar, ou o que alguém nos disse?! Se existe uma realidade que não percebemos, precisamos trabalhar para entrar em contato com ela — e não simplesmente acreditar que ela existe.

Outro dia, em aula, uma aluna me perguntou: "Você acredita em reencarnação?". Respondi: "Não acredito nem desacredito — eu não sei. Não sei se reencarnamos ou não". Ela insistiu: "Mas o que você acha, tanto se fala em reencarnação, é bem possível, não é?". "Já entendi", respondi, "você gostaria que eu a tranqüilizasse, dizendo que depois da morte tem mais vida — e mais, uma vida igual a essa que nós conhecemos. Mas, realmente, não sei, para mim a morte é uma desconhecida, eu ainda não morri — ou melhor, ainda não morri *conscientemente*. Se já tive outra vida e já morri, não o fiz conscientemente. Logo, não tenho nenhuma certeza, nenhuma clareza com relação à morte. E mesmo que eu tivesse, de que lhe adiantaria isso? Se não estamos conscientes — seja na vida, seja na morte —, *nós* não estamos ali, não estamos presentes."

Essa é uma observação simples: conscientes nós somos, inconscientes não somos — não percebemos, não sentimos que somos, o que é a mesma coisa que não ser. Por isso, digo que em nossa essência somos uma *com*-ciência, uma perceptividade — e que um trabalho de crescimento espiritual é um trabalho de expansão da consciência, de crescimento daquilo que somos em essência.

TODO CONCEITO É UM PRECONCEITO

"Ah, que mistério é a vida, e como são obscuros e sem sentido os motivos que orientam nossos gestos." — LÚCIO CARDOSO (5)

Uma vez, numa de suas numerosas viagens, Buda Gautama e seus discípulos caminhavam em busca de água. Era verão, e o calor, muito. Ao se aproximarem de um pequeno lago, constataram que naquele exato momento uma tropa de muitos cavalos fazia sua travessia, levantando lama de seu leito e tornando sua água suja e barrenta — impossível de ser bebida. Os discípulos, preocupados e sedentos, partiram em busca de outra fonte. Após certo tempo, voltaram ainda mais sedentos: "Não achamos água potável", disseram. O Buda, que ainda os esperava à margem do mesmo lago, respondeu: "Pois acabaram de encontrá-la". Naturalmente, com o tempo, os detritos se assentaram e a água tornou-se novamente límpida, transparente.

No Oriente, dizem que a mente do homem lembra a do macaco: sempre agitada, ansiosa, pulando de um objeto para outro, de um desejo para outro — num processo interminável.

Esse é o sentido do *zazen* (*za*: sentada, *zen*: meditação); não precisamos ir a lugar nenhum em busca de clareza. Simplesmente necessitamos olhar para dentro de nós mesmos. Sentar e observar o processo mental, sem nos identificarmos, sem nos apegarmos aos pensamentos que passam: idéias, preocupações, desejos. E deixar a poeira ir baixando, a mente ir diminuindo sua velocidade, ir se extinguindo. Se isso acontece, há clareza.

Mas estamos sempre tão ocupados — fazendo, pensando coisas. Nunca temos tempo de parar e olhar para dentro. O homem é extremamente empreendedor, faz o necessário e o desnecessário, mas não se observa, não percebe suas motivações inconscientes, não se conhece. Essa é sua ignorância básica:

a ignorância de si. E nossas ações refletem esse desconhecimento. Daí a confusão, o caos em que se encontra a civilização.

Somos ignorantes e, pior, pedantes em nossa ignorância. Só por sermos informados, cultos (e às vezes nem isso somos), nos julgamos espertos, sabidos — achamos que sabemos muito. Podemos até não nos julgar sabidos. Existem pessoas que dizem: "Não sei de nada e acho que nunca vou saber". Mas, se é assim, por que elas agem como se se julgassem sabidas? Por que se apegam a crenças, idéias? Por que o orgulho, a indisponibilidade? Por que se guiam por conceitos, preconceitos? E mesmo uma pessoa que adota conceitos novos, atuais, modernos, é uma pessoa preconceituosa. Todo conceito é um *pré*-conceito. Pois por mais moderno que um conceito seja, no momento em que foi formulado, concluído, definido, no momento em que se concretiza, torna-se rígido — e portanto perde o compasso, a harmonia com o constante fluir, o constante transformar da vida. Um conceito adotado um segundo atrás é um preconceito no seguinte — já está passado, tornou-se um entrave em nossa percepção do fluxo daquilo que é, do fluxo da vida, do tao.

Todo homem busca liberdade, mas a liberdade mais profunda é a liberdade de si mesmo — de nossos próprios padrões mentais. A única possibilidade de liberdade é a *com*-ciência do processo mental — da percepção da ausência de substância de nossas crenças mentais, e de como nossa vida é guiada por pensamentos e motivações inconscientes. "Não existe liberdade onde o inconsciente rege e impulsiona o indivíduo a atitudes cujas motivações reais ele desconhece." (6)

Consciência possibilita liberdade, e liberdade gera transformação. Para o tao shiatsu, isso é desenvolvimento espiritual. E desenvolvimento espiritual é um fenômeno de interesse estritamente pessoal: não diz respeito a mais ninguém além de nós mesmos — cada um de nós, individualmente. O desenvolvimento espiritual autêntico nunca é voltado para o outro, para fora. Não é um produto a ser exibido, mas uma compreensão, uma sabedoria a ser usufruída. É espontaneamente compartilhada — em nossas relações, em nosso cotidiano — pelo simples fato de *sermos*. Mas somos sempre os primeiros beneficiários de nossa própria clareza interior, da mesma forma que somos os primeiros a sofrer com nosso estado de confusão interna.

E clareza é fundamental num trabalho de leitura energética. Nossa interpretação do estado e significado dos meridianos de energia vem como conseqüência dessa clareza — e nunca antes. Nossa interpretação será tão profunda quanto mais clara for nossa percepção.

Rio, 7/10/88

ALONGAMENTOS DOS MERIDIANOS

Nossa idéia não é lutar contra as distrações, mas relaxar num estado de expansão de percepção.

Esse entendimento é fundamental na prática dos alongamentos dos meridianos. Mas vamos por partes. Em primeiro lugar, não existe "alongamento de meridianos": meridiano de energia não se alonga. Alongamos certos grupos musculares do organismo onde ocorrem determinados fluxos energéticos (meridianos). Assim, aumentamos o afluxo sangüíneo à área em questão, energizando-a, já que, para o organismo, mais sangue significa mais energia.

Aumentar o nível de energia de determinada região do corpo significa, necessariamente, intensificar o fluxo energético dos meridianos que ocorrem nessa região. É dessa maneira que, através dos alongamentos, atuamos sobre os meridianos de energia.

A nomenclatura precisa seria, portanto, "alongamentos *relacionados aos* meridianos" e não *"dos* meridianos", já que não alongamos os meridianos, mas agimos sobre os meridianos *através* de alongamentos. Por uma questão de praticidade, fica a expressão "alongamento dos meridianos".

Pois bem: os objetivos dos alongamentos dos meridianos são: *equilibrar* e *ajudar a perceber* a energia dos meridianos. Naturalmente, é mais fácil perceber *mais* energia do que *menos* energia vital, da mesma forma que é mais fácil ouvir um som alto do que um murmúrio, ou enxergarmos melhor na claridade do que na escuridão. Através de alongamentos de grupos musculares específicos, então, nos possibilitamos cumprir ambos os objetivos.

Agora, quando fazemos os alongamentos, fechamos os olhos com o intuito de entrarmos mais facilmente em contato com os outros sentidos de percepção, com os demais sentidos, além da visão. Fechamos os olhos para nos ligarmos ainda mais àquilo que está acontecendo dentro-fora de nosso organismo. Nosso objetivo não é focalizar nossa atenção na área trabalhada, alongada, e sim entrar em contato com todas as sensações disponíveis à nossa percepção: contato dos pés com o chão, a lombar relaxando, a nuca, a face, as mãos, a respiração do corpo, os ruídos externos e internos, os pensamentos — tudo incorporando, nada excluindo. Não há necessidade de excluirmos o que quer que seja. Se tentamos focalizar nossa atenção num único elemento, seja ele qual for, todos os elementos excluídos podem, a qualquer momento, tornar-se "inimigos", com a capacidade de nos distrair de nosso foco de atenção.

Se tentamos focalizar, inventamos distrações, e se resolvemos "lutar" contra elas, desperdiçamos inutilmente a energia que poderíamos estar usando para aprofundar nossa percepção do que está acontecendo no instante presente.

A idéia não é lutar contra as distrações, mas relaxar num estado de expansão de percepção. Cada vez que atuamos através dos alongamentos sobre uma área específica do corpo, ela deve ser o centro de nossa atenção, sem que, com isso, excluamos o resto. Nossa intenção é incluir, incluir, incluir.

Vamos, pois, procurar fazer nossos alongamentos conscientes do corpo *todo*, e não somente da área visada. Vamos tentar usar nosso corpo de forma que todo ele permaneça neutro, relaxado, com o trabalho incidindo só sobre a região que desejamos alongar. Aprender a nos mover sem nos tensionar desnecessariamente é fundamental para a prática do tao shiatsu, embora seja algo muito difícil para a maioria das pessoas.

Quando tensionamos um músculo, ele se contrai. Quando o músculo relaxa, alonga-se. Logo, o alongamento é conseqüência de *relaxamento* muscular, e não de *esticamento* muscular. Relaxamento não é fruto de esforço, e tampouco de abandono: se nos esforçamos, nos tensionamos, se nos "abandonamos", nos tensionamos também. Ao contrário do que podemos pensar, uma postura "abandonada", curvada, não é uma postura relaxada, mas tensa, contraída, achatada pela força da gravidade e do retesamento muscular.

Relaxamento é conseqüência de consciência corporal, de responsabilidade corporal. No trabalho em duplas, o objetivo do praticante de tao shiatsu é ajudar seu paciente a tomar responsabilidade sobre si, a perceber o que está fazendo consigo mesmo. No trabalho individual de alongamento dos meridianos, a intenção permanece a mesma: responsabilidade, para que possamos *wei-wu-wei*. Wei-wu-wei é uma expressão de origem taoísta, que significa "fazer-sem-fazer", agir sem esforço — sem tensões musculares/psicológicas inconscientes bloqueando nossos movimentos e nossa energia. Wei-wu-wei é fazer sem interferir na natureza da ação, é a ação feita com graça, com leveza, com consciência, a ação motivada pela ação em si — pelo prazer da ação em si — e não pela possibilidade da obtenção de ganhos, de resultados futuros de qualquer espécie.

Os alongamentos

Trabalhe *sem dor*, seja gentil com seu próprio corpo. Se não formos sensíveis e gentis com nosso próprio corpo, certamente não o seremos com o corpo dos outros. Pesquise o movimento, em vez de tentar se forçar dentro da posição de alongamento: observe como pequenas diferenças de posição alteram o local sobre o qual o alongamento incide. Procure sempre manter a coluna neutra e relaxada, principalmente na altura das regiões lombar e cervical: os movimentos sempre devem partir da articulação da pelve com as pernas (articulação coxofemural), e não da região lombar; e a cabeça deve estar sempre *em cima* do tronco, e não pendendo para frente ou para trás.

NÃO TENTE FORÇAR O ALONGAMENTO TODO DE UMA VEZ, MAS, AO CONTRÁRIO, PERMITA QUE ELE VÁ ACONTECENDO AOS POUCOS, À MEDIDA EM QUE VOCÊ VAI RELAXANDO A CADA EXALAÇÃO. SEMPRE FECHE OS OLHOS E TENTE SENTIR A LINHA QUE VOCÊ ESTIVER TRABALHANDO.

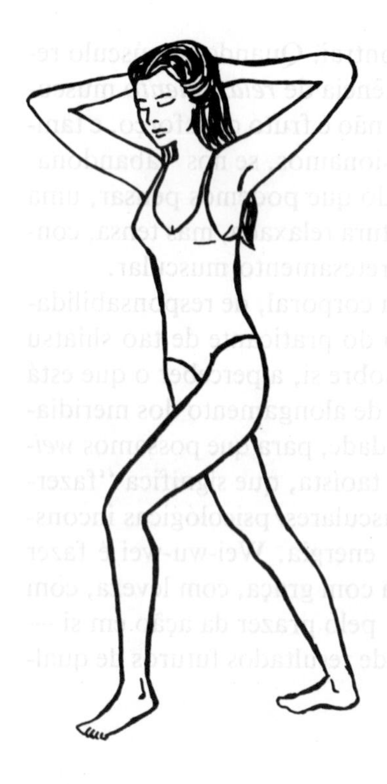

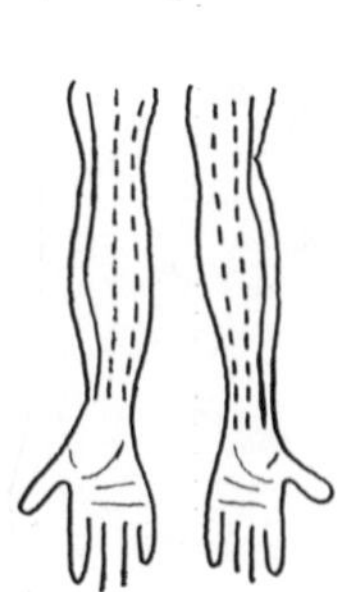

Meridiano da Respiração

a) Dê um passo e transfira o peso do corpo para o pé que está na frente, mantendo os calcanhares no chão.

b) Entrelace os dedos atrás da cabeça e gire o corpo suavemente em torno de um eixo imaginário (que vai do calcanhar de trás até o topo da cabeça, passando pela coluna), no sentido do pé que está à frente. Puxe o movimento pelo braço de dentro, *mas mantenha os ombros relaxados.*

c) ''Desgire'' o tronco, solte os braços, volte o passo atrás e repita do outro lado.

ALONGAMENTO PARA A FACE INTERNA DO BRAÇO, NA LINHA QUE VAI DAR NO POLEGAR.

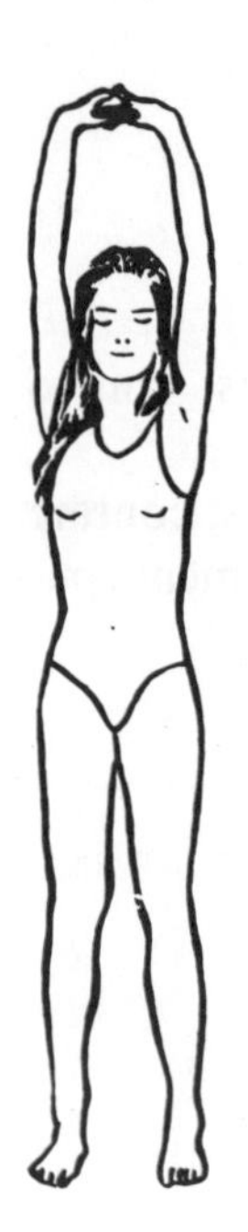

Meridiano da Eliminação

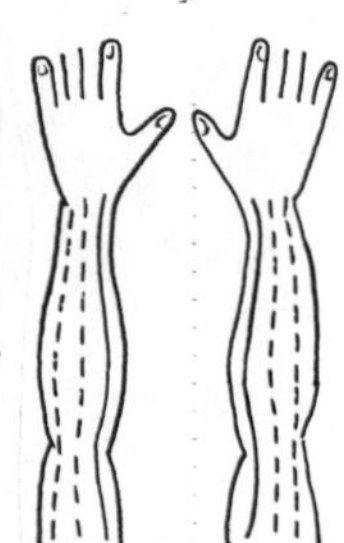

a) Afrouxe um pouco os joelhos para encaixar o quadril, entrelace os dedos, vire as palmas para fora e, mantendo os polegares em contato, alongue para cima. *Procure manter os ombros relaxados.*

ALONGAMENTO PARA A FACE EXTERNA DOS BRAÇOS, NA LINHA QUE VAI DAR NO DEDO INDICADOR.

Meridiano de Apetite/Digestão

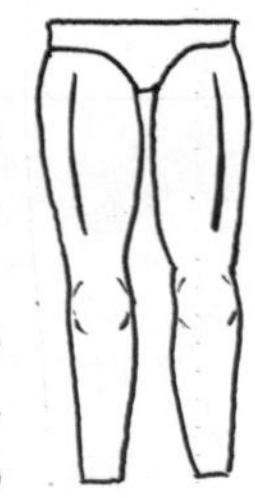

a) Segure o peito do pé com a mão, mantendo o joelho da perna de apoio solto, levemente flexionado.
b) Incline um pouco o tronco para frente, ao mesmo tempo puxando o joelho da perna dobrada para baixo e para trás. *Atenção para não empinar o bumbum*: mantenha a região lombar relaxada, com o bumbum apontado para baixo.
c) Desarme a posição e faça o outro lado.

ALONGAMENTO PARA A LINHA CENTRAL (LEVEMENTE PARA FORA) DA FACE ANTERIOR DA COXA

Meridiano da Fermentação

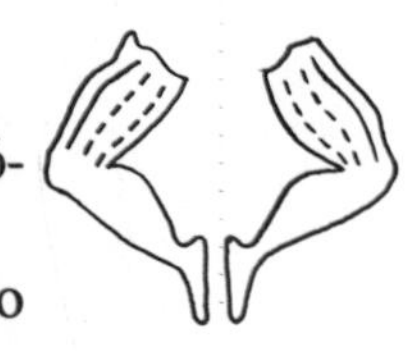

a) Deite-se com as regiões lombar e cervical próximas ao chão (mas sem forçar).
b) Flexione uma das pernas e, segurando-a pelo lado externo do joelho com a mão oposta, puxe-a por sobre a perna estendida, sem rodar demasiadamente o quadril. Mantenha o pé da perna flexionada em contato com o joelho da outra perna.
c) Faça o outro lado.

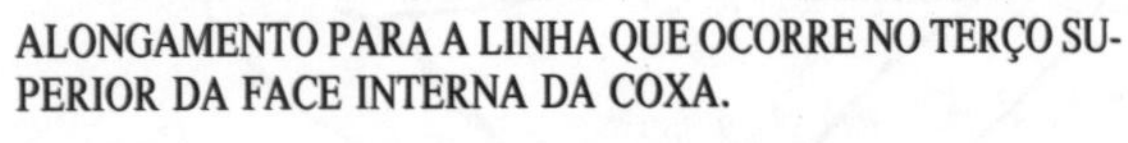

ALONGAMENTO PARA A LINHA QUE OCORRE NO TERÇO SUPERIOR DA FACE INTERNA DA COXA.

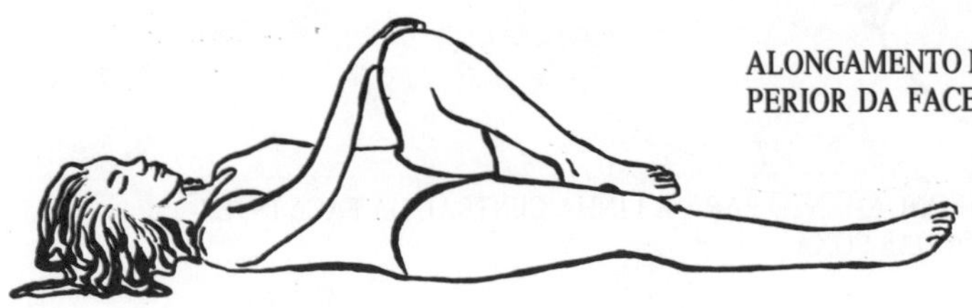

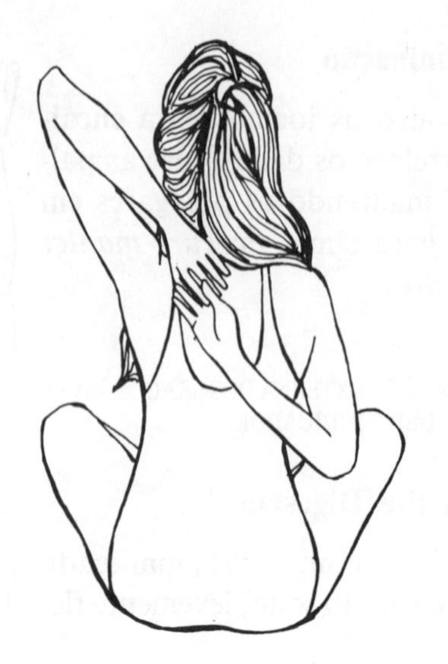

Meridiano da Integração Psíquica

a) Sente-se com as pernas cruzadas, com o bumbum bem descansado no chão.
b) Com os ombros e costas relaxados, contate as mãos nas costas pelos dedos, suavemente puxando o braço de cima para trás.
c) Faça o outro lado.

ALONGAMENTO NO BRAÇO SUPERIOR, NA FACE INTERNA, NA LINHA QUE VAI DAR NO DEDO MINDINHO.

Meridiano da Integração Física

a) Deite-se com a coluna alongada — regiões lombar e cervical próximas ao chão — e com as pernas flexionadas, com os joelhos apontando para cima.
b) Descanse as pernas para os lados, mantendo os pés em contato. Busque a distância — entre os pés e o tronco — em que o alongamento se torne mais intenso.
c) Respire e deixe a gravidade agir, até que você sinta que as tensões da face interna das coxas se soltaram.

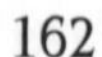

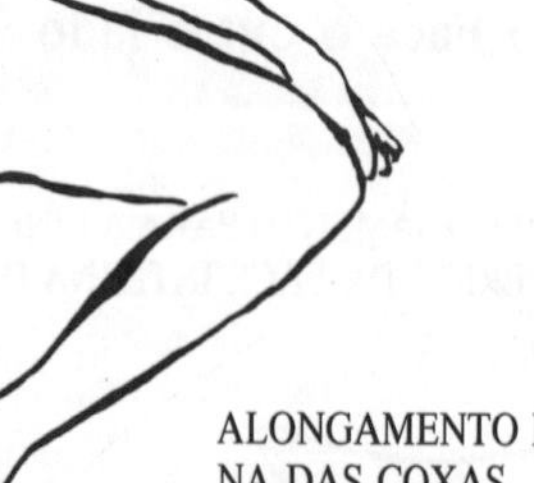

ALONGAMENTO PARA A LINHA CENTRAL DA FACE INTERNA DAS COXAS.

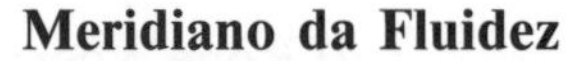

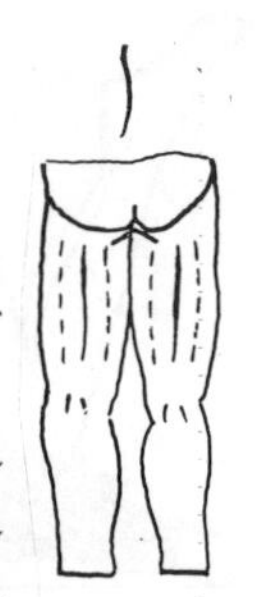

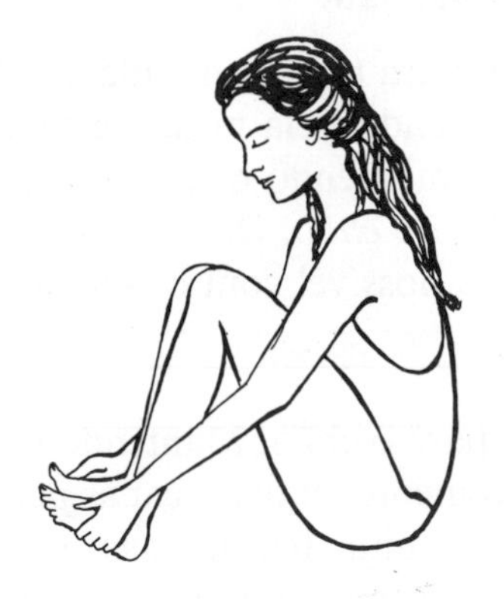

Meridiano da Fluidez

a) Sente-se com as pernas flexionadas e segurando a sola dos pés com as mãos.
b) Suavemente, estique as pernas (na medida de seu conforto), flexionando o tronco para a frente. Procure iniciar essa flexão de tronco a partir dos quadris e, visualizando a coluna, imagine que suas vértebras estão se afastando uma das outras, como se a coluna estivesse crescendo, a cabeça se afastando do tronco. Respire e relaxe no alongamento.

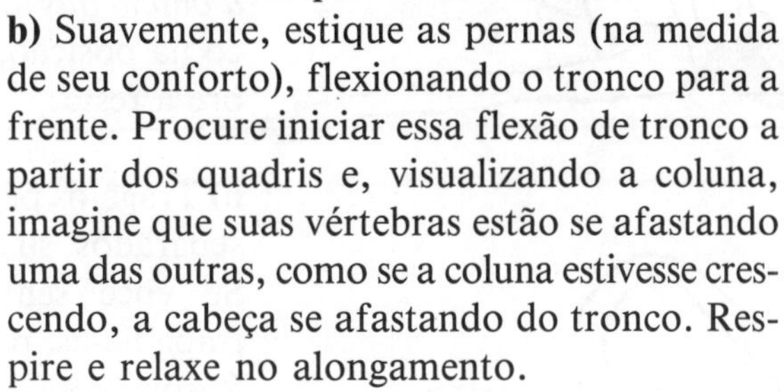

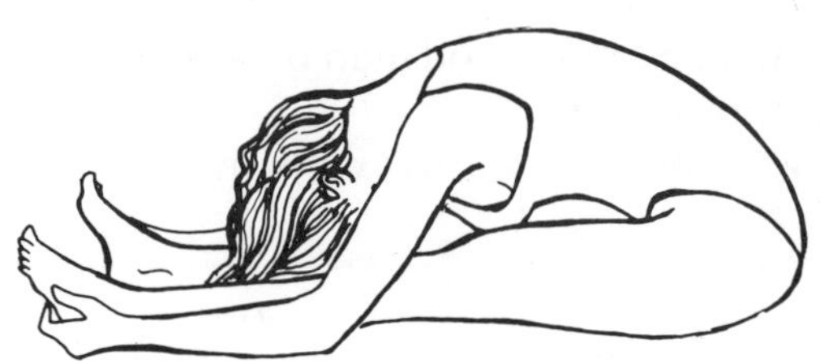

Caso, por falta de flexibilidade na parte posterior do corpo, esse alongamento não lhe seja confortável, experimente esse outro:

a) De pé, com os joelhos soltos, levemente flexionados, deixe o tronco pender para a frente.
b) Respire e relaxe. *Deixe a gravidade agir, não force!* Mantenha o pescoço e os braços soltos, "pendurados".
c) Suavemente, estique as pernas: primeiro uma, depois a outra, depois as duas simultaneamente. Sinta o alongamento.
d) Torne a afrouxar os joelhos e, então, erga o tronco gradualmente, "desenrolando-o" a partir da base. A cabeça deve ficar pendurada para frente até o final do movimento, sendo a última a voltar à posição ereta original. Podemos usar esse alongamento para substituir ou preparar o anterior.

ALONGAMENTO PARA A LINHA CENTRAL DA FACE POSTERIOR DAS COXAS, E PARA A PARTE POSTERIOR DO CORPO COMO UM TODO.

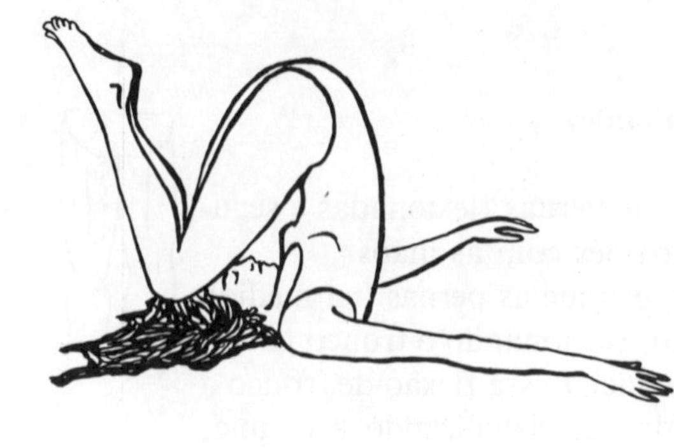

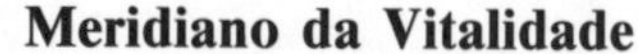

Meridiano da Vitalidade

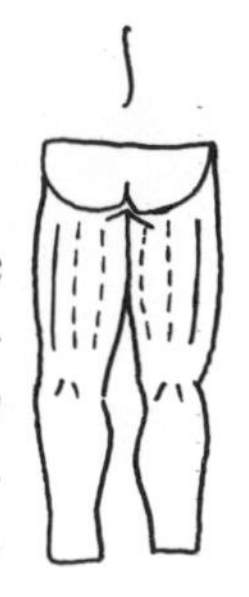

a) Rode o corpo para trás, apoiando-se sobre um triângulo formado pela nuca e a face interna dos braços, mantendo-os esticados, *com a palma das mãos no chão*. Descanse um pouco na posição, se possível com os joelhos sobre a testa.

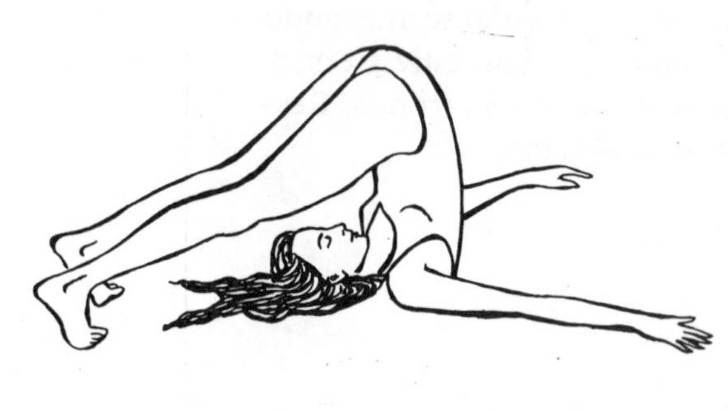

b) Traga os pés para o chão. Mantendo os pés separados, suavemente tente esticar as pernas. Se você sentir muita tensão nas pernas, trabalhe-as, primeiramente, uma de cada vez. Respire e relaxe.

c) Volte à posição **a**. Sente-se, rodando o corpo de volta para frente.

ALONGAMENTO PARA A LINHA EXTERNA DA FACE POSTERIOR DAS COXAS.

Meridiano da Circulação

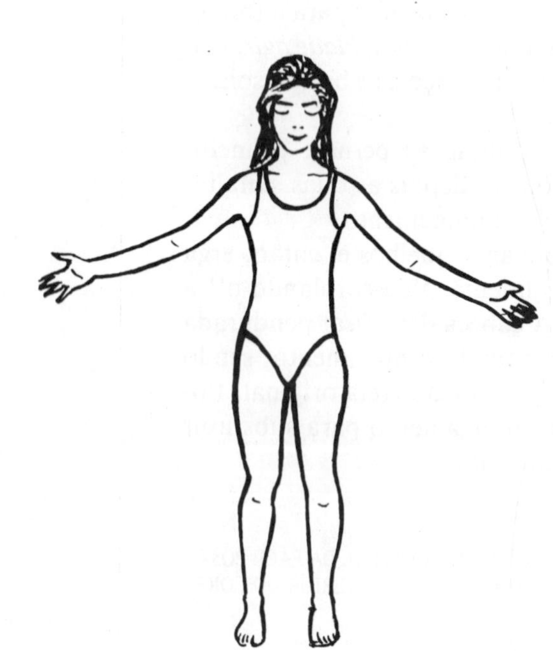

a) De pé, com os pés afastados mais ou menos um palmo, afrouxe os joelhos e relaxe os ombros, mas sem deixar que o tórax se feche. Sinta os ombros pesados. Relaxe os quadris, deixando o bumbum afundar. Trabalhe com os olhos fechados. Imagine que sua cabeça é um balão de gás que puxa você para cima, alongando sua coluna. Imagine somente, *não faça* o movimento. Mantenha os braços ao longo do corpo.

b) Com os braços pesados, relaxados, vire as palmas das mãos para a frente, puxando o movimento pelo polegar.

c) Relaxe os polegares e, como se estivesse sendo puxado pelos dedos médios para baixo e para fora, permita que seus braços se afastem do corpo. Então, traga-os *levemente* um pouco para trás.

d) Mantenha a posição com os braços semi-abertos, os ombros relaxados e a cabeça direcionada para cima. Mantenha o queixo paralelo ao chão. Respire e sinta os braços.

ALONGAMENTO PARA A LINHA CENTRAL DA FACE INTERNA DOS BRAÇOS.

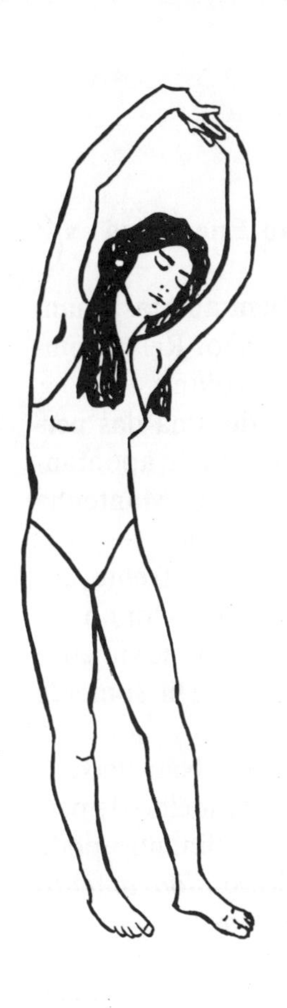

Meridiano da Proteção Orgânica

a) Com os pés quase paralelos e mais ou menos a um palmo de distância um do outro, entrelace os dedos das mãos, vire as palmas para fora e erga os braços acima da cabeça.
b) Descanse o peso do corpo totalmente sobre um dos pés e incline o corpo para o lado *oposto*, alongando. Mantenha os ombros relaxados.
c) Troque o peso do corpo para o outro pé, e faça o outro lado.

ALONGAMENTO PARA A LINHA CENTRAL DA FACE EXTERNA DOS BRAÇOS.

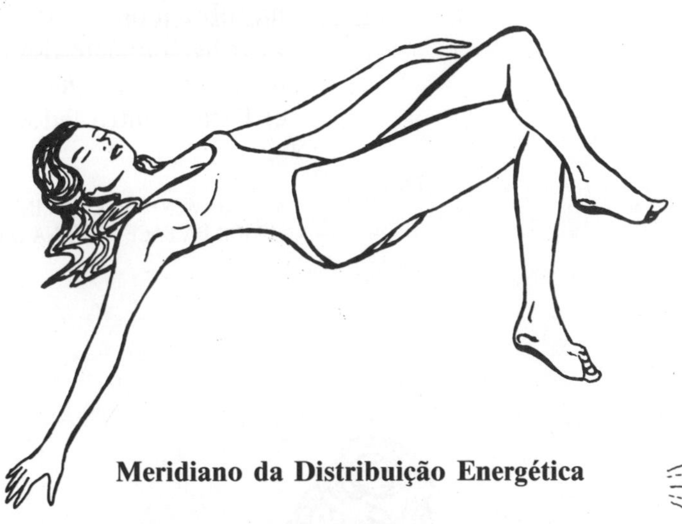

Meridiano da Distribuição Energética

a) Deite-se com a coluna alongada e com as pernas flexionadas, mantendo os braços abertos.
b) Cruze uma perna sobre a outra, e descanse-as *para o lado da perna que ficou por cima*, sem, no entanto, girar demasiadamente o quadril. Respire e relaxe. Use o peso da perna de cima para alongar a de baixo.
c) Faça o outro lado.

ALONGAMENTO PARA A LINHA CENTRAL DA FACE EXTERNA DA COXA.

Meridiano do Planejamento Energético

a) Sente-se com as pernas bem abertas, mantendo as mãos apoiadas no chão. Relaxe ombros e quadris, alongando a coluna.
b) Gire o tronco na direção de uma das pernas, tirando *a mão oposta* do chão e apontando-a para o pé agora à sua frente. Mantenha a outra mão no chão, como apoio.
c) Incline o tronco suavemente para frente, como se fosse tocar o pé com a mão, sem no entanto curvar a coluna ou puxar o movimento pela cabeça: a inclinação deve partir somente da articulação coxofemural.
d) Respire e relaxe na posição. Não deixe o tronco se inclinar para o lado. O joelho da perna sobre a qual você está se inclinando pode ficar ligeiramente flexionado: *o alongamento deve ser sentido na outra perna.*
e) Faça o outro lado.

ALONGAMENTO PARA A LINHA QUE OCORRE NO TERÇO INFERIOR DA FACE INTERNA DA COXA.

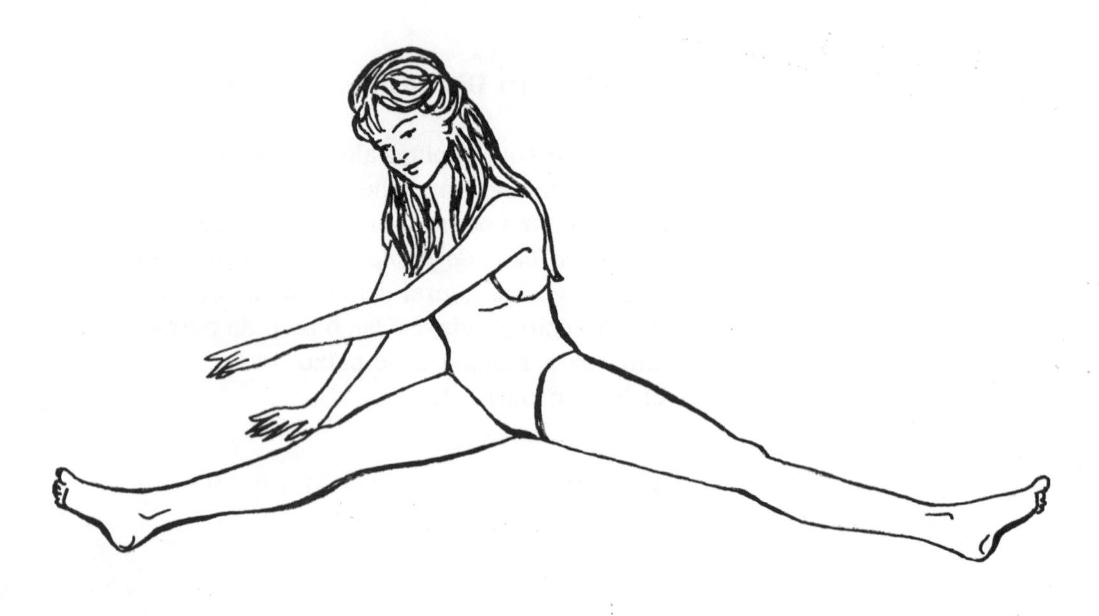

RELAXEM, PORRA!!

— *Você diz que nos exercícios de alongamento do tao shiatsu não devemos fazer nada, não devemos forçar — simplesmente ficar na postura até que o alongamento aconteça em conseqüência de um relaxamento muscular. Qual o tempo necessário para se conseguir esse relaxamento?*

Isso varia bastante. Encontramos pessoas que não conseguem nunca, nunca relaxam profundamente — podem permanecer uma eternidade numa postura de alongamento e nada acontece, nada se solta, não acontece nenhum *insight*, nenhuma percepção reveladora que interrompa o estímulo inconsciente de tensionamento. E mesmo uma pessoa que conheça relaxamento pode, num determinado momento, relaxar em alguns segundos, num outro momento levar alguns minutos — e já numa terceira oportunidade não conseguir absolutamente relaxar.

Por que isto acontece? Em primeiro lugar, precisamos perceber que relaxamento não é algo que se faça — deixamos de fazer nossas tensões, então relaxamento *acontece*. Relaxamento, como o silêncio, é uma ausência: não "fazemos" silêncio, silêncio existe na ausência de sons, de ruídos.

Isso me faz lembrar o caso daquela professora de expressão corporal que costumava, primeira coisa ao irromper na sala de aula, vociferar militarmente para seus alunos: "RELÁÁÁXEM!!" Agora, narrando essa historinha para vocês, quase complementei o "relaxem" com um "porra!". É verdade, ela ordenava só o "relaxem", ela nunca berrava o "porra!" — mas ele estava lá, subentendido, entre parênteses na expressão de sua voz. "Relaxem, porra!", era o que sempre me parecia que ela estava de fato querendo dizer com sua voz alta, autoritária e ansiosa.

Ora, isso é absurdo, não podemos relaxar sob coação, sob tensão — sob tensão, obviamente, nos tensionamos. Mas muitas vezes, por dentro, nos comportamos exatamente assim: fazemos do relaxamento um objetivo a ser perseguido e alcançado a qualquer preço, e nos torturamos mentalmente, nos sentimos frustrados se não conseguimos relaxar. Ou seja, nos tensionamos na suposta intenção de "relaxarmos", quando relaxamento é conseqüência exatamente da ausência de tensão, de intenção — *não um fazer*, mas *um não-fazer!*

O relaxamento profundo, então, não é produto da nossa vontade, mas de nossa perceptividade. Relaxamos quando percebemos como provocamos inconscientemente, instante a instante, nossas tensões musculares. Relaxamento acontece quando desligamos o piloto automático e assumimos responsabilidade pelo nosso corpo.

Ele está, assim, intimamente relacionado com nosso estado interior. Se estamos num estado de confusão interior, de tensão psicológica, não-interferência torna-se impossível. Chamo de "interferência" os estímulos psicológicos inconscientes que determinam contrações musculares que interferem no funcionamento harmônico do organismo humano. Ou seja, nossa interferência inconsciente na harmonia postural do corpo. Assim, não-interferência está necessariamente associada à maior percepção — e à conseqüente diminuição do ritmo — do nosso processo de "pensação" (atividade mental associativa involuntária.)

Nossa proposta de alongamento através de relaxamento, então, implica em autodescoberta, já que só acontece como produto, fruto de nossa introvisão: a capacidade de direcionar nossa percepção para nosso estado interno e, assim, nos aprofundarmos na natureza de nosso ser e na natureza de nossa mente.

Não interferência, não fazer, exige muita clareza de percepção — muita tranqüilidade interior. É através dessa clareza que a não interferência funciona, pois só com clareza de percepção começamos a perceber o que fazemos inconscientemente com nosso corpo. Clareza significa exatamente nossa capacidade de perceber aquilo que, normalmente, nos é inconsciente — um mergulho naquilo que não conhecemos de nós mesmos.

Ninguém se tensiona espontaneamente, ninguém se contrai e se deforma por livre e espontânea vontade. Desatentos a nós mesmos, vivemos em estado de tensão, de interferência, vivemos em transe — verbal, mental. Só quebrando esse transe, só saindo do transe o relaxamento profundo se torna possível.

O CAMINHO NÃO É LONGO, É INFINITO!

"E era bom. 'Não entender' era tão vasto que ultrapassava qualquer entender — entender era sempre limitado. Mas não entender não tinha fronteiras e levava ao infinito, ao Deus. Não era um não entender como um simples de espírito. O bom era ter uma inteligência e não entender. Era uma bênção estranha como a de ter loucura sem ser doida." — CLARICE LISPECTOR (30).

O tao shiatsu não se propõe a nos dar soluções, respostas. Ao contrário, ele visa nos trazer perguntas. Ou melhor, desacreditar nossas respostas, para que nosso ser se torne, em si, uma pergunta — um contínuo não-saber.

No tao shiatsu não há lugar a se chegar, ou respostas a serem encontradas. Não objetivamos alcançar um determinado padrão de equilíbrio interior ou encontrar soluções para a nossa vida — nosso trabalho, nossas relações, nosso dia-a-dia. Queremos, de fato, nos permitir um estado interior de profunda ignorância. Que quero dizer com ignorância? Um estado que nos permita ver o que está acontecendo no instante em que está acontecendo e aprender com o que está acontecendo. Um estado de vitalidade interna, de contínuo transformar. Um estado sem respostas. Porque quando carregamos respostas, elas ocupam o espaço que precisamos para ver e viver aquilo que está acontecendo.

Respostas, então, não nos interessam. De fato, já temos respostas demais. Respostas nos foram dadas antes mesmo que formulássemos as perguntas — nascemos, somos educados, e a educação nos supriu com todas as respostas, até mesmo para perguntas que não chegamos a perguntar. Somos criados com respostas que antecedem as perguntas. E se ao crescer não nos satisfizermos com estas respostas, as substituiremos por outras. Podemos sentir que nossa educação foi repressora — e buscamos então valores permissivos. Mas não há liberdade na cultura, seja ela repressiva ou permissiva. A permissividade também é um padrão psicológico-comportamental: uma forma fixa de ver e de agir. E um padrão *é* um padrão — seja ele permissivo ou moralista. De uma forma ou de outra, não nos sobra muito espaço para percebermos a vida com maior profundidade.

Todos temos uma série de respostas — guiamos (conscientemente ou não) nossa vida por essas respostas, pelos padrões psicológico/emocionais que temos desenvolvidos dentro de nós. E não é objetivo do tao shiatsu substituir nossas respostas por outras — por respostas "superiores". O que nos interessa é a abertura, o espaço vago para a apreensão do fluxo da vida.

Muitos alunos, quando começam a gostar do trabalho, se mostram satisfeitos pelas transformações que sentem ocorrendo em si mesmos — mas, simultaneamente, um pouco preocupados, porque acham que vão precisar de "muito tempo", já que "o caminho é muito longo". O caminho é "longo": isto significa que o caminho objetiva alguma coisa, daí a sensação de distância e a necessidade de tempo para percorrer tal distância. Se o caminho nada objetivasse não haveria sensação de distância — só haveria o caminho. Na verdade, o caminho não é longo — *é infinito*, assim como o universo é infinito, como o agora é infinito. Mas, se percebemos o caminho como algo fascinante em seu extremo mistério, toda nossa perspectiva se altera. O caminho deixa de ser um meio, e se torna um fim em si mesmo. Paramos de exigir, de esperar resultados, e nos dedicamos com totalidade ao que estamos fazendo. E, paradoxalmente, quando de fato paramos de exigir, começamos a receber.

E recebemos coisas extraordinárias: começamos a perceber que nossa noção de tempo é totalmente ilusória. O que constatamos é que, na realidade, tudo o que existe é um eterno agora. Temos um problema com a eternidade: pensamos a eternidade como algo estático. Sabemos que existe tempo — passado, presente, futuro. Gostaríamos, talvez, que existisse uma eternidade (ouvimos falar em vida eterna, etc.). De qualquer forma, nossa idéia é que eternidade é algo estático — eternidade em geral nos dá a impressão de ser uma coisa muito parada, sem perturbações. Mas, de fato, tempo é estático — passado é estático, futuro é estático — eternidade é extremamente fluida, dinâmica. Porque eternidade é o que está acontecendo continuamente instante a instante. Quando falo a palavra "palavra", quando falo "vra", o "pa" já passou — já é velho. Cada sílaba dessa pa-la-vra ocorre num microinstante. Não me é possível emitir duas sílabas simultaneamente.

Outro dia vi um filme, *Bird*, sobre a vida do saxofonista Charlie Parker. Num determinado trecho do filme, ele havia roubado o instrumento de um outro músico — e saíra tocando. Rapidamente perseguido, foi alcançado, e lhe perguntaram: "Bird, o que você está fazendo com o sax de fulano???" Ao que ele retrucou, zombeteiramente: "Estou tentando tocar duas notas simultaneamente".

Ora, saxofones são instrumentos melódicos — e não harmônicos. Só podem emitir uma nota de cada vez. Vozes humanas são como saxes: só são capazes de emitir um som de cada vez — uma sílaba depois da outra. Cada som, cada sílaba tem um início e um fim. Mas para percebermos começo-meio-e-fim de cada sílaba precisamos ouvir num estado de total atenção, de absoluta sincronicidade — num estado de comunhão com as vibrações sonoras de cada som emitido. Para isso não podemos estar ocupando nossa atenção com nossa própria falação interna — precisamos ter espaço interior para ouvir.

Essa dimensão móvel do momento presente é a dimensão da realidade, da eternidade, daquilo que é, do tao. E o próprio tempo existe dentro da eternidade, dentro do instante presente. O que é o tempo, o que é o passado? Memória. E a memória, o passado só existe quando o invocamos *agora*, na nossa mente. Sem mente não há nem passado nem futuro. O passado só existe agora, nesse intante. O futuro também. É verdade, o futuro não conhecemos, não temos memória do futuro — mas ele é projeção, é o passado projetado. É nossa experiência do passado que nos leva a imaginar, a calcular, a supor o que vai acontecer. E isso também acontece *agora*, nesse instante. Mas o instante é extremamente, diminuto — e em constante mutação. Basta uma pequena distração e perdemos o instante. Vivemos continuamente distraídos pelo processo mental, então perdemos o instante o tempo todo.

Tempo não existe, tudo o que *de fato* existe é o instante presente. *O tempo é um cálculo mental! O tempo é imaginação* — memórias, projeções: imagens mentais, "imagens-em-ação". Tudo que existe, existe *simultaneamente* no instante presente — em sincronicidade. O que é então "tempo"? A sensação/ilusão de tempo é criada pelo contínuo, ciclíco transformar do momento presente. E essas transformações são completamente conseqüentes — não existe *casualidade*, só *causalidade*. Quando pensamos que certos acontecimentos são casuais, de fato estamos simplesmente demonstrando nossa não-ciência de suas causas.

Para o tao shiatsu não existe o *casual*. Só a ignorância do *causal*. Essa ignorância se reflete na idéia comum de que é possível sacrificar o presente pelo futuro — o que *existe* pelo que *não existe*, o que *é* pelo que vai *vir-a-ser*. Mas o futuro não existe — só o agora e o agora. Quando o futuro chegar, ele será o agora! Uma forma de viver estúpida no agora nos leva a uma forma de viver estúpida no futuro. Um agora estúpido nos leva necessariamente a um futuro estúpido.

Quando falamos em tempo, pensamos em passado-presente-futuro. E o presente, faz parte do tempo? Ou da eternidade? Do tempo, porque o que normalmente chamamos de presente, na verdade, trata-se de futuro próximo/passado imediato — e não do eterno instante presente. Chamamos o dia de hoje de presente: cinco minutos atrás, faz parte do nosso "presente". Nosso presente, o que chamamos de presente, faz parte do tempo. Só uma coisa não faz parte do tempo: o *instante*, o *momento* presente. O instante presente faz parte da eternidade.

Se traço uma linha imaginária no ar com meu dedo, da esquerda para direita e da direita para a esquerda — num movimento de ida e volta contínuo —, o instante está acontecendo nesse dedo correndo: o instante vai para a esquerda, o instante vai para a direita. O instante é completamente fluido, totalmente móvel — não há nele nenhuma rigidez. O instante é uma contínua mutação. Ele está sempre correndo — infinitamente, eternamente. O dedo vai para a esquerda, o dedo vai para a direita... e cada vez que olhamos para o instante, ele *é, agora.*

O caminho existe fora da dimensão do tempo. Só assim é um caminho de fato. Por que temos então essa noção de tempo, de distância, de objetivo a ser alcançado? Quando surge essa noção? Quando saímos do caminho e pensamos *a respeito* dele. Aí voltamos à dimensão do tempo, rememoramos, projetamos, e o tempo torna a existir — mas aí o caminho não existe mais. O caminho some quando o tempo surge. O tempo faz parte do caminho, mas o caminho não faz parte do tempo. Porque o tempo existe no instante — a mente existe no instante —, mas o instante não existe no tempo — o instante existe *além* da mente/tempo. O tempo existe, se desenvolve na eternidade — mas não existe eternidade no tempo. Ou nossa dimensão é de tempo, ou de eternidade. Ou nossa dimensão é limitada a passado-presente-futuro, ou é a do eterno agora — onde de fato ocorrem as projeções mentais de passado-presente-futuro. Quando estamos prisioneiros do tempo — e vivemos prisioneiros do tempo, porque vivemos envolvidos pelo nosso processo mental involuntário — a eternidade não existe. Pode existir como uma teoria, como um conceito, mas não é eternidade de fato: não tem força, não tem vida — não tem a nossa presença.

E se por um breve instante entramos no agora, nos tornamos presentes, entramos na dimensão da eternidade, perceberemos que o tempo está fazendo parte da eternidade. Passado, presente, futuro — tudo existe na eternidade, no instante presente. O instante contém tudo, porque só o instante existe.

O que acontece, normalmente, é que gostaríamos de ter algo em que pudéssemos colocar a mão, que pudesse controlar — e o instante é totalmente incontrolável. É o que há de mais fluido, está em contínua transformação — se transforma continuamente, infinitamente, eternamente. Nunca podemos agarrar o instante. Podemos nos jogar dentro dele e fluir com ele — mas não podemos paralisá-lo. É impossível, porque o agora está continuamente fluindo fluindo fluindo fluindo. Tentar paralisar o instante é o mesmo que tentar paralisar um rio ou as marés, ou o movimento dos planetas. Podemos nos jogar no rio — e boiar, fluir com ele. Entrar na dimensão do rio, fluir na sua velocidade. Vai nos parecer que o rio parou — o que de fato não aconteceu, nós é que estamos correndo junto com ele. É um estático-dinâmico, um estático-em-movimento.

E essa é a única forma de se capturar o instante, a eternidade — se jogando dentro dele, fluindo com ele, na sua velocidade. Como isso é possível, o que é necessário para isso? Nós, a nossa presença — porque o agora está sempre presente, quem se encontra ausente somos nós. Nós podemos nos ausentar, mas quando voltamos, quando nos tornamos presentes, o instante está sempre aqui — eternamente disponível. Mil vezes, um milhão de vezes — sempre que nossa consciência se expande, que entramos num estado meditativo, encontramos o instante. O instante nunca está ocupado, nunca sai para dar uma voltinha. Ao contrário, ocupados geralmente estamos nós: distraídos, ausentes, vivendo de uma maneira ausente.

E o que nos distrai? Nosso processo mental — nossa mente também é um rio correndo, pensamento depois de pensamento, depois de pensamento, depois de imagem, depois de pensamento ... E este processo nos hipnotiza — *nós* ficamos faltando. Por isso nossos sonhos noturnos são tão reais, nos parecem tão reais. Estamos tão desenraizados que confundimos sonho com realidade. Não temos parâmetros. E quando é dia e estamos acordados continuamos sonhando, continuamos numa espécie de sonho — a mente não pára, o processo mental é ininterrupto. Como se fosse um filme, um filtro sobre a nossa percepção. Se o filtro é vermelho, tudo o que se enxerga é avermelhado, se é azul, tudo se torna azulado — isso é a mentalidade de uma pessoa. Tudo que enxergamos, enxergamos através da nossa mentalidade — nossa mentalidade é nosso filtro. Se usamos óculos escuros, não vemos a claridade — o problema não é a ausência de claridade, o problema são as lentes que tornam tudo escuro. E existe uma forma de enxergar sem filtro, sem lentes — isso é possível! — e é aí, exatamente, que entra o tao shiatsu, esse *é* o trabalho do tao shiatsu.

No *zen*, temos o *satori*. O satori é um relampejo, um vislumbre "daquilo que é" — o satori é a experiência de enxergar sem filtro. E os mestres zen dizem que o zen só existe porque existe o satori — o satori é a razão de ser do zen. Tudo que o mestre zen faz, por mais absurdo que possa nos parecer — e, historicamente, um mestre zen faz coisas realmente absurdas: dá pauladas no discípulo, responde suas perguntas metafísicas com um tapa ou jogando-o porta afora, ou com alguma resposta totalmente ilógica e incompreensível —, tudo que o mestre zen faz tem um único objetivo: tornar o satori acessível para seu discípulo.

O satori é um pequeno lapso na nossa forma ordinária de enxergar a realidade. Por um breve instante, enxergamos sem filtro, sem o filme da mente se interpondo entre a realidade e a nossa consciência. Um pequeno lapso já é o suficiente. Muitas vezes temos esse pequeno lapso — no sono profundo, no sexo, fazendo esportes, ou algum trabalho ou atividade que nos apaixone e envolva totalmente —, mas aí não temos clareza em relação à nossa experiência de não-mente. Então, a questão não é só ter esse pequeno lapso, mas tê-lo de forma consciente. Descobrir uma outra forma de ver, de perceber a nós mesmos e o que nos cerca.

O tao shiatsu, a proposta do tao shiatsu é extremamente simples. Mas *nós* não somos simples. Criamos facilmente inúmeras dificuldades. O problema somos nós — somos nosso principal problema! Uma pessoa problemática, que vive cercada, afogada em problemas, está gerando esses problemas. É sua própria forma de enxergar, de abordar a vida, que é problemática. Esses problemas têm uma raiz — o próprio ser desta pessoa. Quando o ser deixa de ser — quando morre —, seus problemas acabam. Morre o homem, morrem os problemas. A morte é o que há de mais tranqüilo. O que pode nos acontecer depois da morte? Nada que nos afete. Na morte, todos os problemas se extinguem: alimentação, moradia, família, relações, traumas, complexos — tudo isso se torna irrelevante com a morte do ser. Os problemas são conseqüências do ser, são gerados pelo ser — e cada ser gera seus problemas.

Nosso objetivo no tao shiatsu é olhar, perceber nossos problemas — frustrações, angústias, ansiedades — e aceitá-los. Para o tao shiatsu, aceitar o que somos não significa nos tornarmos passivos, conformistas: significa ter a coragem de ver aquilo que é, o que somos de fato — como nos sentimos, como reagimos às situações da vida, etc. Perceber quem somos e como geramos aquilo que somos. E parar com o jogo infantil de responsabilizarmos os outros pelo que somos, pelo que sentimos. Normalmente, achamos que se nos irritamos é porque alguém nos irritou — o *outro* provocou nossa irritação, logo o *outro* é o culpado, o responsável. Se pudéssemos, eliminaríamos o outro — essa seria a solução ideal. Mas quem deu ao outro o poder de nos irritar em primeiro lugar? Nós mesmos. Uma mesma ação ou situação que nos irrita profundamente pode não afetar de forma alguma uma pessoa que esteja ao nosso lado. Nós delegamos poder ao outro em primeiro lugar — e depois reclamamos do outro.

Então, nosso intuito no tao shiatsu não é encontrar soluções — é deixar de criar problemas. Só que, para isso, é necessário que nos tornemos responsáveis. É necessário perceber que somos criadores — de nós mesmos, de nossas vidas, de nossos problemas. Só então passamos a ter a opção: podemos criar problemas ou não. O existir em si é neutro, é aproblemático — infinitamente misterioso, mas aproblemático. A forma de relaxar é parar de ficar tenso. É impossível *fazer* um relaxamento — *relaxamento não se faz!* Mas podemos parar de fazer as tensões, — e aí o relaxamento acontece. Não existe outra forma, não se relaxa ativamente — o relaxamento existe na ausência de tensão. Todo exercício de relaxamento na verdade nos distrai, nos desliga de nossos problemas, de nosso processo mental — e aí então relaxamos.

Através da autopercepção nos tornamos conscientes do nosso contínuo processo de auto-criação. Para o tao shiatsu, consciência é a única força libertadora, transformadora, porque joga luz em nossos buracos negros, expõe as raízes de nossos problemas. Aí então mudanças acontecem por si mesmas, independentemente de nossa vontade ou de nosso fazer. Mudanças que trazem crescimento, que trazem desenvolvimento espiritual.

São Paulo, 15/5/89

VAGO OU VAGANDO?

"Por trás dos fenômenos desordenados, há algo que não muda"
— CHUANG TZU (59)

"Você já prestou atenção aos sinos de uma igreja? Quando você o faz, o que você escuta? As notas ou o silêncio entre as notas? Se não houvesse o silêncio, haveria as notas? E, se escutássemos o silêncio, as notas não teriam mais penetração, uma qualidade diferente?" — KRISHNAMURTI (26)

"— A noite de hoje está me parecendo um sonho.
— Mas não é. É que a realidade é inacreditável."
— CLARICE LISPECTOR (30)

Normalmente, só temos consciência do sonho. Chamo de sonho nosso processo mental, aquela fina película que passa continuamente sobre nossa *com*-ciência — não importa se estamos acordados ou dormindo, ou se o conteúdo do sonho constitui-se de imagens ou de palavras.

Em geral, pensamos que quando dormimos e sonhamos nosso processo mental se torna simbólico — o conteúdo dos sonhos é obviamente simbólico. Na verdade, o processo mental é *sempre* simbólico, também a lógica e a razão se processam através de símbolos, de signos mentais. Mas como esses signos estão ordenados logicamente, ficamos com a impressão de que estamos lidando não com signos, mas com a realidade.

É verdade, o processo de sonho existe, pensamento é energia psíquica, faz parte da realidade — mas o *conteúdo* do sonho é simbólico, não tem, em si, substância: a palavra flor não é uma flor, a palavra honestidade não é honestidade, etc.

Todo pensamento, além de simbólico, é hipnótico: é seu poder nos fazer crer que nosso sonho *é* a realidade, que não existe realidade além do sonho. E passamos a viver num mundo de palavras, num mundo de sonho. Por isso, o que dizem a nosso respeito, o que pensam de nós — o sonho dos outros — nos interessa tanto, nos preocupa, nos afeta. Não interessa o que de fato *somos* — interessa muito mais o que os outros *pensam* que somos. O sonho para nós é real, e a realidade, um sonho — algo vago e distante. Por isso, quando sonhamos à noite, acreditamos que só o sonho existe. E, acordados, as coisas não são muito diferentes: vivemos obcecados pelo processo pensante, envolvidos pela teoria, contaminando a nossa percepção com o nosso código de significados.

Em São Paulo, moro em um edifício muito antigo, num apartamento no décimo oitavo andar. E o elevador lá é meio maluco: funciona, não funciona — tudo é amplo e espaçoso, como em qualquer boa construção antiga, mas a conservação dos elevadores anda meio complicada. Uma vez, por exemplo, ele estava com um defeito curioso: subia e descia sozinho, sem ninguém chamar — ia até um determinado andar e voltava para o térreo, continuamente. Soube de um outro defeito também: um empregado lá de casa me disse que outro dia demorou quinze minutos para conseguir chegar ao nosso andar: ele apertava o botão do 18º e o elevador parava num andar diferente. Ele fez várias tentativas até que descobriu que apertando no 21, o elevador parava no 18...

Em outra ocasião, me aconteceu algo semelhante: saí de casa e chamei o elevador, que estava no térreo. Esperei um pouco — é tão antigo o elevador que, nas manhãs mais frias, ele demora uns três minutos esquentando, antes de começar a se mover. Mas, enfim, ele começou a subir, e fui acompanhando sua lenta ascensão no indicador luminoso: 5º, 6º, 7º... 17º, 18º... e o elevador passou e foi parar no andar de cima. O mostrador mostrava 18º, mas ele estava parado no 19º. Pensei comigo mesmo: "Bom, esse mostrador está maluco". Mas o elevador desceu — alguém tinha chamado lá embaixo — e, na descida, passou direto. Insisti, mas na minha segunda tentativa tudo se repetiu: o mostrador indicava o 18º, o elevador parado no 19º. Até que compreendi tudo: o elevador "acreditava" no mostrador — para ele, estava no 18º, embora de fato estivesse um andar acima. Teoricamente, ele estava no meu andar mas, na prática, tive de utilizar o elevador de serviço, senão, provavelmente, estaria lá até agora, esperando.

O signo representa a realidade, mas a realidade está além do signo — contém os signos e muito mais. E os signos não são culpados de nada, não há nada de errado com os signos em si — o problema reside em nossa maneira de nos relacionar com eles. No tao shiatsu, procuramos desenvolver nossa consciência de forma que possamos *usar os signos* — em vez do usual *acreditar nos signos*.

Mas por que isso não acontece normalmente? Por que nos deixamos cegar, ofuscar pelo brilho das palavras a ponto de perder contato com as raízes, com *aquilo que é*, com a realidade? Por que nos deixamos hipnotizar pelo nosso processo mental involuntário? Por que sofremos com um pensamento, com uma memória? Por que somos capazes de duvidar de tudo — mas acreditamos piamente naquilo que pensamos? O que nos falta? Perspectiva. E por que nos falta perspectiva? Porque focalizamos, porque vivemos com nossa atenção sempre focalizada em algo.

Todo ser humano nasce com a atenção desfocalizada. Depois, somos treinados a focalizar — porque é assim que nos tornamos produtivos. A capacidade de foco, de concentração, é fundamental para conseguirmos nos tornar auto-suficientes, para conseguirmos conquistar bens materiais, para "vencermos" na vida. Toda nossa educação é uma grande prática de focalização, de concentração da atenção. Desta forma nos tornamos seres de percepção extremamente seletiva, limitada. Se ouvimos uma pessoa falando, automaticamente deixamos de ouvir os demais sons. Quando olhamos, focalizamos (mesmo que só por microssegundos) um objeto e passamos a ignorar os outros. Podemos nos mover com incrível velocidade de um objeto para outro — mas nunca olhamos o todo, nunca deixamos nossa atenção se expandir por todo nosso campo visual. Temos um campo visual bastante amplo, mas dificilmente o utilizamos: *nós focalizamos sempre.*

Nossa audição é seletiva, nossa visão é seletiva, nosso tato é seletivo, nossa percepção corporal (que raramente utilizamos) é seletiva — e mais, quando trazemos a atenção para a nossa visão, ouvimos menos; quando ouvimos com atenção, mal sentimos nosso corpo; quando prestamos atenção à nossa respiração, nos alienamos de tudo o mais. Nossa *com*-ciência, nossa atenção, é extremamente limitada. Parece que funcionamos sempre em minúsculos compartimentos.

No tao shiatsu, consciência é a matéria-prima, e nosso trabalho é um trabalho de desfocalização, de expansão da atenção, da percepção, da *com*-ciência. Estamos sempre habitando um cosmo infinito; no entanto, nossa consciência está permanentemente apegada ao processo mental. Perdemos a liberdade de movimento, nos identificamos com limites artificiais, que só existem porque acreditamos neles, porque não exercitamos outras possibilidades.

Nossa intenção é expansão. Absorver a mente sem excluir o resto. Ter consciência do processo mental como uma parte da realidade — e não como determinante da realidade, como *a* realidade. É conquistar a liberdade, nos libertarmos daquilo que pensamos — aprender a enxergar *através* da mente. E perceber que não precisamos fazer o que a mente nos diz — não precisamos levar o que pensamos em consideração, não precisamos acreditar nos nossos pensamentos. Podemos, mas não precisamos. Só percebendo como criamos nossos próprios limites podemos nos libertar deles.

A luz vem da escuridão, existe na escuridão. Os sons existem no silêncio. A vida, na morte. A mente existe no nosso espaço interior. Ordinariamente, só percebemos os fenômenos. Mas se, junto com os fenômenos formos capazes de observar sua origem, o espaço em que eles se movem, então nossa compreensão da vida se altera substancialmente. Nos libertamos dos fenômenos, daquilo que está em contínua transformação, e nos centramos mais e mais no que é eterno, imutável. Perdemos nossa obsessão pelas nuvens, e passamos a enxergar o céu.

Nosso céu interior é nossa consciência. Quando nos despojamos de tudo que é transitório, de todo o trânsito interior, percebemos que somos um vasto espaço vazio por onde tudo passa — mas que, em si, não se movimenta. Como pode um espaço passar? Coisas passam pelo espaço, mas o espaço é um nada — não pode passar. Nuvens passam pelo céu continuamente — mas como pode o céu se mover?

A imaginação humana é fantástica, mas o mais estranho é que *a realidade é mais que o sonho*. A imaginação existe dentro da realidade, é uma parte da realidade. Realidade é o espaço onde a imaginação se movimenta.

Assim é a natureza da vida, esse é o mistério da existência: se olhamos para fora, se olhamos direto dentro do céu, nosso olhar nunca alcança um final. Não existe um final, o universo é infinito! Se olhamos para dentro, encontramos também um espaço infinito.

Se entramos em contato com nosso céu interior, nos tornamos conscientes de nossa consciência — a simples consciência de se estar presente nesse momento. Quando essa consciência se desenvolve, podemos mais e mais vezes nos surpreender tremendamente contentes, gratificados simplesmente por estar ali, presentes, sentindo. A chuva batendo na janela ou uma brisa que sopra, a claridade do dia, as cores dos objetos, os sons que nos envolvem — nós aqui, sentados, lendo —, o corpo respirando, pulsando... o conjunto de fatos por um determinado momento e, repentinamente, acontece: nos sentimos plenos, gratificados, gratos.

Quando nos sentimos profundamente gratificados pelo nosso simples existir, então, imediatamente, nos sentimos gratos — e essa é uma gratidão autêntica. Alguém nos presta um favor e dizemos: "estou muito agradecido" — essa é uma gratidão superficial, social. A verdadeira gratidão surge de uma profunda gratificação interior. Aí ficamos de fato agradecidos, profundamente agradecidos. Nos sentimos tão plenos com o momento, bebendo-o tão intensamente, contentes com as coisas mais simples — como não ficar agradecido?

Normalmente, pensamos em termos de uma grande felicidade, mas uma vida feliz é feita de milhões de pequenas felicidades, de inúmeros pequenos momentos banais, vividos com imenso contentamento. E esse contentamento vem da consciência, da nossa plena *com*-ciência de cada momento.

Por isso, no tao shiatsu, é tão importante observarmos nosso processo mental involuntário. Observando-o atentamente, com o tempo, ele se tranqüiliza. E aí podemos perceber os intervalos entre os pensamentos, o espaço por onde transitam os pensamentos. Observando os intervalos, pouco a pouco eles crescem, e o trânsito diminui. E, interiormente, ou se está vago ou vagando — ou se está *vago* ou se está *divagando*. Vagos, tudo o que está acontecendo no momento jorra dentro de nós, e nos preenche. Divagando, estamos simplesmente sendo arrastados pelo nosso velho processo mental involuntário. Vagos, estamos ligados *naquilo que é*, na realidade: vagando, estamos desligados. A palavra religião vem do latim, *religare*: re-ligação — do homem com sua essência, do homem com a essência universal, com aquilo que é.

Essas são nossas possibilidades, as possibilidades de cada um de nós. Vago ou vagando? *Des*-ligado, ou *re*-ligado? Conscientemente ou não, essa é a opção que todos fazemos a cada momento — e essa opção se reflete na nossa forma de viver, e de ver e sentir a vida.

São Paulo, 22/5/89

PRAZER DA SOLIDÃO

POSFÁCIO

Sempre trabalhei durante o sono. Outro dia, falando com uma amiga ao telefone, dizia-lhe estar no período final de produção do meu livro, e que esse era um momento muito gostoso, muito especial — como um último mês de gestação —, e que tenho ficado muito em casa, em função do livro; que, ao dormir, tenho sonhado com ele. Ela perguntou: "Sonhado com ele? Mas tem sido *tão* intenso assim para você escrever esse livro?".

Esta pergunta me surpreendeu. É claro que sonho com o que faço. Se meu sonho não tiver a ver comigo, com minha vida, vai ter a ver com a vida de quem? Na verdade, não apenas sonho a respeito de meu trabalho; freqüentemente, trabalho durante o sono: escrevo mentalmente um artigo inteiro, imagino uma aula, etc. De manhã, ao acordar, é só me levantar e colocar no papel. De fato, é o que estou fazendo exatamente agora! Por isso sempre gostei de escrever de manhã: dessa forma minha produção mental noturna está fresquinha, e posso utilizá-la com facilidade.

Quando fazia faculdade de Artes Plásticas, nos Estados Unidos, num dos meus primeiros semestres fiz um curso de cinema Super 8. Até o final do semestre cada aluno tinha de produzir — filmar, editar e apresentar — um curta-metragem. Me lembro que escrevi todo o roteiro do filme dormindo, nos meus sonhos — e o filme foi um sucesso, recebi nota máxima por ele! Na verdade, acho que foi o primeiro "A" que recebi na faculdade — primeiro, mas não o único. É que meus meses iniciais no sistema de ensino americano foram certamente os mais difíceis.

Por tudo isso, posso dizer que este livro me custou muitas horas de sono — ou melhor, de sonho. Sim, porque não perdi um minuto sequer de sono por causa do livro: ao contrário, tive sempre de me esmerar em dormir bastante, para ter tempo suficiente para organizar mentalmente tudo isso que vocês acabaram de ler. Afinal, como escreveu certa vez Paulo Leminski, não existe coisa tal como "escrever bem". O que existe de fato é "pensar bem".

Todos nós sonhamos, mas muitos preferem não lembrar, não encarar seus próprios sonhos/pesadelos. Isso se dá porque somos fóbicos em relação a nós mesmos, em relação à nossa própria produção mental. O sonho é uma atividade espontânea, atividade sobre a qual não temos controle. Podemos nos enganar facilmente durante nosso sonho diurno: é isso que fazemos normalmente, escolhemos uma face, um aspecto da nossa produção mental e rejeitamos, nos tornamos inconscientes das outras. No sonho noturno, porém, surgimos na nossa totalidade, e não há como controlar — por isso preferimos apagar a coisa toda, e não ter que encarar a nossa realidade.

Somos fóbicos porque não queremos encarar o que somos, mas com isso perdemos muito: perdemos a nós mesmos.

Em essência, nós somos sós — essa é nossa realidade. Nascemos sós e morremos sós — não há como escapar disso. Em nossa solidão, encontramos a nós mesmos, e encontramos a beleza e a profundidade do existir. Ser só não significa ser solitário, e estar acompanhado de outras pessoas não significa perder nossa solidão — perder nossa solidão significa perder a nós mesmos. Com ou sem outras pessoas à nossa volta, somos sós. Num contato profundo, podemos comungar nossa solidão com a de outro ser, mas não podemos abrir mão dela, não podemos perdê-la ou eliminá-la. Solidão é nossa essência, e todo contato profundo se dá a partir de nossa solidão.

Fui olhar no dicionário a palavra "solidão" e, logo a seguir, encontrei a expressão "solidão a dois": "estado de casados ou amantes que, embora vivam juntos, dir-se-ia viverem sós, por não haver entre eles nenhum entendimento". Pois bem, então já está até no dicionário. É um fato: para escaparem de si mesmas — para se distraírem da própria solidão —, as pessoas se agrupam, se casam. Mas isso não quer dizer que exista sinceridade entre elas, que, de fato, sejam autênticas umas com as outras. Sinceridade, autenticidade é a única comunhão: o resto é enganação — auto-enganação.

Conheço vários casos: pessoas que viveram casadas quinze, vinte anos, para depois se descobrirem traídas — e não, necessariamente, no campo sexual. Pessoas que vivem juntas há cinco anos e contam suas intimidades para quase desconhecidos — mas não para seus parceiros de convivência. Conheço meu próprio processo interior: meus receios, as formas sutis de *não* ser autêntico, de *não* me mostrar exatamente *como sou.*

Tantas pessoas parecem estar juntas por apego, por comodidade, por medo da solidão — ou por outros interesses quaisquer — e não pelo prazer da companhia do outro, não para compartilharem sua *real* intimidade com o outro. Na minha compreensão, somos sós — irremediavelmente sós. Mas aí, exatamente, reside a beleza, a dignidade de nosso existir. Para sermos autênticos precisamos, em primeiro lugar, saber quem somos. Aceitar a própria solidão é o primeiro passo para a maturidade — crescer, amadurecer significa estar só, significa assumir nossa solidão intrínseca. O outro — a companhia do outro —, quando surge, deve ser um presente, e nunca uma bengala. Se o outro é uma bengala, no íntimo temos raiva dele —, já que nos sentimos dependentes, e de nós também.

Solidão é nossa essência, se fugimos de nossa solidão, fugimos de nós mesmos.

Qual o significado de uma vida assim — uma vida em que somos essencialmente sós? Pergunto, e não quero uma resposta, nem minha nem sua, leitor. Me contento com a pergunta. Gosto de perguntas, gosto de ficar com perguntas, sem pressa de encontrar respostas, sem nunca encontrar *a* resposta. Perguntas são belas, são infinitas, ilimitadas — respostas, no momento em que escolhemos uma, excluímos todas as outras. Prefiro não escolher, ficar com a pergunta: deixar a resposta, se houver, surgir solta dentro de mim, leve, uma bolha de entendimento emergindo e se abrindo na superfície da *com*-ciência, uma compreensão difusa e clara ao mesmo tempo — e não um conceito sufocante, uma idéia estreita, definida.

Prefiro não preferir. Prefiro ficar com o belo hai-kai de Bashô:

"Porta fechada,
deito-me no silêncio:
prazer da solidão."

Rio, 2/12/89

REFERÊNCIAS BIBLIOGRÁFICAS

(1) ALEXANDER F., Matthias. *The use of the Self*. Bexley, Integral Press, 1955.
(2) ANDERSON, Bob. *Alongue-se*. São Paulo, Summus, 1983.
(3) BARLOW, Wilfred. *More Talk of Alexander-Aspects of the Alexander Principles*. Londres, Victor Gollancz, 1978.
(4) BURKE/RASCH, *Cinesiologia e anatomia aplicada*. Rio de Janeiro. Guanabara Koogan, 1986.
(5) CARDOSO, Lúcio. *Crônica da casa assassinada*. Rio de Janeiro, Nova Fronteira, 1979, pp. 301, 506, 344, 458.
(6) DANIEL, Luiz. *Revolução íntima*. Eleutero, 1985, p. 34.
(7) DANGELO e FATTINI. *Anatomia humana básica*. Atheneu, 1984.
(8) DESHIMARU, Taisen. *A tigela e o bastão — 120 contos zen*. São Paulo, Pensamento, 1987.
(9) FELDENKRAIS, Moshe. *Consciência pelo movimento*. São Paulo, Summus, 1977.
(10) FENEIS, Heinz. *Atlas de anatomia humana*. Cultura Médica, 1979.
(11) FEITIS, Rosemary (org.). *Ida Rolf fala — sobre rolfing e a realidade física*. São Paulo, Summus, 1986.
(12) FULDER, Stephen. *O Tao da medicina*. São Paulo, Ibrasa, 1986.
(13) GELB, Michael. *O aprendizado do corpo — Introdução à técnica de Alexander*. São Paulo, Martins Fontes, 1987.
(14) GENET, Jean. *O milagre da rosa*. Rio de Janeiro, Nova Fronteira, 1984, P. 150.
(15) ______. *Querelle*. Rio de Janeiro, Nova Fronteira, 1986.
(16) GONÇALVES, Ricardo M. (org.). *Textos budistas e zen-budistas*. São Paulo, Cultrix, 1987, p. 15.
(17) GUNTHER, Bernard. *Sensibilidade e relaxamento*. São Paulo, Brasiliense, 1979.
(18) HAAB, François. *Divination dans l'alphabet latin*. Paris, Pro-libros, 1948.
(19) HAMMITZSCH, Horst. *O zen na arte da cerimônia do chá*. São Paulo, Pensamento, 1985.
(20) HEIDER, John. *O tao e a realização pessoal*, São Paulo, Cultrix, 1988.
(21) HERRIGEL, Eugen. *A arte cavalheiresca do arqueiro zen*. São Paulo, Pensamento, 1984.
(22) HUANG, Al Chung-liang. *Expansão e recolhimento — A essência do t'ai chi*. São Paulo, Summus, 1979.
(23) INKELES, Gordon e TODRIS, Murray. *The Art of Sensual Massage*. Londres, Urwin Paperbacks, 1980.
(24) KABIR. *Poèmes*. Paris. Gallimard, 1951.
(25) KAPIT, Wynn e ELSON, Lawrence M. *The Anatomy Coloring Book*. Nova York, Harper & How, 1983.

(26) KRISHNAMURTI. *A cultura e o problema humano*. S. P., Cultrix, 1977, pp. 19, 138.
(27) LEMINSKI, Paulo. *Agora é que são elas*. São Paulo, Brasiliense, 1984.
(28) ______. *Anseios crípticos*. Criar, 1986.
(29) ______. *Catatau*. Sulina, 1989.
(30) LISPECTOR, Clarice. *Uma aprendizagem ou o livro dos prazeres*. Rio de Janeiro, Nova Fronteira, 1982. pp. 36, 44, 161.
(31) ______. *Felicidade clandestina*. R.J. Nova Fronteira, 1987, p. 43.
(32) LOWEN, Alexander. *Bioenergética*. São Paulo, Summus, 1982.
(33) ______. *O corpo em depressão*. São Paulo, Summus, 1977.
(34) ______. *Prazer*. São Paulo, Summus, 1984.
(35) MASUNAGA, Shizuto. *Shiatsu Meridian Chart*. Tóquio, Iokai Shiatsu Center, 1970.
(36) ______. *Zen Imagery Exercises*. Tóquio e N.Y., Japan Publications, 1987.
(37) ______. *Zen Shiatsu-How to Harmonize Yin and Yang for better Health*. Tóquio, Japan Publications, 1981.
(38) NORMAND, Henry. *Os mestres do Tao*. São Paulo, Pensamento, 1987.
(39) PAGE, Meredith. *The Body — A Matter of Meaning*. Londres, The Sheildrake Press, 1984.
(40) PERLS, Frederick S. *Escarafunchando Fritz — Dentro e fora da lata de lixo*. São Paulo, Summus, 1979.
(41) ______. *Gestalt-terapia explicada*. São Paulo, Summus, 1977, p. 31.
(42) PERLS, Frederick S. e STEVENS, John O. *Isto é gestalt*. São Paulo, Summus, 1977. p. 334/5, 327, 70, 104.
(43) PESSOA, Fernando. *Fernando Pessoa — Poemas*. Seleção de Cleonice Berardinelli. Rio de Janeiro. Nova Fronteira, 1985, p. 69, 66.
(44) PIRET, S e BÉZIERS M. M. *La coordination motrice*. Paris, Masson et Cie, 1971.
(45) ROSENTHAL, Eleanor. "Alexander Technique: Notes on a Teaching Method", in *Contact Quarterly*, São Francisco, 1981.
(46) RAJNEESH, Bhagwan Shree. *Meditation — The Art of Ecstasy*. Nova York, Harper and Row, 1978.
(47) ______. *O livro orange — Técnicas de Meditação*. S.P. Cultrix, 1985.
(48) ______. *The Book of the Secrets*. Vol. I. N. York, Harper and Row, 1974.
(49) ______. *The Book of the Secrets*. Vol. II. Rajneesh Foundation, 1975.
(50) SAVARI, Olga (org.), Haikais de Baskô. São Paulo, Hucitec, 1989.
(51) SENZAKI, Nyogen e REPS, Paul. *101 Histórias zen*. Lisboa, Presença, 1987.
(52) SMITH, Huston. *The Religions of Man*. Nova York, Harper and Row, 1965.
(53) STEVENS, John O. *Tornar-se presente — Experimentos de crescimento em gestalt-terapia*, São Paulo, Summus, 1977.
(54) SUZUKI, D. T. *A Doutrina zen da não-mente*. São Paulo, Pensamento, 1985.
(55) ______. *Introdução ao zen-budismo*. São Paulo, Pensamento.
(56) TAGORE, R. *Kabir, cem Poemas*. Attar, 1988.
(57) TA-KAO, Ch'u. *Tao te Ching*. George Allen and Unwin, 1937.
(58) TZÉ, Lao. *Tao te King*. Attar, 1988.
(59) TZU, Chuang. *Chuang Tzu—escritos básicos*. São Paulo, Cultrix, 1987.
(60) TZU, Lao. *Tao-te King*. São Paulo, Pensamento, 1987.
(61) TSE, Lao. *Tao te King — O livro do sentido e da vida*. São Paulo, Hemus, 1983.
(62) WATTS, Alan. *O espírito do zen*. São Paulo, Cultrix, 1988.
(63) ______. *O homem, a mulher e a natureza*. Rio de Janeiro, Record.

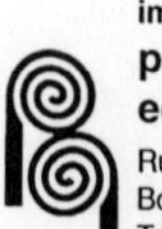

impresso na
press grafic
editora e gráfica ltda.
Rua Barra do Tibagi, 444
Bom Retiro – CEP 01128-000
Tels.: (011) 221-8317 – (011) 221-0140
Fax: (011) 223-9767